南通大学杏林学院专业建设项目资助
应用型本科适用

实验动物学基础

主 编　邵义祥

东南大学出版社
·南京·

内容提要

本书系统地介绍了实验动物科学的基本概念和基础知识,阐释了实验动物环境设施概念与要求以及实验动物标准化的内涵、要求与实现路径;介绍了常用实验动物的生物学特性、应用及饲养管理基本知识;阐述了动物实验所涉及的基本概念和相关要求;对实验动物福利基本概念、深刻内涵及监管要求做了较为详尽的阐述,也简要概述了人类疾病动物模型的相关基本知识。本书既注重基础理论知识的传授,又贯彻应用型人才培养的目标,具有很强的实用性和指导性。主要适合于医学、药学、生物学、动物医学、动物科学类本科生教学使用,也可以作为相关专业专科生的教学参考书,对动物实验研究者亦具有很好的参考价值。

图书在版编目(CIP)数据

实验动物学基础 / 邵义祥主编. —南京 : 东南大学出版社,2018.11(2021.9重印)

ISBN 978-7-5641-8079-9

Ⅰ.①实… Ⅱ.①邵… Ⅲ.① 实验动物—实验动物学—医学院校—教材 Ⅳ.①R-332

中国版本图书馆 CIP 数据核字(2018)第 261416 号

实验动物学基础

出版发行	东南大学出版社	
社　　址	南京市玄武区四牌楼 2 号(210096)	
网　　址	http://www.seupress.com	
出 版 人	江建中	
责任编辑	张　慧	
经　　销	新华书店	
印　　刷	江苏凤凰数码印务有限公司	
开　　本	787mm×1092mm　1/16	
印　　张	15.25	
字　　数	380 千字	
版　　次	2018 年 11 月第 1 版	
印　　次	2021 年 9 月第 2 次印刷	
书　　号	ISBN 978-7-5641-8079-9	
定　　价	39.00 元	

东大版图书若有印装质量问题,请直接与营销部联系。电话(传真):025-83791830

实验动物学基础

编写人员

主　编　邵义祥

副主编　朱顺星　王生存　刘　春　何远清

编　者　（以姓氏笔画为序）

王生存（南通大学）

王庆华（南通大学）

王　旭（南通大学）

王胜洁（南京医科大学康达学院）

朱顺星（南通大学）

刘　春（南通大学）

何远清（江苏大学）

吴刘成（南通大学）

邵义祥（南通大学）

杨晋娴（南通大学杏林学院）

胡安康（徐州医科大学）

袁红花（徐州医科大学）

景　瑾（南通大学）

蒋荧梅（南通大学）

缪　进（南通大学）

前　　言

　　人类对生命现象的了解和认识是在对生物体尤其是实验动物的观察、实验、分析过程中逐步积累发展起来的,医学、医药则是伴随着各种动物实验的开展而不断取得新的进展和突破的。由此可见,实验动物科学作为生命科学的基础学科,为人类卫生健康事业及经济社会发展做出了巨大贡献。进入 21 世纪,实验动物作为生命科学研究和生物技术发展不可或缺的基础材料和支撑条件,作为国家科技创新的重要生物资源,其重要作用更进一步凸显,实验动物标准化和动物实验规范化成为现代实验动物科学发展的必然要求,其发展必将推动生命科学尤其是医学、药学、生物学的更深入研究和更大发展,从而造福人类社会。

　　本书较为系统地解读了实验动物科学的内涵和外延,重点介绍了生命科学研究领域实验动物科学的基本概念、技术及其应用;阐述了实验动物标准化和动物实验规范化的意义和管理要求;介绍了实验动物福利的概念、要求及动物实验伦理审查的有关知识,概述了人类疾病动物模型的定义、意义及应用。力求使医学、生物学、药学、动物科学类学生掌握实验动物科学基础知识,认识实验动物科学在医学进步、医药研发和维护人类健康事业中所发挥的重要作用,拓宽视野,提升创新思维能力和实际应用能力。本教材适用于基础医学、生物学、药学、动物医学、动物科学类专业以及医学技术类专业本科教学使用。

　　该书吸取了本学科的最新研究成果,引用了多位专家学者公开发表的论文论著成果。在此,谨向这些为实验动物科学发展做出很大贡献的专家学者们表示真诚的感谢! 特别要感谢扬州大学李厚达教授,他在实验动物科学领域的建树和学术观点,给编者很多启发。感谢南京医科大学、江苏大学、徐州医科大学同仁给予的支持和帮助!

　　衷心感谢东南大学出版社的热情支持! 特别感谢医学编辑室张慧老师等给予的真诚帮助!

　　本教材出版得到了南通大学杏林学院的大力支持和资助,谨致以诚挚感谢!

　　实验动物科学是一门新兴的综合性的学科,新知识、新技术发展很快,涉及的知识十分广泛,囿于我们的知识面和学术水平,疏漏和错误在所难免,恳请同行和读者批评指正。

编者

2018 年 05 月

目　　录

本书课件资料请扫码下载：

第一章 绪 论

随着现代科学技术的迅猛发展,实验动物科学作为一门新兴的综合性的交叉学科也正以异乎寻常的速度不断取得新的进展,影响着生命科学的各个领域,成为生命科学研究的基石,成为医、药领域科技创新的基础支撑学科。实验动物和动物实验构成了实验动物科学的两个方面,而实验动物标准化和动物实验规范化则是现代实验动物科学的真正内涵,是现代科学技术革命对实验动物科学提出的新命题和新要求,也是实验动物科学研究和发展所要达到的最终目标。实验动物科学既是现代科学技术的组成部分,也是现代科学技术的催化剂,它的发展将在我国建设创新型国家,实现人与自然和谐发展的进程中发挥更大的作用!

第一节 实验动物科学的形成和发展

一、 实验动物科学的萌芽期

人类对生命现象的了解和认识是在对生物体的观察、实验、分析过程中逐步积累发展起来的,医学、医药则是伴随着各种动物实验的开展而不断发展。

在世界四大古文明中,均有关于生命、疾病等朴素医学知识的记载,如公元前 2500 年埃及就有外科手术和尸体防腐技术(木乃伊制作),他们的医学文献上也最早记述了消除皱纹和染黑头发的方法。中国的《神农本草经》《黄帝内经素问》等也有用人体和动物进行传统医药实验的描述。公元前 1750 年的印度文献《吠陀》中亦有大量的活体解剖动物的资料。

古希腊的阿耳克美翁(Alcmaeon,约公元前 500 年)是第一个对动物进行系统解剖的学者。据记载,生物学史上第一本解剖学专著就是阿耳克美翁在解剖了大量动物尸体基础上而编写的。他认为,系统地解剖动物,尤其是对动物进行活体解剖,是获得解剖学知识的重要途径。亚里士多德(Aristotle,公元前 384—前 322 年)、埃拉西斯特拉塔(Erasistratus,公元前 304—前 258 年)和赫洛菲拉斯(Herophilus,公元前 335—前 280 年) 等人研究动物形态学和分类学,将动物学体系分为形态描述、器官解剖和动物生殖三部分,也对动物进行了一系列解剖实验,从而对动物器官的结构和功能方面做出了开创性研究。公元前 2 世纪,希腊文明逐渐衰退,罗马文明兴起,当时的医学家盖伦(Galen,130—200 年)对猪、山羊、猴子和猿类等活体动物进行实验,并推广到对人体的认识,在解剖学、生理学及医学方面有许多发现。

在这个解剖学鼎盛的时期,人类利用动物进行观察、探索和实验研究,实验用动物为人类揭开生命之谜做出了巨大贡献。公元 476 年,罗马帝国灭亡,基督教思想在欧洲中世纪占统治地位，自然科学研究受到了极大的压制，对动物进行的解剖试验也被禁止。直到 16 世纪，比利时解剖学家维萨里（Anddreas Vesalius，1514—1564 年）公开对犬和猪进行解剖实验，阐明了解剖学与生理学的关系，并进行活体解剖实验的公开示范教学，为现代解剖学的建立奠定了基础，引发了动物实验的新一轮高潮，《人体的构造》等相关学术著作纷纷问世。维萨里的同行，意大利著名解剖学家科伦布（Readus Columbus，1510—1559 年）基于临床观察和动物解剖实验发现了肺循环。英国医生哈维（William Harvey，1578—1657 年）通过对蛙、蛇、鱼、犬及其他动物进行一系列实验，发表了《动物心血管运动的解剖研究》，系统总结了动物体内血液循环运动的规律，并阐明了心脏在此过程中的作用。他还发表了《论动物的生殖》，对生理学和胚胎学的发展起了很大作用。

17 世纪有人开始用犬进行临床试验，研究血液循环生理机制和糖尿病发病机制等。18 世纪英国医生琴纳（Edward Jenner，1749—1823 年）经过细致观察，研究牛、马和猪的痘疹，比较人类的天花，发现奶牛乳房的牛痘和挤奶者手部接触的关系，提出牛痘免疫人来预防天花，于 1798 年首次给人接种牛痘，取得良好的免疫效果，首次把动物实验与人类疾病联系在一起。

实验医学之父法国生理学家贝尔纳（Claude Bernard，1813—1878 年）率先倡导以活体动物为主要实验材料，探究各种人类疾病。发明了很多动物研究的复杂方法，创立的实验室培养了大批优秀的学生，基于动物实验的经验与教训，他的学生卡雷尔于 1912 年因血管吻合术的发明和完善以及他在器官移植领域进行的研究而获得诺贝尔医学奖。法国科学家巴斯德（Louis Pasteur，1822—1895 年）通过对牛注射弱株炭疽杆菌，对鸡注射减毒霍乱病原菌，用兔子致弱狂犬病毒等实验，最终发现了一种预防疫病的新方法——接种疫苗，奠定了现代微生物学的基础。德国科学家科赫（Robert Koch，1843—1910 年）通过研究农畜的炭疽病，并在兔和小鼠身上做实验，于 1876 年分离发现了炭疽杆菌，原创性地证明了炭疽病的细菌性病理学和孢子形成。1882 年科赫又证明结核病由结核杆菌引起，并提出了可能的治疗方案。德国细菌学家莱夫勒（Friedrich Loffler，1852—1915 年）在白喉研究的早期，证明了实验动物因注射白喉杆菌而死亡时，细菌仍留在注射点附近，他认为动物死亡是由细菌的毒素所造成。这一假说为后来的豚鼠动物实验所证实，从而发现了预防白喉的免疫法。在此基础上，1890 年德国科学家贝林（Emil von Behring，1854—1917 年）首创血清疗法，开启了抗毒素治疗的新时代。

俄国生理学家巴甫洛夫（1849—1936 年）以犬为实验研究对象，从 1891 年开始研究消化生理，创造了一系列研究消化生理的慢性实验方法，揭示了消化系统的一些基本活动规律，为此于 1904 年获得诺贝尔生理学奖；他指出："整个医学，只有经过实验的火焰，才能成为它所应当成为的东西。""只有通过实验，医学才能获得最后的胜利。"

二、 实验动物科学的诞生期

通过动物观察、解剖和动物实验获得医学发现和发明的例子很多，举不胜举。这些人类健康史上的重要发现都是用一般动物进行实验来完成的，这些动物大多来自农场、市场或野外，实验室饲养也是一般饲养，随意性强，流行病和慢性病很常见，实验结果不稳定，重复性、可比较性差。随着遗传学的兴起，人们开始关注研究所用动物的种类和质量，关注实验结果的可靠性、可重复性。

进入 20 世纪之后，生物医学开始进入实验性研究阶段。人们开始重视实验动物的饲养和培育，小鼠是最早出现的实验用动物，早在 17 世纪，小鼠就用于比较解剖学研究。1900 年，被尊称为"哺乳动物遗传学之母"的莱斯罗普（Abie E. C. Lathrop）在美国的马萨诸塞州的 Granby 建立了一个小型宠物"鼠场"，专门繁殖小鼠作为宠物销售，出售的小鼠很快被 Bussey 研究所和美国其他一些实验室作为实验用动物使用，实验小鼠很多品系都是从这里选育而成的。1902 年，哺乳动物遗传学之父——美国哈佛大学 Bussey 研究所的卡斯特（William E. Caste，1867—1962 年）购买宠物鼠用于孟德尔遗传定律研究。作为卡斯特的学生，近交系小鼠培育的先驱之一，莱托（Clarence Cook Little，1888—1971 年）于 1909 年培育出了第一个近交系小鼠，命名为 DBA 近交系小鼠，其分支 DBA/1 和 DBA/2 一直沿用至今。1929 年，莱托在美国的缅因州的 Bar Harbor 建立了杰克逊实验室（Jackson Laboratory），开始进行大规模的近交系小鼠的育种、繁育工作，并以此对肿瘤遗传学和辐射生物学等领域进行研究。1941 年，杰克逊实验室出版了第一部小鼠专著《实验小鼠生物学》。80 多年来，该实验室逐渐发展壮大，培育出上千种近交系小鼠，保存有 3 000 多个小鼠品系，占世界已知小鼠品系的 3/4，已成为世界最大的实验动物供应商，每年向世界各地实验室输送约 250 万近交系小鼠。同时，杰克逊实验室科学家利用丰富的小鼠资源，对肿瘤、免疫学、遗传学等领域进行深入研究，为人类生命科学做出了巨大贡献。

费城威斯塔研究所（The Wistar Institute）是美国历史上第一家独立的研究所，它是为了纪念宾州大学医学院的解剖学教授卡斯帕·威斯塔（Caspar Wistar，1761—1818 年）而命名的。威斯塔研究所的首届学术委员会主任唐纳德（Herry Herbert Donaldson，1857—1938 年）为了给神经生长发育研究提供可靠的大鼠，从 1906 年开始对白化大鼠进行繁育，1907 年建立了较为稳定的 Wistar 大鼠种群。

在此期间，人们还开始了无菌动物培育的探索。巴斯德认为动物在没有肠道细菌参与的条件下不能生存，但 Neuki 却对此提出质疑，并开始无菌动物的培育研究。1895 年，Nuttall 和 Thierfelder 经剖宫产获得豚鼠，饲养于玻璃罩内，饲喂无菌牛奶和饲料，动物外观健康。将此动物于第 8 天处死，其肠内容物没有检出细菌，标志着世界上首只无菌动物的诞生。但其后继续培育无菌豚鼠的努力都以失败告终。直到 1932 年，Glimstedt 才把无菌豚鼠养活。到 1945 年，美国圣母大学 Lobund 实验室成功研制出金属隔离器，并率先培育出无菌大鼠，并建立了繁殖种群。1948 年，该实验室又孵化出无菌鸡，且使无菌鸡的培育和繁殖技术有了长足的进步。1955 年，无菌小鼠、兔、犬也相继培育成功。1957 年，Treyler 研制出塑料薄膜隔离器，使得无菌动物的饲养更加方便。此后，猫、猴、猪、山羊、绵羊和牛等大动物也都培育出了无菌动物。1959 年，Reyniers 在其所著《无菌脊椎动物现状》中，首次明确了无菌动物的概念、特征与应用价值，建立了悉生动物学，对其后全面控制实验动物的微生物学质量起到重要作用。

因此，20 世纪初至 20 世纪中叶，是实验动物物种和品系资源的重点发展阶段，各种近交系、封闭群的大、小鼠品系，以及兔、比格犬等实验动物品种被相继培育出来，不同种类的无菌动物得以培育和应用。上述资源的产生和应用，使科学家们充分认识到了实验动物在科学研究、生物医学进步中的独特优势和作用。1942 年，英国病理学会向医学研究会和农业研究会提出建议，重视培育健康的实验动物，并于 1947 年成立了实验动物局（后改称实验动物中心）。1944 年美国科学院首次正式讨论实验动物标准化问题。1950 年美国成立了美国实验动物学会,日本、法国、荷兰、联邦德国、英国、加拿大等国也先后成立了实验动物学会或类似组织。1956 年,联合国教科文组织(UNESCO)、国际医学科学组织委员会(CIOMS)、国际生物科学联合会(IUBS)共同发起成立了国际实验动物科学理事会(ICLA)。这是一个以促进实验动物质量、健康和应用达到高标准的非官方组织。1961 年,ICLA 的活动得到世界卫生组织(WHO)的合作,并于 1979 年改名为国际实验动物科学协会(ICLAS)(网址http://iclas.org)。

国际实验动物科学理事会的成立,标志着实验动物科学已经成为一门新兴的独立学科。

三、 实验动物科学的发展期

20 世纪下半叶开始,实验动物科学充分依托相关学科的理论、技术与研究成果,结合生物医药发展的实际需要开展研究,极大地推动了实验动物科学的快速发展。突变系动物、转基因动物、克隆动物、免疫缺陷动物的培育与应用极大地推动了生命科学的研究,促进了医学的进步和发展,促进了新药的研究与开发应用。各种实验室技术的创新和进步、仪器设备的发明和创造更是加速了实验动物科学的发展,促进了医疗技术的进步和新药研发的进程。

1962 年,苏格兰医生 Issacson 首次报道无毛小鼠。1966 年,Flanagan 证实了这种无毛小鼠是由于小鼠第 11 号染色体上基因突变引起的,命名为"裸"(Nude)小鼠,用(nu)表示裸基因符号。1968 年,Pantelouris 发现裸小鼠没有胸腺。1969 年,Rygaard 首先将人类结肠癌移植裸小鼠成功,为免疫缺陷动物研究和应用开创了新局面,迅速推动了肿瘤学、免疫学、遗传学、病原生物学和细胞生物学等学科的发展。免疫缺陷动物的发现、培育和在生物医学研究中的应用,成为实验动物科学发展新的里程碑。

美国科学家 Jaenisch(1974 年)最早把猿猴病毒 40(SV40)注入小鼠囊胚腔,得到了部分体组织中含有 SV40DNA 的嵌合体小鼠。1976 年,他们利用反转录病毒与小鼠卵裂球共培养,把莫氏白血病病毒基因插入小鼠基因组,建立了世界上第一个转基因小鼠系。1982 年,Palmiter 和 Brinster 用显微注射法把大鼠的生长激素基因导入小鼠受精卵中,获得了体质量是对照组小鼠 2 倍的"超级鼠",首先证明外源基因可在受体表达,并且表达产物具有生物活性。此后,转基因动物技术不断成熟和发展,在多种实验动物身上得到应用,至今已制备出转基因小鼠、大鼠、兔、鸡、鱼、牛、猪、羊等多种动物不同的转基因品系。

1985 年,Smithies 首次利用同源重组技术将一段外源质粒 pΔβ117 插入到人染色体的 β-珠蛋白位点,这是第一例在哺乳动物细胞中进行的基因打靶。2 年以后,Smithies 和 Capecchi 等 2 个研究小组同时报道在小鼠 ES 细胞中进行了基因敲除。此后,用小鼠 ES 细胞进行基因敲除的研究日渐完善和发展,现已成为研究基因结构功能和建立人类遗传性疾病模型的一种常规实验方法。近几年,锌指核酸酶(zinc-finger nuclease,ZFN)技术、类转录激活因子效应物核酸酶(transcription activator-like effector nucleases,TALEN)技术、规律成簇间隔短回文重复相关系统(clustered regularly interspaced short palindromic repeat/CRISPR-associated system,CRISPR/Cas9)技术相继出现,并且已成功地应用于基因打靶,并且大大提高了基因打靶的效率。与 ZFN 和 TALEN 相比,CRISPR/Cas9 表现出可同时敲除多个基因、构建简单等优越性,已经广泛应用于果蝇、斑马鱼、小鼠、大鼠、猪、牛、猴等动物的基因敲除模型的建立。

受精卵雄原核的显微注射是生产转基因小鼠最为广泛、常用和有效的方法,但该方法应用于猪、牛、羊等大动物,外源基因转移整合率仅分别为1‰左右。1997年,Wilmut等将成年绵羊乳腺上皮细胞的核移植到去核的卵母细胞中,重构胚胎,经融合、激活等技术步骤,移植到同期假孕动物中,成功获得了体细胞克隆绵羊"多莉"。克隆动物即与细胞核供体动物遗传物质基本相同的个体。常用的获得克隆动物的方法是核移植,将来源于受精卵的着床前胚胎细胞,或者成体细胞的细胞核移入去核的卵母细胞中,以获得遗传物质相同的个体。利用该技术,研究者们相继获得了体细胞克隆牛、猪、兔等。

免疫缺陷动物培育技术、基因工程动物模型技术在人类疾病动物模型的开发和利用过程中发挥了巨大作用,使得实验动物科学对生命科学研究的基础支撑作用更加凸显,对医学、药学的贡献更加突现。而动物实验的合理设计,实验技术方法的正确运用,实验过程的精准控制,实验结果的科学分析等都是实验动物科学发展的题中应有之义。进入21世纪后,分子生物学、人类基因组学、干细胞工程学、再生医学、生物净化等新技术不断完善,日益成熟,正推动着实验动物科学的进一步发展。实验动物科学已经被推到了现代科学技术的前沿。

第二节　实验动物科学的概念

一、实验动物科学的定义

实验动物科学(laboratory animal science)是研究实验动物和动物实验的一门新兴学科。前者是以实验动物本身为对象,专门研究其育种、繁殖生产、饲养管理、质量监测、疾病诊治和预防以及支撑条件的建立等等,以满足实验研究、产品质量检验检测的需要;后者以实验动物为材料,采用各种手段和方法在实验动物身上进行实验,观察、研究实验过程中实验动物的反应、表现及其发生机制和发展规律,确保动物实验的科学性和实验结果的真实可靠性。

随着生物科学技术的进步和发展,人们对实验研究、鉴定和测试结果的可靠性和精确度要求越来越高,要求动物实验的结果具有准确性、重复性和可比性,要求所生产的生物制品具有切实可靠的质量和安全性。因此,对所用实验动物的质量提出了越来越高的标准,对动物实验的技术方法提出了越来越严格的规范。实验动物标准化和动物实验规范化是实验动物科学要努力达到的最终目标。简言之,现代实验动物科学可以被定义为关于实验动物标准化和动物实验规范化的科学。

在生命科学研究领域内,实验动物科学研究的中心对象就是实验动物,其目标就是保证现代医学的实验研究可以获得质好、量足、经济、安全、方便、符合各种实验要求的实验动物,并从实验动物一环出发,探讨各种动物实验得以成功地设计、进行并完成的技术和条件,同时也探索与上述目标相关的法制建设、组织管理及人员培训等问题。

二、 实验动物科学研究的范围

（一）实验动物科学研究的内容

实验动物科学,自 20 世纪 50 年代诞生以来,至今已成为一门具有自己理论体系的独立性学科。其主要内容包括实验动物饲养学、实验动物医学、比较医学和动物实验技术。

1. 实验动物饲养学(laboratory animal feeding and breeding science) 主要研究实验动物的生物学特性与解剖生理特点、饲养与管理、育种与繁殖、生长与发育、饲料与营养、生存环境与条件、生态与行为等内容以及实验动物标准化的各种技术、手段和措施。

2. 实验动物医学(laboratory animal medicine) 研究实验动物各种疾病,包括传染性疾病、营养代谢性疾病、遗传性疾病以及劣质环境所致的疾病的病因、症状、病理特征,疾病的发生、发展规律以及诊断方法、防治措施等;研究实验动物微生物质量的等级标准、检测方法、控制措施以及微生物对动物实验的干扰;研究人畜共患病的预防、控制与治疗措施。

3. 比较医学（comparative medicine） 是对动物与人类的健康和疾病状态进行类比研究的科学。根据实验动物和人类之间生命现象或疾病的异同,建立各种人类疾病动物模型,用以研究人类相关疾病,了解人类疾病的发生机制以及发展规律,以期找到预防、控制和治疗人类疾病的有效药物和措施。它是西医、中医、兽医和实验动物学聚焦的科学。随着临床医学、实验医学和实验动物学的形成和发展,比较医学的研究就更为广泛,常被称为"广义医学"。比较医学包括比较解剖学、比较生理学、比较病理学、比较外科学和比较基因组学等分支学科。

4. 动物实验技术（animal experiment technique） 是进行动物实验时的各种实验手段、技术、方法和标准化操作程序,即在实验室内人为地改变环境条件,观察并记录动物的反应与变化,以探讨生命科学中的疑难问题,获得新的认识,探索新的规律。同时也探讨实验动物科学中实验动物的减少、替代、优化等问题。

（二）实验动物科学所涉及的领域

1. 生命科学领域

在生命科学领域,研究人类的健康和福利是头等重要的事情,离不开应用实验动物。在对人的各种生理现象和病理机制及疾病的防治研究中,实验动物是人的替代者。譬如,癌症是对人类健康威胁最大的疾病,由于在肿瘤的移植、免疫、治疗等研究中使用了裸鼠、悉生动物和无菌动物,因而对各种恶性肿瘤的致癌原因,尤其是化学致癌物质、病毒致癌,肿瘤的病毒、免疫、治疗等方面的研究有了极大的进展,计划生育研究中有相当大的工作量是在动物身上完成的。人类各种疾病的发生、治疗与痊愈的机制及其生理、生化、病理、免疫等各方面的机制,都要经过动物实验加以阐明或证实。可以说离开了实验动物和动物实验,生命科学研究就寸步难行。

2. 制药工业和化学工业领域

此领域对实验动物的依赖更为明显。药物和化工产品的副作用,对生命的影响程度包括致癌、致病、致畸、致毒、致突变、致残、致命,都是从实验动物的试验中获得结果。

制药和化学工业产品如不用实验动物进行安全试验,包括三致（致癌、致畸、致突变）试验,直接给人类应用将会造成十分严重的恶果。制药、化工等行业的劳动卫生措施,特别是各种职业性中毒(如铅、苯、汞、锰、矽、酸、一氧化碳、有机化合物等)的发生机制、危害程度以及防治方法,都必须选用实验动物进行各种动物实验后才能确定。

实验动物也是医药工业上生产疫苗、诊断用血清、某些诊断用抗原、免疫血清等的重要材料。例如利用牛体制备牛痘苗,利用猴肾制备小儿麻痹症疫苗,利用马体制备白喉、破伤风或气性坏疽等血清,利用金黄地鼠肾制备乙脑和狂犬病疫苗,利用接种脑炎病毒后的小鼠脑组织制备血清学检验用的抗原等。

3. 畜牧科学领域

家畜家禽等经济动物的生理试验、胚胎学研究、所用疫苗的制备和鉴定、营养价值的评估、保持健康群体以及淘汰污染动物等工作中,都要使用实验动物。特别是在畜禽传染病的研究工作中,必须要有合格的实验动物进行试验。在兽医科学研究中,如所用实验动物或鸡卵不合乎标准,质量很差,将严重影响试验效果。在某些疫病的研究工作中,如无 SPF 动物和 SPF 卵,试验甚至无法进行,所制备的疫苗的效果难以保证,将导致大量畜禽病死,在经济上带来重大损失。

4. 农业科学领域

新的优良品种的确立除要做物理的、化学的分析以外,利用实验动物进行生物学的检定是十分重要和有意义的。化学肥料、农药的残毒检测,粮食、经济作物品质的优劣等,最后也还是要通过利用实验动物做试验来确定。

化肥和农药是提高农业生产的重要材料,由于未经严格的动物试验而发生的问题很多。在合成的多种新农药化合物中,真正能通过动物试验证明对人体和动物没有危害的只占 1/30 000,其余都因发现对人的健康有危害而被禁用。

5. 轻工业科学领域

人们吃穿用的物品,包括食品、食品添加剂、皮毛及化学纤维等生活日常用品中有害化学成分的影响,都要用实验动物去试验。

按照规定,食品、食品添加剂、皮毛制品、化妆品等上市销售,都要求必须先经国家指定的机构采用实验动物进行安全性试验,以证明其对人体无急慢性毒性,无危害,且无致癌、致畸、致突变作用,才能进入市场。

6. 重工业和环境保护领域

对重工业中有害物的鉴定和防治,以及国土环境保护,包括废弃物、大气环境、光辐射、声干扰等各方面的研究工作中,实验动物都是监测的前哨和研究防治措施的标样。

7. 国防和军事科学领域

各种武器,包括化学、辐射、细菌、激光武器的杀伤效果和防护试验,以及在宇宙、航天科学试验中,实验动物都作为人类的替身而提供有价值的科学数据。

人们都知道,在宇宙飞船首次遨游太空时,代替人类受试做生理试验的是实验动物。通过动物实验,研究人体在太空条件下,失重、辐射和太空环境因素对机体生理状态的影响。在核武器爆炸的试验中,实验动物被预先放置在爆炸现场,以观察光辐射、冲击波和电离辐射对生物机体的损伤。此外,在战伤外科和防军事毒剂、细菌武器损伤的研究中,实验动物均被用来代替人类作为战争中的受难者,从而研究对各种战伤的有效防治措施。因此,实验动物在军事医学研究上具有特殊的应用价值。

8. 商品鉴定和国际贸易领域

在进出口商品的检验检疫中,许多商品的质量检验都必须按规定进行动物实验鉴定,或直接利用警犬、警鼠担任安全警察,这直接影响着对外贸易的数量、质量和信誉。

9. 行为科学领域

实验动物在行为科学的研究中也占有重要地位。例如,汽车设计中的撞击试验,土建设计中震动的允许程度试验,灾难性事故的处理等,经常利用实验动物模拟人类而取得相关数据。

10. 实验动物科学领域自身

由于实验动物科学综合性很强,涉及数学、物理、化学、生物学、动物学、胚胎学、营养学、微生物学、遗传学、解剖组织学,寄生虫学、传染病学、免疫学、血液学、麻醉学、生态学、建筑学等,所以,各个学科与实验动物科学相辅相成,相互渗透。虽然实验动物科学的直接研究目的是取得适用于各种特殊研究需要的实验动物,但它同时也促进了对生命科学的微观领域进行更为深入的探索,例如,在遗传学、生殖生理学等学科以及实用技术方面,都不断取得突破。

实验动物科学作为医学、兽医学和有关的生物学的理论研究以及生物药品制造,化学药物筛选、鉴定,环境保护等实现现代化的重要工具之一,有力地推动着国民经济的发展。

三、 实验动物科学发展的意义

(一) 实验动物科学是现代科学技术的重要组成部分

实验动物科学是现代科学技术的重要组成部分,是生命科学的基础和条件,是衡量一个国家、一个地区或一个科研单位科学研究水平的重要标志。这是因为,一方面它作为科学研究的重要手段,直接影响着许多领域研究课题的确立和研究成果水平的高低;另一方面,作为一门科学,它的发展又会把许多领域课题的研究引入新的境地。

作为各种实验的特殊材料的实验动物本身以及利用实验动物去设计、开展各项动物实验的手段和方法的建立,则作为实验动物科学的核心内容而受到相关研究领域科学家的普遍关注。因此,实验动物科学被赋予了全新的概念,它的存在和发展已经与人们的日常生活、与国民经济建设、与国际交流和合作密不可分,息息相关,成为现代科学技术的组成部分。

(二) 新的科学技术革命更需要实验动物科学

进入 21 世纪,生物技术已成为现代科学技术的最重要的组成部分,分子生物学成为生命科学的带头学科。干细胞的定向诱导和分化,基因药物的研制,生物反应器的利用,生物芯片技术的发展无不预示着生命科学研究的诱人前景。继人类基因组研究前期工程的完成,后期工程——功能基因组学研究的启动,具有自主知识产权的高技术产品的研制,太空条件下,失重、辐射和宇宙环境因素对机体生理状态和功能的影响,如何预防新的传染病对人类造成的新威胁? 这一切都需要实验动物科学的参与并发挥重要作用。

随着人类社会的不断进步、人民生活水平的逐步提高,人们对生活质量的要求越来越高。这就要求经济发展、科教进步、社会和谐、环境优美、医疗卫生水平全面提高,人类能够更加健康长寿。无疑,实验动物科学必将得到重视和发展。尽管当今的细胞、分子水平的研究突飞猛进,新材料、新技术不断涌现,信息技术更是日新月异,取得了大量的研究成果,令人惊叹。但是,人不是一个组织、一个细胞、一个分子,也不是组织、细胞或分子的简单叠加,人是经过长期进化形成的纷繁复杂、高度精密、协调统一的有机整体。而且,人具有社会性,有思想、语言、感情,受社会责任、伦理道德的规范,有无限的思维创造能力。因此,无论是什么水平的研究,都不可能拿人做实验,无论什么研究结果要应用于人,都必须进行风险评估,必须遵循分子水平—细胞水平—整体水平—群体水平的逐步验证,即利用实验动物进行整体水平的反复研究之后,确认对人有益无害,没有任何风险,才能供人类使用。这也正是各国政府制定严格的新药审批程序、食品药品监督管理规范、进出口商品检验检疫制度以及人民生活用品质量的检验监督制度的理由所在。

实验动物已成为各个相关学科交叉、渗透、综合的最好工具,实验动物科学既作为独立学科高速发展,又作为众多学科互相整合的技术平台,将发挥更加积极的作用。从辩证法的观点看,它能较好地处理自然科学研究中局部与整体、简单与复杂、分析与综合、线性与非线性的关系,从而也必将更有利于现代科技创新。

第三节　医学研究与实验动物

一、医学研究离不开实验动物

据有关资料统计,生物学和医学实验中 60％ 的课题要用到实验动物。我国卫健委下属的基础医学研究所科研课题的 91％ 及首都医院科研课题的 78％ 要利用实验动物来完成。

医学科学的使命是消除人类的一切疾病,保证人类健康,使人达到长寿。而它所面临的生命现象是自然界中各种现象中最复杂的一种,因为就目前而言,它是物质发展到最高阶段时表现出来的一种运动形态,这种物质的发展过程就是进化。经过了漫长的时日,生命现象呈现出难以设想的精微、细密、巧妙与和谐,面对这样复杂的生命现象,这样精巧、微妙的物质运动形态,要研究其中无限纷繁、盘根错节、众多方面的因果联系,进一步掌握其本质和规律,实非易事。可以想见,对人体本身的观察分析和认识,是有限制的,不方便的。以人为对象进行研究,所得到的材料是宝贵的,其结论可直接应用于人。但是,这种研究非常困难,不少观测和研究根本不可能进行。以人为对象进行研究,在方法上,常为事后回顾,不便预先设计;在条件上,复杂多变,不易控制,难于比较;在处置上,只能保护、挽救,不能有所伤害,更不用说危及生命的试验了;在结论上,常常停于推测,不能确证,发现相关,却不一定是因果,也很难去验证,等等。如此多的困难,势必造成医学发展迟缓,不利于防治人类的疾病和维护人体的健康。因此,离开动物实验,很难设想医学的进步。

然而,人的认识能力的发展是无止境的,人们在医学研究中采用生物学的、化学的、物理学的以至数学的方法进行各种医学问题的实验探索和观测,阐明生命活动在正常条件和异常条件下的表现与规律,了解它、控制它、利用它或改变它。更为可贵的是研究者们成功地找到替代者——实验动物。用实验动物来进行研究,就不再受方法上、手段上、条件上、时间上的限制了,基于伦理道德考虑的限制因素也相对减少了,可以进行前瞻性研究(即预先设计),可以进行验证,可以反复地试验,可以随时获取各种活体标本。

巴甫洛夫曾指出:没有对活的动物进行的试验和观察,人类就无法认识有机界的各种规律,这是无可争辩的。

二、 实验动物科技进步促进医学的发展

生物医学研究领域内每一个新的发现,每一个重大进展,都是通过动物实验发现、验证并实现的。

临床医学的许多重大技术的创新和发展也与动物实验紧密相连。新的手术方法、麻醉方法的确立,体外循环、心脏外科、断肢再植、器官或组织移植、肿瘤的切除与治疗等各项工作的开展也无一不是在动物实验的基础上发展起来的。离开了实验动物科学,医学的进步与发展只能是一句空话。

由于研究的需要,人们培育出了近交系动物、突变系动物、杂交一代动物。转基因动物、基因敲除动物、克隆动物也应运而生。由于研究的需要,人们饲育出了无特定病原体动物、无菌动物;由于培育、饲养各种特殊实验动物的需要,人们发明了特殊的育种、保种技术,建立了专门的饲养、繁殖技术。科学家们把现代光学技术、电子技术、显微摄影及成像技术应用于实验动物科学研究,把环境控制、空气净化、自动控制、建筑工程等工程技术运用于实验动物和动物实验设施的建立,把现代信息技术运用于实验动物管理,促进了实验动物的标准化和动物实验的规范化。从而使得各国科学家的有关研究能够取得可靠的结果和良好的反应重复性,开展国际合作,进行国际交流。

现代分子生物学技术加快了实验动物新品系的培育速度,为建立各种人类疾病动物模型提供了更好的手段和更广阔的空间。反过来,新的实验动物品系和实验动物模型的建立又为医学、药学、遗传学等生命科学的各个领域提供了可靠而有用的手段和先进的工具。

生物大分子结构是体现其功能的基础,不仅生物大分子的一级结构变异可引起疾病(称作分子病),二级结构和高级结构的改变也可引起疾病,如"构象病""离子通道病""受体病""细胞骨架病""分子伴侣病""信号传导病"等,不一而足。这些"结构病"实质为"功能病",因而生物大分子结构与功能的关系成为分子生物学所致力探讨的主题之一。由于基因的碱基序列,DNA 的转录和翻译,蛋白质的加工、修饰和剪接等都可使生命功能多样化,决定功能表现的遗传学背景、遗传信息的传递过程、分子间的相互作用和调控,必须综合起来去考虑才能找出发病原因和机制,并找到诊断、治疗和预防的办法。而这种研究离开了实验动物科学的平台,就只能停留于结构研究,难以深入研究其功能。

三、 实验动物质量与医学研究的关系

在生命科学研究领域内,进行实验研究所需要的基本条件可以总结概括为实验动物、设备、信息和试剂,称为生命科学研究四要素,简称 AEIR 四要素。这四个要素,在整个实验研究中具有同等重要的地位,不能忽略或偏废。事实上,实验动物质量往往成为制约性要素,影响整个实验的质量和水平。

保持实验动物质量标准必须实行实验动物微生物学及遗传学的严格质量控制,排除所有可能影响动物质量、干扰实验结果,甚至有可能危害人的健康的细菌、病毒和寄生虫。饲

养和使用遗传背景明确、可控、通用的品系动物,是动物实验取得成功的前提条件。

在实践中,往往有些研究人员对实验动物的质量标准不够重视,认为动物是活的就能用,或者是只关注了实验动物的质量,而忽视了实验环境的标准化要求,将高等级的实验动物拿到一般环境中做实验,与实验动物福利的原则相背离,也对实验结果产生干扰。也有的研究者,既有高质量的实验动物,也有标准化的实验环境和条件,但不会使用、不按规范使用、不执行管理条例、浪费资源、违背科学、违反法规。诸如此类,屡见不鲜,结果导致实验的失败,或即使完成了实验,其实验结果令人怀疑,成果得不到科技主管部门的认可,更难得到国外同行的承认。当然,由于认识上的差距,有些人舍得花钱买仪器设备和试剂,却不舍得花钱饲养或购买实验动物,殊不知,实验动物是医学研究的关键性限制要素,其质量标准化与否直接影响着科研水平的高低。

实验动物生产条件与动物实验条件必须按照国标所规定的控制标准严格控制,并尽可能一致,才能保持实验动物质量的一致性和可靠性,避免造成高等级实验动物进入低等级实验环境中而导致实验动物质量降级或降质。同时也应防止低等级动物进入高等级设施而污染整个环境。

医学研究的最终结果都要应用于人类,与人类的健康息息相关。因此,来不得半点马虎,所有研究者都必须高度重视实验动物的质量问题。

四、 医学实验动物工作的任务与目标

实验动物是生命科学教学和研究的重要基础和支撑条件;动物实验是生命科学教学和研究必不可少的基本手段,是基础理论研究向临床应用研究转化的实验技术平台。实验动物和动物实验是实验动物科学的基本内容,互为依托,在医学、药学专业的教学和研究中起着不可替代的作用。正因为此,我国医药院校拥有大量的实验动物资源,是我国实验动物工作的主力,肩负着发展医学实验动物事业的重任。

医学实验动物工作的主要任务是贯彻国家、省、市有关实验动物管理的条例和规章制度,履行实验动物管理职能,集中、统一、规范、有序地管理学校实验动物资源。担负实验动物饲养、繁殖、供应任务,提供实验动物质量保证,开展实验动物学教学研究,开展动物实验技术培训和动物实验服务,打造科学规范的动物实验技术平台。

改革开放以来,大多数医药院校都比较重视自身实验动物中心的建设,在实验动物的饲养、实验体系建立等方面都具有一定的基础和较强的实力。但由于实验动物使用的特殊性,在使用高峰时往往供不应求,低谷时又出现资源闲置和浪费。只有以医学院校的实验动物机构为主体,构建区域性实验动物社会化生产、商品化供应、规范化实验服务体系,全方位地开展综合服务,以接受委托、提供条件、进行协作、服务外包等方式开展动物实验、技术咨询等服务项目,才有可能扩大实验动物的繁殖生产规模,保证教学用实验动物的供应,为科研用实验动物提供更大的选择余地,为实验动物生产与使用提供更大的调节空间。同时,各医药院校可根据各自条件及科研特色,选择一个或几个品种品系的实验动物,在实行某个级别微生物控制的条件下,进行一定规模的繁殖生产,构建完善的社会服务网络,互通有无,调剂余缺,优势互补,可以逐步形成有各自特色的医学实验动物的社会化生产、使用服务体系,释放出高校实验动物资源的潜能。这样,高等医药院校在培养出大批高级专门人才的同时,也可以直接参与到经济建设的大潮中。这应该成为医学实验动物工作的努力目标。

第四节　我国实验动物科学发展概况

一、我国实验动物科学的发展

随着对外改革开放步伐的加快、国内经济建设的蓬勃发展,发展实验动物科学的迫切性尤为突出,加之专家学者的呼吁,引起了政府部门的高度重视,使得我国的实验动物科学技术有了日新月异的大发展。

1980 年国家农业部邀请了美国马里兰州立大学比较医学系主任徐兆光教授到我国讲学,他在北京举办了第一个全国高级实验动物人才培训班,启动了我国实验动物科学现代化的进程。

1982 年,国家科委在云南西双版纳主持召开了全国第一届实验动物工作会议,开创了我国实验动物工作的新纪元。

1984 年,国务院批准建立了中国实验动物科学技术开发中心。

1985 年,国家科委在北京召开了第二次全国实验动物工作会议,会议制定了发展规划和实验动物法规,大大地加快了我国实验动物科学现代化的步伐。

1987 年 4 月中国实验动物学会成立。

1988 年 10 月 31 日国务院批准,并由国家科技部以 2 号令颁布我国第一部由国家立法管理实验动物的法规《实验动物管理条例》。

1994 年国家技术监督局颁布了 7 类 47 项实验动物国家标准。2001 年对其进行了全面修订并重新颁布,并于 2002 年 5 月 1 日起施行。2010 年、2011 年又分别对实验动物环境设施标准、饲料营养标准及微生物学标准进行了再次修订并颁布实施。2014 年又颁布了《实验动物机构 质量和能力的通用要求》(GB/T 27416—2014)。

1995 年后我国实验动物科学的发展进入了一个快速发展的时期。主要表现在:

(一) 法规建设

国家科技部先后制定发布了一系列法规,如《关于"九五"期间实验动物发展的若干意见》(1997 年 9 月)、《实验动物质量管理办法》(1997 年 12 月)、《国家实验动物种子中心管理办法》(1998 年 5 月)、《国家啮齿类实验动物种子中心引种、供种实施细则》(1998 年 9 月)、《省级实验动物质量检测机构技术审查准则》和《省级实验动物质量检测机构技术审查细则》(1998 年 11 月)、《关于当前许可证发放过程中有关实验动物种子问题的处理意见》(1999 年 11 月)、《实验动物许可证管理办法》(2002 年 4 月)。

2006 年 9 月国家科技部制定和发布了《关于善待实验动物的指导性意见》(国科发财字〔2006〕398 号),这是一个适应我国实验动物事业日益发展,符合国际惯例,向国际规范靠拢的重要指导性文件,对提高我国实验动物管理工作质量和水平起到了重要的指导引领作用。

1996 年,北京市人大通过了我国第一部实验动物地方法规——《北京市实验动物管理条例》。随后各省也先后通过了相关实验动物地方法规,如《云南省实验动物管理条例》(云南省人大常委会,2007 年),《黑龙江省实验动物管理条例》(黑龙江省人大常委会,2008 年),《广东省实验动物管理条例》(广东省人大常委会,2010 年)。

各有关省市也先后颁布了相关的实验动物管理规章,如《甘肃省实验动物管理办法》(甘肃省人民政府,2005),《江苏省实验动物管理办法》(江苏省人民政府,2008),《浙江省实验动物管理办法》(浙江省人民政府,2009 年),《陕西省实验动物管理办法》(陕西省人民政府,2011),《湖南省实验动物管理办法》(湖南省人民政府,2012)。

1995 年卫生部还颁布了第 55 号部长令——《医学实验动物管理实施细则》,许多省市也都相继制定颁布了实验动物管理办法。这些法规的制定和发布,使实验动物管理初步纳入法制化、规范化轨道,对实验动物事业发展起到了极大的推动作用。

(二) 实验动物学会建设

中国实验动物学会于 1987 年成立,它由我国实验动物学科和相关学科的著名专家组成,是非政府的社会学术团体。其主要任务是承担全国实验动物相关的国内国际学术交流,参与国家实验动物法规、质量标准等的制定工作,负责本地区、国内、国际实验动物方面的学术交流活动。学会挂靠在中国医学科学院、北京协和医学院医学实验动物研究所。秘书处为学会日常办事机构。

中国实验动物学会目前下设 16 个工作委员会和 16 个专业委员会。

工作委员会:1. 组织工作委员会;2. 学术交流工作委员会;3. 期刊与信息工作委员会;4. 教育培训工作委员会;5. 国际交流与合作工作委员会;6. 科普工作委员会;7. 科技服务工作委员会;8. 实验动物从业人员资格等级认可工作委员会;9. 实验动物机构评估工作委员会;10. 实验动物资源鉴定与评价工作委员会;11. 实验动物医师工作委员会;12. 医药研发外包服务机构实验动物管理工作委员会;13. 高校专业教育和学科建设工作委员会;14. 实验动物基金管理工作委员会;15. 实验动物科技战略咨询工作委员会;16. 实验动物模型鉴定工作委员会。

专业委员会:1. 水生实验动物专业委员会;2. 灵长类实验动物专业委员会;3. 实验动物病理学专业委员会;4. 农业实验动物专业委员会;5. 实验动物标准化专业委员会;6. 实验动物设备工程专业委员会;7. 中医药实验动物专业委员会;8. 实验小型猪专业委员会;9. 媒介实验动物专业委员会;10. 实验动物福利伦理专业委员会;11. 动物实验生物安全专业委员会;12. 实验动物环境控制与节能专业委员会(绿色实验动物设施专业委员会);13. 实验动物与毒理学专业委员会;14. 实验动物营养与饲料专业委员会;15. 免疫与细胞治疗专业委员会;16. 口腔疾病动物模型专业委员会。

(三) 实验动物种子中心建设

自 1998 年起,国家重视实验动物种子中心的建设,迄今已投资建立了 6 个国家级实验动物种子中心。这些项目的实施是我国实验动物科学发展的重大步骤,将为推动我国生命科学研究与国际接轨做出重要贡献。

建立国家实验动物种子中心的目的,在于科学地保护和管理我国实验动物资源,实现种质保证。国家实验动物种子中心的主要任务是:① 引进、收集和保存实验动物品种、品系;② 研究实验动物保种新技术;③ 培育实验动物新品种、品系;④ 为国内外用户提供标准的实验动物种子。

国家实验动物种子中心必须具备下列条件：① 长期从事实验动物保种工作；② 有较强的实验动物研究技术力量和基础条件；③ 有合格的实验动物繁育设施和检测仪器；④ 有突出的实验动物保种技术和研究成果。

已建立的国家实验动物种子中心有：

（1）国家啮齿类实验动物种子中心（北京中心）：隶属于中国食品药品检定研究院（以下简称中检院）实验动物资源研究所，于 1998 年由科技部批准成立（国科财字〔1998〕010 号）。该中心现活体保存有小鼠、大鼠、豚鼠、兔 4 个品种共计 79 个品系的实验动物，其中包括疾病模型、研究工具鼠等 38 个品系；冷冻保存 120 个品系，含委托保种 83 个品系。

该种子中心还积极开展国际交流合作，与日本熊本大学动物资源研发中心（CARD）、美国哈佛医学院、日本东京医科大学、日本 SLC 株式会社、日本脏器制药株式会社等国际知名科研机构和企业均建立了良好的合作关系，通过技术交流活动和项目合作，推动了种子中心的发展。

（2）国家啮齿类实验动物种子中心（上海分中心）：国科财字〔1998〕009 号文批准依托中国科学院上海实验动物中心建立国家啮齿类实验动物种子中心（上海分中心）。该中心配合国家和科学院实验动物战略资源发展规划，开展啮齿类实验动物种质资源及其相关生物资源的收集、保存、鉴定、繁育、生产、供种和供应，疾病动物模型表型研究，动物福利与关怀研究，动物实验技术服务和人员培养，实验动物资源的信息港共享工作。

中心现已成为国家和科学院的战略生物资源科技支撑体系建设的重要组成部分。目前活体保种 2 个种（小鼠、大鼠）69 个品系实验动物（包括各类肿瘤学、免疫学、神经生物学、心血管疾病、糖尿病、老年病、免疫缺陷、白内障等模型动物），其中 30% 为委托保种品系；低温保存 380 个小鼠品系，其中委托保存品系占 68%。向除港、澳、台以外的各省市自治区提供 SPF 级标准化种质资源。

（3）国家禽类实验动物种子中心（以下简称禽类中心）：依托于中国农业科学院哈尔滨兽医研究所。禽类中心于 2006 年通过国家科技部组织的专家验收，2010 年正式运行（国科发财〔2010〕267 号）。其主要职能是引进、收集和保存禽类实验动物品种、品系，研究禽类实验动物保种新技术，培育禽类实验动物新品种、品系，为国内外用户提供标准的禽类实验动物种子。

禽类中心总建筑面积约 15 000 平方米，分别用于 SPF 鸡、鸭的生产，保种，备存以及培育研究。自 2010 年禽类中心正式运行以来，已向国内相关 SPF 鸡繁育部门供应 SPF 鸡种卵超过 15 万枚，用于 SPF 鸡群的更新换代，为我国 SPF 鸡种卵商业化发展奠定了坚实的基础；供应科研用 SPF 鸡卵及 SPF 鸡 170 万只（羽），检定用 SPF 鸡卵及 SPF 鸡 10 万只（羽），生产用 SPF 鸡卵 160 万只，科研及检定用 SPF 鸭卵及 SPF 鸭 3 万只（羽），为促进我国家禽疫病防控技术研究，家禽疫病防治疫苗检定及生产做出了贡献。

（4）国家遗传工程小鼠种子中心（南京大学模式动物研究所）：始建于 2001 年，在国家"十五"科技攻关重点项目的支持下，南京大学启动建设"国家遗传工程小鼠资源库"，并相应成立了南京大学模式动物研究所。2010 年经国家科技部（国科发财〔2010〕267 号）批准设立国家遗传工程小鼠种子中心。该中心是集遗传工程小鼠的资源保存与供应、疾病模型创制与开发和实验动物人才培训为一体的国家级科技基础条件服务平台。其核心任务是针对国家生物医药创新和发展的需求,为科研机构及医药产业提供完整的人类重大疾病模型保种、生产、供应、信息咨询和人才培训等服务。该资源库也是我国实验动物研发和合作的国际窗口,将推动我国在相关领域处于国际领先地位,全面促进我国生命科学、医学、药学等相关学科的发展。

该中心现有小鼠品系 882 余种,其中敲除品系有 401 余种,突变品系 118 种,转基因品系 227 种,近交系 33 种。此外,还包括了近 800 种运用转基因、基因剔除技术和 ENU 诱变与筛选等方法,为客户建立的糖尿病、心血管疾病和肿瘤等重大疾病模型的相关小鼠品系。

为促进小鼠资源及相关领域的共享利用和合作研究,避免重复生产和浪费,在保护知识产权的基础上,2013 年该资源库作为发起单位,与 12 家大学、科研机构、生物技术公司共同成立了"中国遗传工程小鼠资源共享联盟"的非实物共享平台,以集结国内遗传工程小鼠资源,推动国内资源的共享利用。

(5) 国家犬类实验动物种子中心:2010 年 6 月科技部正式下文批准成立"国家犬类实验动物种子中心"(国科发财〔2010〕267 号)。该中心拥有符合国际实验动物福利标准的犬舍 11 栋,计 5 700 m²,大动物 GLP 实验室 1 200 m²,不锈钢饲养笼 480 个;建成与国家实验动物 E 平台对接的局域网,建成配套饲料仓库、兽医室、检测室、档案资料室、办公室等。在全国首家建立全面系统、开放共享的 Beagle 犬基础数据库,实现资源与相关支撑服务保障的共享。

中心现有 Beagle 种犬 600 多头,存栏量 1 600 多头,年生产能力 2 000~2 500 头。近年来,向国内药物安评机构提供了 20 000 多头高质量的实验用 Beagle 犬,为国家上海新药安全评价中心等新药安评机构承接国外的药物安评实验提供了符合国际标准的实验用犬,占有国内高端市场 20% 的市场份额。

(6) 国家非人灵长类实验动物种子中心(苏州分中心):于 2010 年经科技部批准设立。主要任务是从事非人灵长类实验动物的繁育和供应,在占地 80 000 m² 的西山岛动物养殖基地范围内,育有约 12 000 只非人灵长类实验动物,并销往美、加、韩 等国,每年供应约 1 500 只。

该中心同时还从事药物非临床评价以及各类疾病模型研究。可向全球客户提供全方位的药品安全性评价,药效学和药代动力学研究服务。同时,中心已有成熟的抗肿瘤、心血管、脑血管、代谢性疾病、神经精神系统疾病的其他实验动物和非人灵长类动物模型。

(7) 国家兔类实验动物种子中心:国家科技部于 2010 年 5 月发文(国科发财〔2010〕267 号)批准依托中国科学院上海实验动物中心建立国家兔类实验动物种子中心。中心配合国家和科学院实验动物战略资源发展规划,开展兔类实验动物种质资源及其相关生物资源的收集、保存、鉴定、繁育、生产、供种和供应,疾病动物模型表型研究,动物福利与关怀研究,动物实验技术服务和人员培养,实验动物资源的信息港共享工作。中心现已成为国家和科学院的战略生物资源科技支撑体系建设的重要组成部分。

该中心依靠中国科学院强大的研发能力以及中科院上海生科院积极的资源配置,目前保种 3 个种(地鼠、豚鼠、兔)5 个品系实验动物,向除港、澳、台以外的各省市自治区提供 SPF 级标准化种质资源。该中心是紧密结合国家实验动物战略资源保障体系、中国科学院"人口与健康"和普惠健康保障体系的发展主体,整合科学院强大的研究能力,打造的国内最大的集实验动物资源保障、支撑服务、研究开发于一体的综合性实验动物研发机构之一。

（四）质量检测网络建设

1988 年国家投资建立了国家实验动物质量检测中心，负责 6 个专业领域检测技术的标准化、规范化，各省市也先后投资建立了省级实验动物质量检测机构，形成了全国实验动物质量检测网络体系，为推行全国统一的实验动物生产、使用许可证制度提供了基础保障。

（五）信息网络建设

国内关于实验动物的网站越来越多，几乎每个省都有专门的实验动物方面的站点，但人们经常使用的并不多。相比之下，中国实验动物信息网和中国实验动物学会等网站的点击率较高。主要实验动物网站有：

（1）中国实验动物信息网（http://www.lascn.net）：中国实验动物信息网由国家科技部委托广东省实验动物质量检测站主办，2002 年底正式开通。有新闻中心、供求信息、电子期刊、政策法规、检验标准、学会园地、工程小鼠、动物模型、科研项目、社区论坛等栏目。

（2）中国实验动物学会（http://www.calas.org.cn）：中国实验动物学会是我国广大实验动物科技工作者的学术组织，经民政部批准于 1987 年成立。网站设有学会概况、学会动态、学术交流、教育培训、期刊、研究机构、会员之家、服务之窗等栏目，可供广大实验动物科技工作者在线浏览和查询相关服务信息。

（3）中国遗传工程大小鼠资源共享联盟（http://cmsr.nrcmm.cn）：中国遗传工程小鼠资源共享联盟是由国家遗传工程小鼠资源库（南京大学模式动物研究所）、北京大学、清华大学、浙江大学、中国食品药品检定研究所、复旦大学等 13 家单位共同发起成立。联盟以"整合资源、服务科研"为目标，担负着收集、维护、整理小鼠品系的任务，在为联盟成员提供资源平台的同时也为其提供了沟通交流的平台，以促进中国国内科研机构之间的交流和发展。联盟现有 740 种小鼠共享品系。

（4）国家遗传工程小鼠资源库（南京大学模式动物研究所）（http://www.nrcmm.cn）：国家遗传工程小鼠资源库是在国家"十五"科技攻关重点项目的支持下启动建设的，资源库建设的同时相应成立了南京大学模式动物研究所。国家遗传工程小鼠资源库是集遗传工程小鼠的资源保存与供应、疾病模型创制与开发、实验动物人才培训为一体的国家级科技基础条件服务平台。其核心任务是针对国家生物医药创新和发展的需求，为科研机构及医药产业提供完整的人类重大疾病模型保种、生产、供应、信息咨询和人才培训等服务。

（5）江苏实验动物（http://www.jsdw.org）：江苏实验动物网站由江苏省实验动物管理委员会办公室和江苏省实验动物协会联合主办，主要发布国内外实验动物最新研究成果、学术交流信息，有关实验动物管理方面政策法规、重要通知，此外还具有江苏省实验动物许可证日常运行管理和实验动物从业人员上岗考试管理等功能。

（6）北京实验动物信息网（http://www.baola.org）：北京实验动物信息网由北京市实验动物管理办公室建立，网站设有许可证管理、生产与使用、供求信息、政务公开、法规标准、教育培训、平台资源、福利伦理和生物安全等栏目。

（7）湖北省实验动物公共服务平台（http://www.hbsydw.org）：湖北省实验动物公共服务平台是由湖北省实验动物管理办公室建立，网站设有新闻通知、法规标准、许可证管理、学习园地、考试培训、供求信息等栏目,用户可进行网上申请和查询许可证、在线开具质量合格证、统计动物生产使用信息、浏览新闻通知和政策法规及培训考试信息、查询动物供求信息等事项。

(8) 广东省实验动物信息网(http://www.labagd.com):广东省实验动物信息网由广东省实验动物监测所主办,网站设有新闻资讯、通知公告、政策法规、质量标准、资源中心、学会专刊、知识园地、公众互动和省监测所等栏目。

(9) 国家啮齿类实验动物种子中心上海分中心(http://www.slaccas.com):网站由中国科学院上海生命科学研究院成立的科技型企业——上海斯莱克实验动物有限责任公司建立,设有公司介绍、产品展示、公司相册、资质证书、联系方式、在线留言等栏目。

(10) 上海市实验动物资源信息网(http://www.la-res.cn/la-res/website/index.jsp):由上海实验动物资源公共服务平台、上海市实验动物学会建立,设有政策法规、质量标准、许可证管理、资源信息、科研成果共享、科普知识、新闻动态等栏目。

(六) 产业化进程

随着我国实验动物科学的发展步伐的明显加快,出现了由温州市药检所牵头,18家单位包括药厂、研究所、医学院校共同筹建的股份制实验动物中心。京津冀地区建立了实验动物协作网,江苏省建立了实验动物公共服务技术平台——开放性实验动物中心和动物实验服务中心,苏州市成立了股份制实验动物行业协会等,有关省市都根据各自的实际情况建立了实验动物繁育供应基地或中心。反映了我国实验动物科学事业向产业化、市场化过渡的总趋势。

二、 我国实验动物工作的管理体制

1. 国家科技部主管全国实验动物工作　国务院授权国家科技部主管全国实验动物工作,国家科技部条件财务司为职能司负责具体工作,各省(市)科技厅(委)负责本省(市)的实验动物工作。

2. 各部委主管行业实验动物工作　国务院各有关部门负责管理本部门的实验动物管理工作,解放军原总后勤部卫生部负责全军实验动物工作。

3. 国家科技部认定若干个单位为全国实验动物种子中心和实验动物质量检测中心负责全国实验动物标准化、质量检测、引种、保种、供种工作。国家实验动物种子中心、国家实验动物质量检测中心(微生物、遗传)挂靠在中国药品生物制品检定所,国家实验动物种子分中心挂靠在中科院上海实验动物中心,国家实验动物质量检测中心(环境、病理)挂靠在中国医科院实验动物研究所,国家实验动物质量检测中心(营养)挂靠在上海生物制品研究所,国家实验动物质量检测中心(寄生虫)挂靠在中国农科院上海寄生虫研究所。

4. 国家实行实验动物生产和使用许可证制度　国家科技部等7个部局于2001年12月颁布《实验动物许可证管理办法(试行)》,规定从事与实验动物工作有关的组织和个人都必须首先取得实验动物生产、使用许可证。

第五节　实验动物科学发展趋势

一、　实验动物资源多样化和标准化

现代科学的发展要求应用更多种类、品系,更高质量的实验动物以及各种疾病动物模型,作为应用学科的实验动物学必然以科学的需求为自身的发展方向。野生动物的实验动物化研究一直与实验动物学科同步发展,加强对实验动物科学技术的研究,还可为野生动物资源利用开辟新的途径。

应用前沿生物技术和动物培育技术,开展资源动物实验动物化、遗传育种、资源保存和标准化等关键技术研究,研发一批具有知识产权和我国动物资源优势的实验动物新品种(品系);野生动物驯化、繁育和种群的标准化(如裸鼹鼠、树鼩、高原鼠兔、布氏田鼠、大仓鼠、灰仓鼠、东方田鼠等);疾病研究、生物技术药物生产和质量检验中用动物的标准化(长爪沙鼠、鸭子、猫、鸽子、雪貂等);各种模式生物的标准化(如家蚕、果蝇、鱼类、线虫、昆虫等);家畜(如马、牛、羊等)的实验动物化及标准化;基因修饰动物模型的创建与评价的标准化;复杂性状遗传工程小鼠的研发与标准化;水生动物如剑尾鱼、斑马鱼、红鲫的实验动物化研究等等,都必将极大推进实验动物科学和生命科学研究的快速发展。因此,实验动物资源多样化、标准化是必然趋势,也我国实验动物科学发展的潜力和优势所在。

二、　实验动物福利伦理要求常态化

遵循实验动物福利与科学技术发展双赢原则受到社会、科学界和各国政府的高度关注,成为实验动物科学的新常态。这就要求实验动物科学工作者从实验动物饲养管理和动物实验操作等关键环节入手,建立和完善实验动物福利科学监管体系;开展实验动物福利技术的研究,以及实验动物福利伦理审查技术规范、评价程序和技术操作规范研究,全面推进实验动物福利伦理审查制度;开展实验动物福利相关产品和相关技术的系统研究;推动减少、替代、优化(简称"3R")研究不断深化和发展。最终使实验动物的使用量逐步减少,质量要求愈来愈高,动物实验结果的准确性、可靠性也不断提高。"3R"研究反映了实验动物科学由技术上的严格要求转向人道主义的管理,提倡实验动物福利与动物保护的国际总趋势。

三、　动物实验规范化与标准化

要保证动物实验取得准确、可靠、可信、可重复的结果,必须规范动物实验,只有规范的动物实验才有可比性。要规范动物实验,就必须实施优良实验室操作规范(good laboratory practice,GLP)。各国的 GLP 规范基本原则一致,内容也基本相同。因此,经 GLP 认证的实验室,能够得到国际承认。一个与国际接轨的动物实验室,同样应通过 GLP 验收。概括起来,GLP 规范主要包括实验室人员的组成和职责,设施、设备运行维护和环境控制,动物品系、级别和质量控制标准,质量保证部门,标准操作规程(SOP),受试品和对照品的接受与管理,非临床实验室研究的实验方案,实验记录和总结报告等。GLP 实验室的正常运行,人员素质是关键,实验设施是基础,SOP 是手段,质量监督是保证;硬件是外壳,软件是核心。只有推进 GLP 规范,才能做到动物实验的规范化,在规范化的基础上进而迈向标准化。

四、 实验动物生产与动物实验的专业化与产业化

实验动物生产条件的标准化,实验动物质量的标准化,动物实验条件的标准化,动物实验操作的规范化是国际实验动物科学发展的潮流,势在必行。但由于实验动物的生产和供应投资大、维持费用高、管理要求严,必须走专业化、规模化、集约化发展的道路。国外已有一些大的实验动物公司从事实验动物的生产和供应,如美国的查里士河公司、英国的 BK 公司占据着美国、欧洲很大的实验动物市场。

在我国,如果要求所有使用实验动物单位都去新建或改造实验动物设施,完善动物实验条件,建立实验动物饲养和动物实验队伍,既给这些单位造成大的经济负担,也使这些单位背上日常维护管理的沉重包袱。造成巨大的人、财、物的占用和浪费。

在产业供应链中供应的也不再仅仅是作为原材料的实验动物,如小鼠、大鼠,而是经过加工的、有知识产权或自己特色的人类疾病的动物模型。所进行的动物实验也不再是小作坊式的零打碎敲,而是代之以专业化、特色化的动物实验服务。我们将逐步改变国内各研究单位的小而全、封闭式的单打独斗,代之以专业化、产业化、开放式的运作,实验动物的生产、供应将进入商品化的新时代,动物实验将形成区域性开放性的服务网络。

根据人口健康及生物医药和生物技术产业发展的需要,统筹规划,合理布局,建立符合食品、药品、医疗器械、化学品(包括化妆品)、兽药、人口健康及环境安全等不同领域相关产品质量检验与评价的动物实验综合服务体系。建立专门化的实验动物生产供应基地和专业化的动物实验技术服务平台或基地,利用已有实验动物资源和设施,通过政策引导、资金扶持、重点建设、开放使用,即能达到专建共用、资源共享、经济节约、促进发展的目的。同时也有利于加快实验动物饲养及动物实验的产业化进程和专业化建设,引导实验动物使用向规范化、基地化方向发展,避免重复建设,减少企业和规模较小的研究检测机构所承担的风险。

五、 实验动物数据信息全球化

随着大数据时代的开启,高效利用和挖掘动物实验数据成为实验动物科学发展前沿,实验动物数据信息集成与共享将成为新的趋势和研究热点。开展实验动物和动物实验原始数据收集、整理、分析和研发,有效重组和深层次挖掘技术的研究与应用,必将推进大数据在实验动物科学中的开发利用。通过提炼和优化关键字,确定数据库模型结构,利用数据库高级检索 XML 技术进行数据描述和传输,最终实现数据的云服务;开发统一标准的数据接口,保证实验动物数据的质量和安全;建立实验动物信息网站移动终端应用平台,为用户提供便捷的信息交流与共享的移动终端访问;建立实验动物产品电子商务平台,便于企业和用户通过平台发布和获取信息等,实验动物大数据和"互联网十"的有机结合必将促进全球实验动物信息资源的有效整合和合理利用。

❖ **思考题**

1. 什么是实验动物科学?

2. 试述实验动物质量与医学研究的关系。

3. 为什么说医学研究离不开实验动物?

4. 试述实验动物在生命科学研究中的地位与作用。

5. 为什么说生命科学研究四要素中的实验动物因素是限制性要素?

6. 试述实验动物科学发展趋势。

（邵义祥）

第二章　实验动物的基本概念

实验动物质量的好坏,直接影响到生命科学实验结果的准确性、科学性,影响到药物和生物制品检测的安全性和可靠性,影响诊疗效果评定的可信性和公认度。因此,实验动物必须实行严格的微生物学和寄生虫学控制,必须遗传背景明确或来源清楚,应用领域和使用范围十分明确,并在使用过程中遵循严格要求和规范。这就要求对实验动物的基本概念有清晰的了解和准确的理解。

第一节　实验动物的定义

一、实验动物

实验动物(laboratory animals)是指经人工培育或人工改造,对其携带的微生物和寄生虫实行控制,遗传背景明确或来源清楚,用于科学研究、教学、生产、检定以及其他科学实验的动物。

培育实验动物的目的是应用于科学研究,而科学研究要获得准确可靠的结果,就必须排除各种非实验因素对实验的干扰。因此,实验动物具有以下几个显著特征:

1. 人工培育　实验动物应是根据科学研究需要或特殊应用需求而在实验室条件下有目的、有计划地进行人工饲养繁殖和科学培育而成的动物。

2. 遗传背景明确　实验动物的遗传背景清楚明确,才能对实验结果进行分析评估。而遗传性状稳定、表型均一、对刺激敏感和反应一致,是确保实验结果的准确性和可重复性的前提。

3. 对携带的微生物和寄生虫实行控制　实验过程中,实验动物身上携带的微生物状况不清楚,将有可能导致动物自身、饲养和实验人员感染相关病原微生物,或干扰实验结果。因此,制订不同等级要求的实验动物微生物和寄生虫控制标准,确保实验动物质量非常必要。此外,为保证实验动物质量,实验动物的饲养环境、饲料营养及饲养措施均必须符合相应的标准和规范,最大限度地排除各种非实验因素对实验结果的影响。

4. 应用范围明确　实验动物是专门用于科学研究、教学、生产、检定以及其他科学实验的动物,被喻作"活的教材""活的试剂""活的天平"。它作为人类的替身,为科学发展、人类生存和健康服务。

二、 实验用动物

实验用动物(experimental animals)泛指所有用于科学实验的动物。它包括:经济动物、观赏动物、野生动物和实验动物。

1. 经济动物(economical animals)　是指为了满足人类生活需要而驯养的动物。主要是家畜、家禽等。尽管经济动物是人工饲养繁育的,其遗传背景和微生物学背景相对野生动物清晰,但个体间基因型差异较大,导致特定的表型差异较大。若用于实验研究,其实验结果的重复性往往较差。同时,经济动物培育的目标是追求经济性状,即为人类社会生活提供更多更好的肉、皮、奶、蛋及役用等,其育种手段、饲养措施和效益评估都更多体现于经济利用价值。在某些科学研究中,至今还需要不同程度地使用经济动物。

2. 观赏动物(exhibiting animals)　是指提供人类玩赏而饲养的动物。主要是公园动物、家养宠物等。观赏动物的遗传学和微生物学背景与经济动物大致相同,但其来源、种类有限。在全面倡导动物福利的今天,人类已经不再可能也没有必要利用观赏动物来进行动物实验了。

3. 野生动物(wild animals)　是指直接从自然界捕获的未经人工繁育的动物。野生动物遗传背景不明确,个体差异大,没有微生物学的严格控制,实验结果的可靠性、重复性很差。人类为了保护生态平衡,维持资源多样性,对野生动物尤其是珍稀野生动物实行保护。因此,除特殊原因,一般不提倡使用野生动物进行实验研究。然而,某些特定的实验不得不选择特定的野生动物,如生理学实验中用青蛙、蟾蜍比用实验用大鼠、小鼠恰当得多。又如野生小鼠与实验小鼠相比,存在着生存力、抗病力、繁殖力强,基因库庞大等优势,运用野生小鼠与标准实验小鼠杂交培育,可获得来自野生小鼠染色体的系列替换群体,这类群体是研究小鼠功能基因组的绝佳材料。非人灵长类动物的组织结构、生理和代谢功能都与人类相似,是研究人类疾病的最合适动物。从实验动物培育的角度看,野生动物资源是实验动物新品种开发和培育的源泉,丰富和发展实验动物资源以满足生物医学研究需要也是实验动物科学发展的目标之一。

4. 实验动物　实验动物也属于实验用动物的概念范畴,是伴随着实验动物科学的诞生而提出来的专有名词。人们在初步解决了生命现象"是什么"的问题之后,科学实验进入"为什么"的深入探索阶段。使用经济动物、观赏动物、野生动物进行实验研究的弊端逐渐暴露出来,科研工作者逐渐对实验所使用的动物提出了更加严格的要求,标准化实验动物的研究得到科学界普遍的关注,人们开始有意识地培育专门用于科学研究的动物,即实验动物。因此,实验动物与通常意义上的实验用动物是有严格区别的。可以说,标准化了的实验用动物才是实验动物。

根据以上定义,实验动物与实验用动物主要有以下区别:

(1) 人工培育的目的不同:实验动物是专门培育用于实验研究的。实验用动物主要是用于满足人类社会生活需要的。

(2) 遗传质量控制措施和手段不同:经济动物的遗传学控制着眼于高生产性能的优良品种的培育以及杂交优势的利用,观赏动物和野生动物很难有明确的遗传学控制要求。实验动物为了减少动物个体差异,保证动物个体的均一性及动物实验结果的可重复性,培育近亲交配的纯系动物是其重要的育种措施,但这明显有悖于利用杂交优势提高经济动物生产力的育种目的。同时,为了满足医学生物学对人类疾病模型研究的需要,实验动物的遗传学控制还有目的地将具有某些明显遗传疾病的动物个体的基因在动物种群加以固定扩大,培育具有一定遗传缺陷及疾病特征的动物品系,这也与经济动物的遗传控制的目的及方向明显不同。

(3)微生物学和寄生虫学控制程度和目的不同:实验用动物微生物学控制重点在于动物的健康无病,着眼于动物的疾病控制。作为用于医学生物学实验研究的实验动物,为了保证动物实验的准确性、敏感性和重复性,实验动物的微生物学控制除必须控制动物疾病外,还要控制动物的无症状性感染以及对动物虽不致病但可能干扰动物实验结果的病原体。同时,为了提高动物实验结果的科学性以及满足特殊医学生物学实验的需要,培育及应用洁净的超常规动物如无菌动物、悉生动物,也属实验动物微生物学控制的范畴。但此类动物必须饲养于特殊的洁净环境,其抗病力、生产力均明显低于常规的动物。因此,实验动物的饲养环境和条件、饲料营养要求和质量检测控制措施均要远远高于实验用动物。

(4)受重视程度不同:实验动物主要是在医学、药学、生物学研究领域和药品、生物制品的鉴定、检验领域广泛应用,是在科学严谨的设计、严格规范的程序控制、符合要求的实验条件之下得以应用,对实验动物的管理和要求比较高,也被科学界及相关政府管理部门高度重视。而实验用动物尽管也可用于实验,但由于其繁育目的和自身质量标准的原因,往往被用于培训性、探索性、验证性的一些实验,缺少了科学上的严格要求。

第二节　实验动物的微生物学控制分类

实验动物微生物学质量控制是实验动物标准化的主要内容之一,按微生物学控制程度可将实验动物分为不同等级:普通级(conventional animal)、清洁级(clean animal)、无特定病原体动物(specific pathogen free animal)、无菌动物(germ-free animal)。

一、普通级动物

(一)基本概念

普通级动物是指不携带所规定的人兽共患病病原和动物烈性传染病病原的动物,简称普通动物。

普通级动物饲养于开放环境中,是微生物等级要求最低的动物。普通级动物要有良好的饲养设施,在饲养管理中要采取一定的防护措施。如饲料、垫料要消毒;饮水要符合城市卫生标准;外来动物必须严格隔离检疫;房屋要有防野鼠、昆虫设备;具有送排风系统;要坚持经常进行环境及笼器具的消毒,严格处理淘汰及死亡动物。要制定科学的饲养管理操作规程和与实验动物饲养管理有关的规章制度。

(二)应用

普通级动物多用于探索性实验和教学实验。使用普通级动物存在一定的风险,必须有充分的认识和防护措施。我国国家实验动物标准中,大鼠、小鼠已取消普通级。即凡使用大鼠、小鼠开展实验必须使用清洁级以上的动物。

二、 清洁级动物

（一）基本概念

清洁级动物是指除普通动物应排除的病原外,不携带对动物危害大和对科学研究干扰大的病原的实验动物,简称清洁动物。

清洁动物饲养于屏障环境中或 IVC 系统中,其所用的饲料、垫料、笼器具都要经过消毒灭菌处理,饮用水除用高压灭菌外,也可采用 pH 值 2.5～2.8 的酸化水,工作人员需换灭菌工作服、鞋、帽、口罩,方能进入动物室操作。

（二）应用

清洁级动物近年来在我国得到广泛应用,它较普通级动物健康,又较 SPF 动物易达到质量标准,在动物实验中可免受疾病的干扰,其敏感性与重复性亦较好。这类动物目前可适用于大多数教学和科研实验,可应用于生物医学研究的各个领域。

三、 无特殊病原体级动物（SPF 动物）

（一）基本概念

无特殊病原体级动物是指除清洁级动物应排除的病原外,不携带主要潜在感染或条件致病和对科学实验干扰大的病原的实验动物,简称无特殊病原体动物或 SPF 动物。

SPF 动物来源于无菌动物,必须饲养在屏障环境中,实行严格的微生物学控制。

（二）应用

通常有许多病原体是呈隐性感染,在一般条件下,微生物与宿主间保持相对平衡,动物不显现症状。一旦条件变化或动物在承受实验处理的影响下,这种平衡遭到破坏,隐性感染被激发,动物出现疾病症状,将严重影响实验的结果。例如,绿脓杆菌对动物通常不致病,对大鼠和小鼠的繁殖也没有影响,但用感染本菌的动物进行放射性照射试验时,却能诱发动物致死性的败血症。再如消化道寄生虫,一般情况下对宿主无严重影响,但在放射性试验中,消化道因寄生虫所致的损伤部位会发生弥散性出血感染,致使动物死亡。SPF 动物就不会出现这种现象,它在放射、烧伤等研究中具有特殊的价值。

国际上公认 SPF 动物适用于所有科研实验,是目前国际标准级别的实验动物。各种疫苗等生物制品生产所采用的动物应为 SPF 级动物。

四、 无菌级动物

（一）基本概念

无菌级动物是指无可检出的一切生命体的动物,简称无菌动物。

无菌动物来源于剖宫产或无菌卵的孵化,饲育于隔离环境。另外,用大量抗生素也可以使普通动物暂时无菌,但这种动物不是无菌动物。因为这种无菌状态往往是一时性的,某些残留的细菌在适当的条件下又会在体内增殖,即使把体内细菌全部杀死,它们给动物造成的影响也是无法消除的。例如,特异性抗体的存在、网状内皮系统的活化、某些组织或器官的病理变化等。因此,无菌动物必须是生来就是无菌的动物。

（二）无菌动物的特点

1. 形态学改变

（1）消化系统:无菌动物和普通动物在外观和活动方面看不出有特别的差异,有时仅见有体重增加的差别。据报道,无菌动物的盲肠(包括内容物)的总重量有的可达到体重的25％,多数情况下,其盲肠的总重量是普通动物的5～10倍。去掉内容物后的盲肠重量,无菌动物和普通动物之间并没有多大的差别,所以这是无菌动物盲肠壁伸展变薄的结果。这一现象也从组织学方面得到证明。另外,无菌动物胀大的盲肠内容物与普通动物相比较,其含水量、可溶性蛋白质、碳水化合物等均较多。无菌动物由于盲肠膨大,肠壁菲薄,常易发生盲肠扭转导致肠壁破裂而死亡。有关盲肠膨大的原因,目前尚无明确的结论。当无菌动物普通动物化或当无菌动物被梭菌、类(拟)杆菌、沙门菌、链球菌单独感染后,盲肠就会变小。

（2）血液循环系统:心脏相对变小,白细胞数少,且数量波动范围小,与无病原体入侵有关。

（3）免疫系统:胸腺中网状上皮细胞体积较大,其胞浆内泡状结构和溶酶体少。无菌兔胸腺中以小淋巴细胞为主,其中的张力微丝含量较普通动物明显减少,胸腺和淋巴结处于功能较不活跃状态,脾脏缩小,无二级滤泡,网状内皮细胞功能下降。由于无菌动物几乎没有受过抗原刺激,其免疫功能基本上是处于原始状态。

2. 生理学改变

（1）免疫功能:由于网状内皮系统、淋巴组织发育不良,淋巴小结内缺乏生发中心,产生丙种球蛋白的能力很弱,血清中 IgM、IgG 水平低,免疫功能处于原始状态,应答速度慢,过敏反应、对异体移植物的排斥反应以及自身免疫现象消失或减弱,用低分子无抗原性饲料喂饲无菌动物时,血清中几乎不存在丙种球蛋白和特异性抗体。

（2）生长率:无菌条件对不同种属动物生长率影响不同。无菌禽类生长率高于同种的普通禽类;无菌大小鼠与普通鼠差不多;无菌豚鼠和无菌兔生长率比普通者慢,可能因肠内无菌,不能帮助消化纤维素以提供机体所需要的营养所致。

（3）生殖:无菌条件对动物生殖影响不大。大鼠和小鼠因出生无感染,身体较好,其繁殖力高于普通大小鼠;无菌豚鼠及兔比普通者繁殖力低,可能因盲肠膨大之故。

（4）代谢:血中含氮量少,肠管对水的吸收率低,代谢周期比普通动物长。

（5）营养:无菌动物体内不能合成维生素 B 和 K,故易产生这两种维生素的缺乏症。

（6）抗辐射能力:无菌动物抗辐射能力强。X 射线照射后,无菌小鼠的存活时间长于普通小鼠,普通小鼠常因败血症而致死。一般认为,这种存活时间的差别是由于受损细胞的寿命在无菌小鼠与普通小鼠之间存在差别的缘故。另据报道,无菌小鼠抗实验性烫伤引起的休克死亡能力也强于普通动物。然而,无菌大鼠出血引起休克的病理变化则与普通大鼠无差异。

(7) 寿命:无菌动物的寿命普遍长于普通动物。

（三）无菌动物的应用

无菌动物在生物医学中具有独特作用,多年来在医学科学研究的很多方面已被广泛应用。

1. 在微生物研究中的应用

(1) 某些疾病的病原研究:无菌动物可提供组织培养的无菌组织,提供培育具有某一种菌的已知菌动物,也可供研究病原体的致病作用与机体本身内在的关系。如猫瘟病毒,正常猫易感染,无菌猫则不易受感,说明感染受肠道微生物的影响。

(2) 微生物间的拮抗作用研究:菌群之间的拮抗作用是生物屏障的一种。生物屏障可能比物理屏障更有效,生物屏障原理为生物间的拮抗作用。如利用无菌动物来研究哪种微生物可拮抗假单孢菌,对放射研究甚为重要,因照射后常出现此菌。又如在把无菌动物放入SPF环境前,先分别给无菌动物喂以大肠杆菌、乳酸杆菌、链球菌、白色葡萄球菌、梭状芽孢杆菌等5种菌群,再观察这些菌群间的拮抗作用。

(3) 病毒病研究:无菌动物是研究病毒病、病毒性质、纯病毒、安全疫苗和单一特异性抗血清的有用工具。

(4) 细菌学研究:尤其是肠道正常菌丛细菌间的相互拮抗性及细菌和宿主细胞间的关系研究。

霍乱弧菌:口服霍乱弧菌使无菌豚鼠单菌感染时,就可使其死亡。而当该动物同时感染产生荚膜(梭状芽胞)杆菌时,就可以除去霍乱弧菌,动物可以不发生死亡。

福氏痢疾杆菌:福氏痢疾杆菌经口感染幼年豚鼠时,可以引起无菌豚鼠死亡。但在感染痢疾杆菌以前先经口接种活的大肠杆菌,就可以保护无菌豚鼠不致死亡,以后从豚鼠肠道里只能检出大肠杆菌,而没有检出痢疾杆菌。

(5) 真菌感染研究:临床上有由于较长期应用某些抗生素而导致发生条件性真菌感染的现象。通过利用无菌动物实验,这一现象得到了一定的阐明。将白色念珠菌经口接种给无菌雏鸡时,产生较多的菌丝体,并侵入肠道黏膜,但接种到普通雏鸡时,只观察到酵母型菌体,很少发病。将大肠杆菌接种到无菌雏鸡后,就能完全保护雏鸡不受白色念珠菌侵犯。营养对保护机体不受真菌感染也是重要因素,用无菌小白鼠实验也得到了类似的结论。

(6) 原虫感染研究:将溶组织阿米巴接种到无菌豚鼠的盲肠内不会引起感染,在普通对照组豚鼠中却能引起致死性感染。

2. 在免疫学研究中的应用　无菌动物在免疫学研究中的应用是促进发展无菌动物模型的动机之一。无菌动物血中无特异性抗体,很适合于各种免疫现象的研究,如:

(1) 免疫系统功能和机体受感染后感受性改变的关系研究:由于在无菌动物机体内除去了生活的微生物,使无菌动物对感染的感受性大大增强。如将无菌豚鼠从无菌系统中移到普通动物饲养区,常在几天内死亡,病因经常是梭状芽孢杆菌的感染。

无菌动物的免疫系统在下列各方面都明显降低:① 特异性抗细菌抗体;② 肺泡巨噬细胞的活动力;③ 唾液中的溶菌酶和白细胞;④ 对内毒素的全身反应等。

(2) 丙种球蛋白和特异性抗体研究:无菌动物血清中 γ-球蛋白含量下降,球蛋白来源于消化道中死菌刺激。用无抗原性饲料喂无菌动物(如无菌小鼠喂以水溶性低分子化学饲料时),小鼠血清中就可以完全缺乏丙种球蛋白。在无菌小猪中用无抗原性或有限抗原性的饲料时,血清里就可以完全没有丙种球蛋白和特异性抗体存在。

3. 在放射医学研究中的应用　用无菌动物研究放射的生物学效应,就可以将由放射所引起的症状和感染而发生的症状分别开来。无菌动物能耐受较大剂量的 X 射线照射。在用致死剂量照射后动物的存活时间也要长些。无菌动物与普通动物相比,其因放射而引起的黏膜损伤要轻。大剂量射线照射普通动物,除照射本身的影响外,尚有肠道微生物影响。而照射对无菌动物的影响则主要为照射本身引起的后果。无菌动物受 5～10 Gy(500～1 000 rad)照射后可影响造血系统和骨髓细胞功能,大于 10 Gy(1 000 rad)可致肠黏膜损伤,肠黏膜上皮细胞再生停止。同样剂量的射线对普通动物黏膜损伤大,可致肠黏膜上皮脱落。

4. 在营养、代谢研究中的应用　无菌动物是研究营养的良好模型,很多营养成分是靠细菌分解或合成的。正常动物的肠道内细菌可合成维生素 B 和维生素 K,应用无菌动物可研究哪些菌可合成维生素 B 或维生素 K。

5. 在老年病学研究中的应用　无菌小鼠的自然死亡期比普通小鼠要长,而且雄性无菌小鼠的寿命和雌性无菌小鼠相当或更长些。对 2～3 月龄无菌大鼠的检查结果表明,肾、心脏和肺没有和年龄相关的病变,这些研究说明,机体的老化和微生物因素有关,而以前一般都认为起源于内因或完全与饮食有关,通过用无菌动物对这些变化的直接原因进行研究,对合理地控制衰老有一定的裨益。

6. 在心血管疾病研究中的应用　现代医学已证明,许多心血管疾病与机体的胆固醇代谢密切相关,而肠道微生物直接影响胆固醇代谢。研究证明,肠道微生物能分解胆汁酸,胆汁酸的 7α-脱羟基作用使胆汁酸在肠道中的再吸收减少,排出增加,从而使血液中胆固醇的含量降低。许多试验都证实了微生物在调节胆固醇水平方面及胆汁酸的肝肠循环中起重要作用。利用无菌动物研究肠道菌群的变化与胆汁酸代谢的关系,为控制血液中胆固醇含量和心血管疾病的研究开辟了新的途径。

7. 在毒理学研究中的应用　正常豚鼠对青霉素敏感,而无菌动物则无此反应。因此,青霉素过敏是因肠道菌代谢引起的。另外,用大豆喂养普通动物,发现有中毒现象,但饲喂无菌动物则无影响。有些学者用鹌鹑进行研究,将其感染大肠杆菌后再喂豆类可引起中毒。

8. 在肿瘤研究中的应用　小鼠肿瘤常由病毒引起,有些病毒还可以通过胎盘,故无菌小鼠有研究肿瘤的价值。研究免疫抑制剂需用无菌动物,因对普通动物用免疫抑制剂可降低其抵抗力,致其继发感染而死亡。

研究致癌物质的致癌作用需用无菌动物。如苏铁素(cycasin)给无菌动物采食时不引发肿瘤,但对普通动物则致癌。这是因为普通动物机体带菌,可降解苏铁素,而其降解物有致癌性。

9. 在宇航科学研究中的应用　宇航科学研究已离不开无菌动物,用飞船将无菌动物携带到太空或其他星球上暴露一段时间,再带回地球上研究。在宇航食品的研究中,利用悉生动物研究肠道菌群的作用及相互关系,从而研制出一种只有极低残渣的食品,宇航员食用后不会产生腹泻或胃肠胀气。

10. 在寄生虫学研究中的应用　长膜壳绦虫为大鼠的寄生虫,给无菌大鼠人工感染这种寄生虫时则寄生虫不能寄生,这可能与缺乏维生素有关。原生动物如溶组织阿米巴接种至无菌豚鼠不引起肠道黏膜的损伤,而普通豚鼠则出现肠黏膜病变。

11. 在口腔医学研究中的应用　人们很早就认为龋齿的形成和微生物有关,其中乳酸杆菌在此病中起主要作用,但一直没有得到实验证明。无菌动物的诞生,才使对龋齿的成因进行认真探索成为可能。研究表明,若没有微生物的参与,不可能形成龋齿,细菌是此病的病因,链球菌是引起龋齿的主要原因,而不是乳酸杆菌,其中各种黏液性链球菌的作用最强。近来发现细菌感染与其他牙科疾病有关。目前正在用悉生动物模型进行牙周炎、齿槽脓漏的研究。无菌动物的利用不仅可以探讨病因,同时也为口腔疾患的有效预防提供依据。

五、 悉生动物

（一）基本概念

悉生动物(gnotobiotic animals,GN)也称已知菌动物或已知菌丛动物(animal with known bacterilflora),是指在无菌动物体内植入已知微生物的动物。必须饲养于隔离环境。根据植入无菌动物体内菌落数目的不同,悉生动物可分为单菌(monoxenie)、双菌(dixenie)、三菌(trixenie)和多菌(polyxenie)动物。

（二）悉生动物的特性

悉生动物来源于无菌动物,其体内外有已知种类的几种微生物定居,形成动物与微生物的共生复合机体。

悉生动物肠道内存在能合成某种维生素和氨基酸的细菌,尽管经高压灭菌饲料不能供给足量的维生素,也不会像无菌动物那样发生维生素缺乏症。悉生动物生活力较强,抵抗力明显增强,也易于饲养管理,在有些实验中可作为无菌动物的代用动物。中国药检所的五联菌悉生动物是将大肠埃希氏菌、表皮葡萄球菌、白色葡萄球菌、粪链球菌和乳酸杆菌 5 种细菌接种于无菌小鼠,可代替无菌小鼠进行药物检定。在免疫学实验中,无菌动物不发生迟发性过敏反应,而感染一种大肠杆菌的悉生动物就可以发生迟发性过敏反应。

（三）悉生动物在生物医学研究中的应用

由于悉生动物可排除动物体内带有各种不明确的微生物对实验结果的干扰,因而可作为研究微生物与宿主、微生物与微生物之间相互作用的动物模型。

1. 微生物学研究　悉生动物活跃于微生物研究领域,科研人员可根据实验研究的需要,在断奶前后的无菌动物体内,有目的地植入单一或多种细菌,从而可观察这些细菌对机体的作用。

另外,只有选用悉生动物,才有可能了解到单一微生物和抗体之间的关系,也可以观察微生物与微生物之间及其与机体之间相互关系和菌群失调现象。当对某种悉生动物施予物理、化学等其他致病因子时,则可观察机体、微生物、致病因子三方面相互作用的关系。

2. 抗体制备研究　最新研究表明,普通动物消化道内约有 $100 \sim 200$ 种细菌,每克肠内容物约有 $10^6 \sim 10^{12}$ 个菌。一种菌就是一种抗原,因此用普通动物很难制备较纯的抗体。无菌动物缺乏抗原刺激,免疫系统处于"休眠"状态,对外来的抗原刺激有迅速、单一和持久做出反应的特性。如果将单一菌株植入无菌动物,那么可制备抗该菌的较纯的、效价较高的、且不会污染其他微生物的抗体。曾有人用自幼采食无抗原食物的无菌家兔制备了无交差反应的诊断百日咳的抗体。

3. 克山病病因学的研究　克山病的病因学说有两种：一种矿物盐学说认为克山病是因为体内缺硒引起；另一种生物学说认为镰刀状黄曲霉菌是引起克山病的元凶。中国农业大学用植入黄曲霉菌动物的实验研究证明，动物的症状与克山病病人的症状相似，硒不足只能加重病情，而不会诱发克山病。

4. 微生物和寄生虫相互关系的研究　很多实验研究表明，宿主消化道的微生物状况直接或间接影响着寄生虫在宿主体内的寄生能力。

5. 其他方面的研究　悉生动物还广泛应用于人类和动物的骨髓移植、人类和动物肿瘤及其治疗、病毒学和免疫学、营养代谢和生理学、外科病人感染控制等方面的研究中。

第三节　实验动物的遗传学控制分类及命名

从遗传学角度讲，实验动物是具有明确遗传背景并受严格遗传控制的遗传限定动物。根据其遗传特点的不同，实验动物分为近交系、封闭群和杂交群。

实验动物的研究价值、使用价值主要源于它有一个标准的命名规则。一个品系只有一个名字，不同的人在不同的时间、地点做实验，只要使用相同的品系，他们的结果就具有重复性或可比性。小鼠品系国际命名规则是由国际实验动物科学协会（ICLAS）领导下的小鼠遗传标准化命名委员会所管理的，仅对小鼠的命名规则。其他实验动物的命名规则均以此规则为借鉴，无标准命名规则。

一、近交系（inbred strain）

（一）定义

在一个动物群体中，任何个体基因组中99%以上的等位位点为纯合时定义为近交系。

经典近交系是指经至少连续20代的全同胞兄妹交配培育而成。品系内所有个体都可追溯到起源于第20代或以后代数的一对共同祖先。

经连续20代以上亲代与子代交配与全同胞兄妹交配有等同效果。

近交系的近交系数（inbreeding coefficient）应大于99%。

（二）命名

近交系一般以1~4个大写英文字母命名，亦可以用大写英文字母加阿拉伯数字命名，符号应尽量简短。如 A 系、TA1 系等。

（三）近交代数

近交系的近交代数用大写英文字母 F 表示。例如当一个近交系的近交代数为87代时，写成（F87）。

（四）亚系

1. 定义　亚系(substrain)是指一个近交系内的各个分支的动物之间,因遗传分化而产生差异,称为近交系的亚系。已经发现或十分可能存在遗传差异。

2. 亚系的命名　亚系的命名方法是在原品系的名称后加一道斜线,斜线后标明亚系的符号。

亚系的符号应是以下 3 种:

（1）数字,如 DBA/1、DBA/2 等。

（2）培育或产生亚系的单位或人的缩写英文名称,第一个字母用大写,以后的字母用小写。使用缩写英文名称应注意不要和已公布过的名称重复。例如:A/He,表示 A 近交系的 Heston 亚系;CBA/J 表示由美国杰克逊研究所保持的 CBA 近交系。

（3）当一个保持者保持的一个近交系具有两个以上的亚系时,可在数字后再加保持者的缩写英文名称来表示亚系。如:C57BL/6J,C57BL/10J 分别表示由美国杰克逊研究所保持的 C57BL 近交系的两个亚系。

作为以上命名方法的例外情况是一些建立及命名较早,并为人们所熟知的近交系,亚系名称可用数字或小写英文字母表示,如 129、BALB/c、C57BR/cd 等。

（五）近交系名称的缩写

实际应用中,近交系小鼠名称可以缩写。常用近交系小鼠的缩写命名规则如下:

近交系	缩写名称
C57BL/6	B6
C57BL/10	B10
BALB/c	C
DBA/1	D1
DBA/2	D2
C3H	C3
CBA	CB

（六）近交系的特征及应用

1. 特征

（1）基因位点的纯合性:近交系动物中任何一个基因位点上纯合子的概率高达 99%,因而能繁殖出完全一致的纯合子,品系内个体相互交配不会出现性状分离。

（2）遗传组成的同源性:品系内所有动物个体都可追溯到一对共同祖先,也就是说同一个品系内每只动物的个体在遗传上都是同源的,基因型完全一致。

（3）表型一致性:由于基因型一致,近交系内个体的表型也是相同的,特别是那些可遗传的生物学特征,如毛色、组织型、生化同工酶以及形态学特征等。当然其他一些定量特征,如体重、产仔数、行为等可受环境、营养等非遗传因素影响,会产生一些差异。

（4）长期遗传稳定性:近交系动物在遗传上具有高度的稳定性,虽然残留杂合会导致个体遗传变异,但这种概率非常小。通过严格遗传控制(坚持近交和遗传监测),近交系动物各品系的遗传特征可世代相传。

（5）遗传特征的可分辨性：每个近交系都有自己的标准遗传概貌（包括毛色基因、生化基因等），选用适当的遗传监测方法，即可分辨别各个近交系。

（6）遗传组成的独特性：每个近交品系都有独自的遗传组成和独自的生物学特性，经过近交培育之后，每个品系从物种的整个基因库中只能获取极少部分的基因，这部分基因构成了品系的遗传组成，因此每个品系在遗传组成上是独一无二的，具有独特的表型特征。这些遗传和表型的独特性使各个近交品系之间的差异相当大，容易成为模型动物，广泛地应用于生理、形态和行为研究。

（7）分布的广泛性：近交系动物任何一个个体均携带该品系全部基因库，引种非常方便，便于在不同国家、地区建立几乎完全相同的标准近交系，使各国研究结果具有可比性。

（8）背景资料的完整性：近交系动物由于在培育和保种过程中都有详细记录，加之这些动物分布广泛，经常使用，已有相当数量的文献记载着各个品系的生物学特性，另外对任何近交系的每一项研究又增加了该品系的研究用履历档案，这些数据对于设计新的实验和解释实验结果提供了有价值的参考信息。

2. 应用　近交系动物因其所具备的特点，已被广泛应用于生物学、医学、药学等领域的研究中。

（1）近交系动物的个体具有相同的遗传组成和遗传特性，对试验反应极为一致，因此在试验中，只需少量的动物，即可得到非常规律的试验结果。

（2）近交系动物个体之间组织相容性抗原一致，异体移植不产生排斥反应，是组织细胞和肿瘤移植试验中最为理想的材料。

（3）每个近交系都有各自显明的生物学特点，如先天性畸形、肿瘤高发率、对某些因子的敏感和耐受等，这些特点在医学领域非常重要。

（4）多个近交系同时使用不仅可以分析不同遗传组成对某项实验的影响，还可观察实验结果是否有普遍意义。

（六）其他近交系类型

1. 重组近交系（recombinant inbred strain，RI）

（1）定义：重组近交系是指由两个近交系杂交后，子代再经连续 20 代以上兄妹交配育成的近交系。

（2）命名：由两个亲代近交系的缩写名称中间加大写英文字母 X 命名，雌性亲代在前，雄性亲代在后。由相同双亲交配育成的一组近交系用阿拉伯数字以区分。

例如：由 BALB/c 与 C57BL 两个近交系杂交育成的一组重组近交系，分别命名为 CXB1、CXB2……

2. 同源突变近交系（coisogenic inbred strain）

（1）定义：除了在一个指明位点等位基因不同外，其他遗传基因全部相同的两个近交系。简称同源突变系。

同源突变系一般由近交系发生基因突变或者人工诱变而形成。

（2）命名：在发生突变的近交系名称后加突变基因符号（用英文斜体印刷体）组成，二者之间以连字符分开，如：DBA/Ha-*D*，表示 DBA/Ha 品系突变基因为 D 的同源突变近交系。

当突变基因必须以杂合子形式保持时,用"+"号代表野生型基因,如:A/Fa-+/c。

3. 同源导入近交系(同类近交系)

(1) 定义:通过杂交一代互交或回交(backcross)方式形成的一个与原来的近交系只是在一个很小的染色体片段上有所不同的新的近交系,称为同源导入近交系(congenic inbred strain),简称同类近交系。要求至少回交10个世代,供体品系的基因组占基因组总量在0.01以下。

(2) 命名:同源导入系名称由以下3部分组成:

①接受导入基因(或基因组片段)的近交系名称。

②提供导入基因(或基因组片段)的近交系的缩写名称,并与①项之间有英文句号分开。

③导入基因(或基因组片段)的符号(用英文斜体),与②项之间以连字符分开。

④经第3个品系导入基因(或基因组片段)时括号表示。

⑤当染色体片段导入多个基因(或基因组片段)或位点,在括号内用最近和最远的标记表示出来。

示例:B10.129-H-$12b$,表示该同源导入近交系的遗传背景为C57BL/10sn(即B10),导入B10的基因为H-$12b$,基因提供者为129/J近交系。

C.129P(B6)-$Il2tm1\ Hor$,经过第3个品系B6导入的。

B6.Cg-($D4Mit25$-$D4Mit80$)/Lt,导入的片段标记为$D4Mit25$-$D4Mit80$。

二、 封闭群(远交群)(closed colony or outbred stock)

1. 定义 以非近亲交配方式进行繁殖生产的一个实验动物种群,在不从外部引入新个体的条件下,至少连续繁殖4代以上的群体,称为封闭群,亦称为远交群。

2. 命名 封闭群由2~4个大写英文字母命名,种群名称前标明保持者的英文缩写名称,第一个字母须大写,后面的字母小写,一般不超过4个字母。保持者与种群名称之间用冒号分开。

例如,N:NIH表示由美国国立卫生研究院保持的NIH封闭群小鼠。Lac:LACA表示由英国实验动物中心(Lac)保持的LACA封闭群小鼠。

某些命名较早,又广为人知的封闭群动物,名称与上述规则不一致时,仍可沿用其原来的名称。如:ddy封闭群小鼠等。

把保持者的缩写名称放在种群的前面,而二者之间用冒号分开,是封闭群动物与近交系命名中最显著的区别。除此之外,近交系命名规则及符号也适用于封闭群动物的命名。

3. 特征及应用 封闭群动物的遗传组成具有很高的杂合性,因此在遗传学上可作为实验基础群体,用于对某些性状遗传力的研究;封闭群可携带大量的隐性有害基因,可用于估计群体对自发和诱发突变的遗传负荷能力;封闭群具有与人类相似的遗传异质性的遗传组成,因此在人类遗传研究、药物筛选、毒性试验和安全性评价等方面起着不可代替的作用。

封闭群动物具有较强的繁殖力,表现为每胎产仔多,胎间隔短,仔鼠死亡率低、生长快、成熟早,对疾病抵抗力强,寿命长,生产成本低等优点。因而广泛应用于预试验、实验教学等实验中。

四、 杂交群（Hybrids）

1. 定义　由两个不同近交系杂交产生的后代群体。通常使用的是杂交一代动物,亦称子一代,简称 F_1。

2. 命名　杂交群用以下方式命名:雌性亲代名称放在前,雄性亲代名称居后,二者之间以大写英文字母"X"相连表示杂交,将以上部分用括号括起,再在其后标明杂交的代数(如 F_1、F_2 等)。

对品系或种群的名称通常使用通用的缩写名称。

示例:$(C57BL/6X\ DBA/2)F_1=B6D2F_1$;

$B6D2F_2$:指 $B6D2F_1$ 同胞交配产生的 F_2;

$B6(D2AKRF_1)$:以 $B6$ 为母本,$(DBA/2\ X\ AKR/J)F_1$ 为父本交配所得。

3. 特征及应用

(1) 特征:近交系动物在遗传上是均质的,故可获得精确度很高的实验结果,在医学研究上具有重要的价值,何必还要繁殖由两个不同近交系进行杂交获得的 F_1 呢? 这是因为近交系与杂交群动物相比,生活力、对疾病的抵抗力以及对慢性实验的耐受性都较差,对环境变异的适应能力也不强,而且也较难繁殖和饲养。在进行慢性实验时,需要长期饲养观察,假如动物半途死亡,则实验就会半途而废,不能取得预期的效果。然而 F_1 具有杂交优势,克服了纯系动物的上述缺点,对长期实验的耐受能力较强,而且由环境因素所引起变异的可能性也较近交系要小。此外 F_1 动物与近交系动物一样,具有遗传均一性,且生活力强,经过杂交,从亲一代获得的隐性有害基因与另一亲代来的显性有利基因组合,成为杂合子,显性有利基因的作用掩盖隐性有害基因的作用,而呈现杂种优势。杂交一代具有许多优点,在某些方面比近交系更适合于科学研究。主要表现在以下几点。

① 遗传和表型上的均质性:虽然它的基因不是纯合子,但是遗传性稳定,表型也一致,就某些生物学特征而言,杂交一代比近交系动物具有更高的一致性,不容易受环境因素变化的影响。

② 具有杂交优势:杂交一代具有较强的生命力、适应性和抗病力强、繁殖旺盛、寿命长、容易饲养等优点,在很大程度上可以克服因近交繁殖所引起的各种近交衰退现象。受精率和产仔率高于纯系动物,出生仔死亡率低于纯系动物。

③ 具有同基因型:杂交 F_1 代虽然具有杂合的遗传组成,但个体间其基因型是整齐一致的,具有亲代双亲的特点,可接受不同个体乃至两个亲本品系的细胞、组织、器官和肿瘤的移植。

④ 国际上分布广泛:已广泛用于各类实验研究,实验结果便于在国际间进行重复和交流。

(2) 应用:由于杂交 F_1 动物具有与近交系动物相似的遗传均质性,又克服了近交系动物因近交繁殖所引起的近交衰退,所以受到科学工作者的欢迎,在医学生物学研究中得到广泛应用。

① 干细胞的研究:外周血中的干细胞是组织学中的老问题,大部分人认为大淋巴细胞或原淋巴细胞相当于造血干细胞。但在某些动物中,尽管在外周循环中发现了大淋巴细胞,一般也不认为有干细胞的存在。目前的研究可以清楚地表明,来自 F_1 小鼠正常的外周血的白细胞能够在受到致死性照射的父母或非常接近的同种动物中种植和繁殖,使动物存活和

产生供体型的淋巴细胞、粒细胞和红细胞,这证明小鼠外周血中存在干细胞。因此,F_1 动物是研究外周血中干细胞的重要实验材料。

② 移植免疫的研究:F_1 动物是进行移植物抗宿主反应(graft versus host reaction,GVHR)良好的实验材料。可以鉴定出免疫活性细胞去除是否完全。如 CBA 小鼠亲代脾脏细胞经一定培养液孵育后注入 D2CBAF$_1$(DBA/2XCBA)小鼠的脚掌,对侧作为对照,如 CBA 亲代小鼠免疫活性细胞去除干净时,则将不会产生移植物抗宿主反应,否则相反。它可采用 C57BL/6 脾脏细胞悬液经一定培养液孵育后注入 CBAB6F$_1$(CBAXC57BL/6)小鼠脾脏,观察脾/体比重,或用 2 月龄 DBA/2 小鼠脾脏细胞经一定培养液孵育后注入 D2CBAF$_1$ 小鼠腹腔,测定其死亡率,鉴定免疫活性细胞的去除情况。

③ 细胞动力学研究:如选用 CBAB6F$_1$(CBAXC57BL/6)小鼠作小肠隐窝细胞繁殖周期实验;选用 D2CBAF$_1$(DBA/2XCBA)小鼠作小肠隐窝细胞剂量活存曲线,选用 B6DF1(C57BL/6XDBA)受体小鼠观察移植不同数量的同种正常骨髓细胞与脾脏表面生成的脾结节数之间的关系等。

④ 单克隆抗体研究:BALB/c 小鼠常被用作单抗的研究,若 BALB/c 小鼠对一特定抗原不产生最适免疫应答时,可采用 BALB/c 小鼠与其他近交系的杂交一代小鼠生产抗体腹水,效果比单独用 BALB/c 好。

❖ **思考题**

1. 如何理解实验动物与实验用动物的关系?
2. 实验动物应具备哪些特征?
3. 近交系的特征有哪些?
4. 为什么 SPF 动物是国际公认的标准级别的实验动物?
5. 为什么封闭群动物在药物筛选、安全性评价方面具有不可替代的作用?
6. 杂交群动物的优势体现在哪些方面?

(何远清)

第三章 实验动物环境与设施

实验动物环境与设施是实验动物生存的基本条件,是开展生物医学研究的先决条件,没有合格的实验动物环境与设施就不可能生产出符合质量标准的实验动物,没有合格的动物实验环境与设施就难以获得具有准确、可靠和可重复性的实验结果。生物医学研究和动物实验的目标,就是追求能精确反映实验过程的可靠数据。要维持其可靠性,就应努力清除非恒定环境因素对动物生理生化引起的变化,否则,对实验数据进行分析和综合时,对于其中出现的数值波动和问题,就极难进行确切的评价。因为环境条件不仅影响实验动物品质,还直接影响到动物实验的结果,同时也关系到实验动物饲养及动物实验工作人员的工作环境。因此在实验动物环境控制和设施建设管理方面应引起足够的重视,实验动物从业人员也必须提高对实验动物环境与设施的认识,掌握使实验动物环境设施有效运行的相关知识和技能。

第一节 实验动物环境因素及其影响

一、环境因素重要性

动物环境是指影响动物生长、生态反应和进化的所有外界条件总和。

自然界中,动物可以四处活动选择适当的生活环境。与此相反,在人工封闭环境中饲养的实验动物,其自身并不能选择适当的环境生活,只能依赖人为环境。

动物性状的表现取决于多种因素,但主要由遗传因素和环境因素决定,尽管遗传因素是决定生物性状的基础,但在个体发育中,基因作用离不开环境的影响。图3-1表示遗传基因型、表现型、演出型与发育环境及周围环境之间关系,从遗传基因的立场研究其表现的性状时,称之为基因型(genotype)。如果讨论其所表现的性状,则称之为表现型(phenotype)。演出型(dramatype)则是动物实验后所表现出来的性状,即周围环境对表现型影响后形成的。所谓发

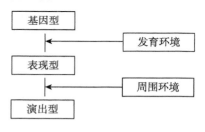

图3-1 影响动物性状的遗传和环境的关系

育环境(developmental environment)是指从受精到出生前在母体内的环境和出生后的哺乳期及发育期所处的各种环境因素。例如对怀孕母体用药后导致胎儿畸形的发生及母体感染微生物后使胎儿畸形等,均可看作是发育环境对表现型的影响。周围环境(proximate environment)是指影响动物演出型的环境条件,例如温度条件引起机体对药物和微生物的敏感

性的变化等等。

由图 3-1 可以看出,表现型是发育环境对基因型施加影响后形成的,而演出型则是周围环境对表现型影响的结果。对动物实验来说,为求得实验结果的可重复性,就要求演出型的稳定。动物对实验处理的反应可用下列公式表示:

$$R = (A + B + C) \times D + E$$

式中:R 为实验动物总的反应,A 为动物种的共同反应,B 为品种及品系特有的反应,C 为个体反应(个体差异),D 为环境影响,E 为实验误差。

由公式可以看出,A、B、C 属遗传因素,而 D 是环境因素,与动物反应呈正相关。故必须尽量减少环境的变化,尽量排除动物本身以外的影响,以获得精确结果,这就充分显示了环境在实验动物科学中的重要性。

动物有适应环境变化并做出反应的能力,这种适应可以是行为性的、生理性的或两者兼有。这种反应表现在生理状态、新陈代谢速度、体温、活动能力、饲料消耗、激素浓度、睡眠方式、呼吸频率、心跳次数、性成熟、形态、哺乳、繁殖等方面。但所有这些行为和生理变化都会影响动物实验结果。

各种动物对环境的适应能力是不相同的,近交系动物由于基因纯合,近交衰退,对环境适应性差。一些免疫缺陷动物,由于生理上一些缺陷对环境要求较高,而封闭群动物、杂交一代的动物由于具有杂交优势,对环境适应性较强。

二、 环境因素分类

影响实验动物的环境因素很多,从广义上讲可做如下分类:

1. 气候因素　湿度、温度、气流、风速等;
2. 物理、化学因素　氧、二氧化碳、粉尘、嗅味、噪音与振动、照明、消毒剂、有害物质等;
3. 居住因素　房屋、饲养笼具、垫料、饮水器、给料器等;
4. 营养因素　饲料、饮水;
5. 生物因素　同种生物因素:社会地位、势力范围、咬斗、饲养密度;异种生物因素:微生物、人、其他动物等;

环境对动物的影响并非受上述诸因素中各个单一因素的作用,而是受到多种因素的复合作用。温度与湿度和风速等因素均影响到生物体体温调节;动物室的嗅味与温度、湿度、换气次数、饲养密度、清扫等相关联。因此考虑实验动物环境时,应按复合环境(environmental complex)考虑。

三、 环境因素的影响

1. 温度　多数的鸟类和哺乳动物称为恒温动物(homoiothermic animal)。除极高和极低的温度之外,均具有在一定的温度范围内保持体温相对稳定的生理调节能力,即具有体温调节功能,调节发热和散热机制以维持体温的稳定。另一方面,爬行类和两栖类等变温动物(poikilothermic animal),体温随外界环境温度改变而同步变化。当温度降低到一定程度时,金黄地鼠进入冬眠状态,此时动物体温降得极低,代谢、呼吸、心跳数等均呈明显下降的状态。

（1）热的产生：热的产生（heat generation）是体内引起生化反应的结果，其热源来自摄取食物的能量，即饲料。一般动物以下列方式来保持能量的平衡：

总摄取能量＝产生的热量＋活动＋能量储存

处于绝食安静状态下的产热量叫基础代谢（basal metabolism）。产热量、基础代谢、体温和环境温度的关系模式如图 3－2 所示：即基础代谢最少时期的温度称为温度中性区（thermic neutral zone），动物的体温失去恒定性而开始下降或上升时的环境温度称为临界温度（critical temperature），如图 3－2 和表 3－1。

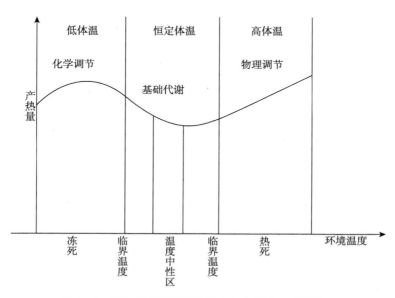

图 3－2　产热量、基础代谢、体温和环境度之间的关系

表 3－1　各种实验动物临界温度

动物种类	临界温度/℃	
	低温	高温
小鼠	－10	37
大鼠	－10	32
豚鼠	－15	32
兔	－29	32
猫	—	36
犬	－80	42～58
猕猴	—	38
绵羊	—	32
山羊	—	40
猪	—	30
鸡	－35	32

恒温动物的基础代谢量与体表面积成正比。动物体表面积可用下列公式来计算：

$$S = 2/3KW$$

式中，S 为体表面积（m^2）；W 为体重（kg）；K 为不同种动物系数，大鼠为 0.091，兔为 0.125，猫为 0.099，狗为 0.107。

在低温环境下，有机体通过运动、颤抖、非颤抖性产热三种方式来补充体热。所谓非颤抖性产热是指在绝食、安静情况下，一定量的产热及摄取食物后产热的总称。产热量中以肌肉活动产生的热量比例最大。

啮齿类和冬眠动物中的褐色脂肪组织（brown adipose tissue，BAT）非常发达，在寒冷时，通过交感神经作用无意识地由褐色脂肪组织的异化引起产热，有利于防止体温下降。

（2）热的散发：生物体的散热（heat radiation）大部分通过皮肤的传导（conduction）、对流（convection）、辐射（radiation）及蒸发（evaporation）进行。在低温环境中，通过传导、辐射、对流散热较多，而高温环境中以蒸发散热为主。传导散热主要通过皮肤的接触进行，但由于空气的导热系数小，在普通状态下由此途径进行散热较少。

通过对流进行散热是以皮肤表面空气受热缓缓上升而和冷空气交换方式进行的。因此，对流的效果随着皮肤表面空气的流动性即风速的增加而增加。为了防止散热，在寒冷环境中，血管收缩，使体表血流量减少；相反，在高温条件下，血管扩张，使体表的血流量增加。

辐射散热是以电磁波的形式进行的，不只是对空气，也向周围的物体进行辐射，所以像上臂内侧部和侧胸部、大腿内侧面等这些身体部位，在相对应的位置均进行相互辐射。辐射散热的调节机制是通过皮肤的血流量，即由皮肤温度的调节来进行的，动物的体位变化也与辐射有关。在寒冷的环境下，动物蜷缩可认为是通过缩小辐射面积来减少散热；而在温暖环境下，地鼠呈"大"字形睡眠也可认为是扩大体表面积来增加散热。

蒸发散热的蒸发分为皮肤与呼吸道进行无意识的蒸散以及通过出汗和喘式呼吸进行调节性蒸发。蒸发散热可通过出汗（sweating perspiration）、流涎（sarivation）、呼吸来调节。啮齿类和犬等体表的外分泌汗腺很不发达，几乎不见出汗。小鼠在高温环境下发生流涎现象，并将其涂于颜面与体表以助体表蒸发散热。呼吸蒸发是通过喘气（panting）呼吸进行的，浅速呼吸可促进口腔及上呼吸道湿润的黏膜面进行蒸发，小鼠在 40℃高温环境中呼吸次数一般可增加到每分钟 170～200 次，甚至达 300 次。喘气次数变化最明显的是犬，28℃时犬呼吸次数是 20℃环境下的 2 倍，31℃时则是 20℃环境下的 12 倍。

（3）温度对实验动物的影响：温度对实验动物的影响表现在生殖、泌乳、机体抵抗力、生长、形态、新陈代谢、实验反应性等方面。

一定时间内的高温（超过 28～30℃），可影响雄性动物精子的生成，出现睾丸和附睾的萎缩，性行为强度降低。雌性动物性周期紊乱、卵子异常、受精率下降、繁殖能力低下、产仔数减少、死胎率增加、出现流产和胚胎吸收、泌乳量下降。在 32℃以上高温环境中，怀孕后期的大鼠常常死亡，在低温环境下，雌性动物性周期推迟，繁殖能力下降。

高温使胎儿的初生重下降，以后增重缓慢，生长受阻；成活率降低，低温也不利于幼畜成活，出现增重缓慢等现象。

环境温度可影响动物形态。冬季户外生长的幼兔其耳长较室内生长的幼兔短。喜马拉雅兔在 20℃时,耳、尾、鼻和四肢尖端长白毛,10℃时长黑毛。在 10℃繁殖的大鼠,其尾长比在 30℃繁殖的约短 2 cm,低温环境下尾与体表面积缩小与抑制散热有关。

在动物行为和生理功能上,环境温度影响明显。温度可使动物的姿势、摄食量与饮水量发生改变,母性行为、心跳、新陈代谢等出现相应改变。金黄地鼠 4℃时出现冬眠。寒冷环境动物出现立毛寒战、蜷缩成团;炎热环境动物饮水量增加、心跳加快,狗张口伸舌、喘气明显,小鼠出现流涎现象,鸡举翅伸颈。

Vacek 等将乳鼠(10～28 日龄)分成 3 组,分别饲养在 3℃、22℃和 33℃环境里,观察到幼鼠的甲状腺、肾上腺、肝脏、背部皮肤以至尾巴的结构都有区别。

温度过高过低都能导致机体抵抗能力下降,易于患病。大鼠在 31℃、鸡在 35℃高温应激下,出现需氧菌(葡萄球菌属、链球菌属、肠杆菌属、棒状杆菌属)菌群增加,鸡还出现厌氧的消化道链球菌、梭状芽胞杆菌属增加的现象。将 BALB/c 小鼠从 22℃环境移到 12℃或 32℃环境中饲养,其红细胞数发生变化,与免疫反应有关的血液及脾脏中的 B 细胞及 T 细胞的比率出现明显的变动。

环境温度的改变,常使同种动物实验出现不同的结果。在大、小鼠药物急性毒性试验中,因环境温度的不同,动物对毒性的反应不同。其急性毒性反应大致有 3 种类型 LD_{50}(图 3-3)。

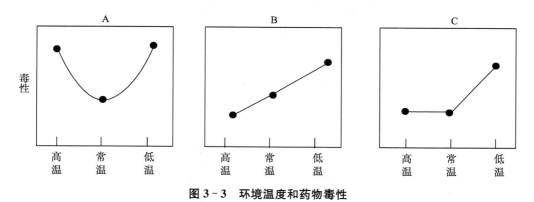

图 3-3　环境温度和药物毒性

在动物麻醉剂量相同时,低温时动物死亡率较高。在麻醉时,低温条件下动物体温下降明显,甚至降到 30℃以下,这要求手术后动物必须进行保暖。

2. 湿度　环境空气中湿度与温度和气流密切相关,并且对动物体热的发散具有显著的影响。当环境大气湿度达到饱和状态时,动物体表的蒸发过程就会停止,相应地也不能再发散体热,因此高温高湿的环境尤其不利于动物的散热。

湿度是指大气中的水分含量,按每立方米空气实际含水量(g)表示时,称为绝对湿度。空气中实际含水量占同等温度下饱和含水量的百分比值,则称为相对湿度。实验动物舍环境中湿度一般用相对湿度来衡量。空气相对干燥时,相对湿度往往低于 30%,大多数恒温动物的皮肤尤其是黏膜就会感到干燥不适。而超过 60%时,大部分恒温动物也会感到不适,但中南美洲热带雨林中猴类可耐湿度 70%以上。动物舍内外温差较大时,可使舍内湿度出现不平衡。冬季,舍内空气中水分易在墙面和进气管道表面冷凝,增加局部的湿度,必须注意采取完全隔热的措施,以消除此类现象。动物舍内部温度、湿度的垂直和水平分布也会出现较大波动,不均匀,须加强气流调节,使之保持平衡。

湿度过高过低,同样对实验动物产生不良影响。氨易溶于水,相对湿度过高,室内氨浓度增高,微生物易于繁殖。动物心跳次数随湿度增加而增加,小鼠病毒、脊髓灰质炎病毒、腺病毒第4和第7型以及空气中细菌在高湿条件下易增殖。大、小鼠过敏性休克死亡率随湿度增高而明显增加。相对湿度过低,易致室内粉尘飞扬,对动物上呼吸道刺激加强。大鼠在低湿时,易发生环尾病,湿度低至20%时,大鼠几乎均患此症。湿度过低,哺乳母鼠易发生吃仔现象,仔鼠发育不良。

3. 噪音与振动 在动物舍的日常管理和操作方面,噪声和振动是一项十分重要的环境卫生标准。在生活环境中,各种物体(气体、液体和固体)都会在运动过程中产生机械振动。对于经空气传播而可被动物听觉器官感觉的振动,称之为声音;由其他感官所感知的称为振动。一般哺乳动物对声音的感受,不仅与声压有关,还与振动频率有关。动物与人的听觉器官在解剖结构和生理功能方面基本相似,所不同的是动物听到的音阈比人宽。小鼠听到频率为1 000～5 000 Hz的声响,而人只能听到1 000～2 000 Hz的范围。因此噪音对动物影响不容忽视。

当声音的声压、响度持续性超过人和动物生理感受能力,以至引起各种病理效应时,就被称为噪音。噪音不会积累,其能量在空气中以热能的形式迅速消灭,噪音的传播距离一般不太远。

噪音对动物影响十分复杂,这主要与噪音的性质,动物种类、体重、习性、年龄、性别等生理和心理状态有关,噪音对实验动物的生殖生理有严重的影响,可引起豚鼠流产吃仔,可造成大小鼠生育能力减退、流产、吃仔。有人用小鼠做实验,实验结果如表3-2。

表3-2 噪音环境下小鼠产出率与吃仔率[*]

分 类	产出率	吃仔率
阴道栓确认后饲养在普通环境中	10/10(100%)	0/10(0%)
阴道栓确认后当天起饲养在噪音环境中	3/5(60%)	1/3(33%)
阴道栓确认18 d后饲养在噪音环境中	6/6(100%)	4/6(67%)

[*] 山内忠平. 实验动物的环境与管理[M]. 沈德余,译. 上海:上海科学普及出版社,1989

噪音可造成动物听源性痉挛,小鼠是在噪音发生时出现反应,表现为耳朵下垂呈紧张状态,接着出现洗脸样动作,头部出现轻度痉挛,发生跳跃运动,严重者全身痉挛,甚至四肢僵直伸长而死亡。听源性痉挛的反应强度随音响强度、频率、品系而改变(表3-3)。豚鼠在125 dB下作用4 h,听神经终末毛样听觉细胞出现组织学变化。5～6周龄雄性SD大鼠,110 dB噪音下每天刺激1～2 min,连续1月可产生癫痫。噪音能使长爪沙鼠癫痫发作。

噪音对实验结果影响也很大。噪音刺激引起心跳、呼吸次数及血压增加,血糖值出现明显不同。噪音能使小鼠白细胞数发生变动,免疫机能变化。大鼠出现高血压、心脏肥大、电解质变化、肾上腺皮质酮上升。振动可引起小鼠消化、呼吸功能障碍,大鼠摄食和消化道分泌功能障碍。现已认为过度振动会造成与噪音相类似的影响。

表 3-3　不同品系小鼠对听原性痉挛发作的感受性

品系	♂		♀	
DBA/2	12/12	(100%)	10/10	(100%)
J：ICR	68/80	(85%)	106/155	(68%)
JCL：ddn	23/33	(70%)	8/17	(47%)
DDD	3/15	(20%)	2/16	(13%)
BALB/c	0/15	(0)	0/15	(0)
KK	1/15	(7%)	0/13	(0)
NC	0/16	(0)	0/17	(0)

4. 照明　光照对实验动物生理功能有重要调节作用。光线的刺激通过视网膜和视神经传递到下丘脑,经下丘脑介导,产生各种神经激素,以控制垂体中促性腺激素和肾上腺皮质激素的分泌。通过神经和体液传导和联系,控制动物各种组织器官功能,表现出有节律的昼夜和季节性的周期活动。从而按动物种类和品系的不同,在性别、年龄、生长、发育、行为、繁殖等各种生物学特性上,呈现各种变化。

光对动物生殖系统是一个强烈的刺激因素,起定时器的作用。照明节律和光周期影响到很多哺乳动物和鸟类生殖腺的成熟和随后的周期性活动。机体的基本生化和激素的节律,直接或间接与每天的明暗周期同步。在生产实践方面,人工控制光照条件能够全面控制和调节整个生殖过程,包括发情、排卵、交配、妊娠、分娩、泌乳和育仔,能使大多数动物生殖生理季节性变化完全消失。长爪沙鼠野生状态下季节性发情,人工饲养四季皆发情。在持续的黑暗条件下,大鼠生殖生理就会受到抑制,卵巢和子宫的重量也会下降;持续光照,过度兴奋生殖系统,大小鼠出现持久阴道黏膜角化,卵巢中形成多数达到排卵前期的卵泡却无黄体形成。在适度范围控制光照时间,则能在不破坏动物生理功能的情况下,控制其生殖功能的活动。将光照时间自 13 h 延长至 18 h,可使绝大多数雄性小鼠提早发情,延长光照时间也可加速大鼠性成熟过程,延长发情期和缩短性静止期。冬季,维持 25℃ 的温度和延长光照时间,家兔繁殖能力变得旺盛。长日照使鸡产蛋强度增大,性成熟年龄提早,光照还可影响雄性动物精子生成,但一般雌性对光照较雄性敏感。

大鼠和豚鼠对光照周期的感应性较弱,延长光照时间对其性活动周期并无明显影响。大鼠在凌晨 0:00～4:00 性活动最为旺盛,而豚鼠的性活动高潮是在傍晚至夜间。

光照强度与致病物质引起小鼠皮炎、白血病有关,并影响小鼠活动及一般行为。光照过强会导致雌性动物做窝性差,出现吃仔现象及哺乳不良。突然的明暗变化引起动物躁动不安。

光的波长对动物也有影响,小鼠的自发行为在蓝、绿、白色光下最低,而在红色光下与黑暗环境中最大。Saltarell 等将 ICR 小鼠放在各种荧光灯(全波长、冷白色、蓝色、粉红色、紫黑色)的照明下饲养 30 天,雄鼠体重以蓝色和冷白色光照群最小。雄鼠的体重、肾上腺、肾脏、精囊,雌鼠的肾上腺、甲状腺、松果体的重量与波长之间有明显的差异。大鼠在蓝色光下阴道开口比红色光下早 3 天,成熟时卵巢和子宫的重量也大,但泌乳能力红色光组强。

5. 气流的大小　与体热的发散有关。实验动物单位体重与体表面积的比值较大,对气流更加敏感。气流速度过小,空气流动不良,动物缺氧,有毒气体不能及时排出,散热困难,造成不舒适感,甚至发生疾病和窒息死亡;气流速度过大,动物体表散热量增加,动物也不舒服,同样危害健康。

病原微生物随空气流动,动物设施各区域静压状况(正压、负压)决定了空气流动方向。在双走廊 SPF 设施中空气流动的方向是从清洁走廊→饲育室→污染走廊→设施外,室内处于正压。而污染或放射性实验动物房,为了防止病原微生物和放射性物质扩散,室内必须处于负压。国际上一般规定设施内的压力梯度为 20～50 Pa。

此外,饲养室送风口和排风口气流较大,因此在布置动物笼架、笼具时应尽量避开风口。

6. 空气洁净度　饲养室内空气中飘浮着颗粒物(微生物多附着在颗粒物上)与有害气体,对动物机体可造成不同程度的危害,也可干扰动物实验结果。

(1)气体污染:动物粪尿等排泄物发酵分解的污染物种类很多,以氨气、硫化氢、二氧化硫为主,还有动物呼吸排出的二氧化碳,这些气体对动物机体都会产生不良影响。

污浊的气体、二氧化碳量增加,氧气量减少,对动物生理代谢产生不良的影响。饲养在隔离器内的动物,往往由于停电或其他事故使送风终止,空气中氧气不足而窒息死亡。

空气中的氨含量是衡量空气质量的指标。氨可引起呼吸器官黏膜异常,发生流泪、咳嗽、黏膜发炎、肺水肿和肺炎。根据实验,室中氨含量 90 mg/m^3 时对动物略有刺激作用,174 mg/m^3 时 80% 豚鼠 4～9 天内死亡,35 mg/m^3 时家兔气管及支气管出血,284 mg/m^3 时刺激咽喉,485 mg/m^3 时刺激眼部,1 196 mg/m^3 时引起咳嗽。Richard 等在 (140±35) mg/m^3 氨浓度下,饲养 4 天大鼠气管黏膜上出现急性炎症,饲养 8 天大鼠气管黏膜纤毛消失,气管渗出液增加,管壁增厚。在 35～70 mg/m^3 氨浓度下,大小鼠肺组织内鼠肺炎支原体明显增加。

硫化氢(H_2S)是具有强烈臭鸡蛋味的有毒气体,空气中含 0.000 1%～0.002% 即能被察觉,动物粪便和肠中产生的 H_2S 经呼吸道吸入生成 Na_2S,以致使组织失去 Na^+,是黏膜受刺激的生化基础。硫化氢也能刺激神经。温度增高时会增加硫化氢毒性,室内硫化氢浓度增高会使妊娠率下降,硫化氢和氨均易诱发家兔鼻炎。此外,浓厚的雄性小鼠汗腺分泌物的臭气,会造成雌性小鼠性周期紊乱。

(2)粉尘污染:动物饲养室空气中粉尘的来源主要有两个。其一为室外,空气未经过滤处理直接带入;另外,动物皮毛、皮屑、饲料和垫料等往往可以被气流携带或动物活动扬起,在空气中飘浮,形成粉尘颗粒。对动物的危害随颗粒大小而不同,颗粒大的在空气中飘浮时间短,影响程度小;颗粒小的在空气中飘浮时间长,影响程度大。粉尘对动物机体的影响主要是那些小于 5 μm 的粉尘,这种粉尘经呼吸道吸入后到达细支管与肺泡而引起呼吸道疾病。粉尘还是微生物载体,可以把各种微生物粒子包括细菌、病毒和寄生虫带入室内,因此,清洁级及以上级别实验动物设施,必须对进入饲养环境的空气进行有效过滤。另外,动物室中粉尘使人类发生变态反应,而小鼠、大鼠、豚鼠、家兔的血清、皮毛、皮屑及尿均具有抗原性,可以通过呼吸道、皮肤、眼、黏膜或消化道引起人的严重变态反应性疾病,出现不舒适感,甚至鼻炎、支气管炎、气喘、肺炎、尘肺等。动物室的粉尘与微生物引起的人畜共患传染病同等重要,应予以充分注意。

7. 其他因素

(1)通风和换气:动物室的通风换气,其目的是供给动物新鲜空气,除去室内恶臭物质,排出动物呼吸、照明和机械运转产生的余热,稀释粉尘和空气中浮游微生物,使空气污染减少到最低程度。通风换气量的标准可根据动物代谢量来估计,但一般动物室以换气次数来衡量,换气次数越高,室内空气越新鲜,但换气次数增加必然导致能量的损失增加,所以一般应控制在适当的次数。

（2）动物种间的影响：在实验动物中,种之间常有共患的传染病,健康的豚鼠放入有隐性感染支气管败血杆菌的兔室中,豚鼠就会发病。不同品种、品系、性别动物产生的不同气味,对其他动物也产生不利影响,小鼠与猫在同一房间靠近饲养,小鼠性周期会出现不规则变化。饲养室温度条件,兔与大、小鼠相比较低,因此实验动物应按种、品系等分室饲养。

表3-4　实验动物的饲养面积

动物	体重	饲养器	底面积每头动物/cm²	高度/cm	动物	体重/kg	饲养器	底面积每头动物/cm²	高度/cm
小鼠	<10 g	笼	39	12.7	犬	<15	圈养放走廊	7 400	—
	10~15 g	笼	52	12.7		15~30	圈养放走廊	11 100	—
	16~15 g	笼	77	12.7		>30	圈养放走廊	22 300	—
	>25 g	笼	97	12.7		<15	笼	7 400	81.3
大鼠	<100 g	笼	110	17.8		15~30	笼	11 100	91.4
	100~200 g	笼	148	17.8	猴	≤1	笼	1500	50.8
	201~300 g	笼	187	17.8		≤3	笼	2 500	76.2
	>300 g	笼	258	17.8		≤15	笼	4 000	76.2
地鼠类	<60 g	笼	64.5	15.2		>15	笼	7 400	91.4
	60~80 g	笼	83.9	15.2		>25	笼	23 200	213.4
	81~100 g	笼	103.2	15.2	鸽		笼	1 451.7	—
	>100 g	笼	122.6	15.2	鸡	<0.5	笼	232.3	—
豚鼠	≤350 g	笼	277	17.8		0.5~2	笼	464.5	—
	>350 g	笼	652	17.8		2~4	笼	1 090.4	—
兔	2 kg	笼	1 400	35.6		>4	笼	1 651.7	—
	2~4 kg	笼	2 800	35.6	绵羊山羊	<25	圈养	9 300	—
	4~6 kg	笼	3 700	35.6		25~50	圈养	13 900	—
	>6 kg	笼	4 600	35.6		>50	圈养	18 600	—
猫	≤4 kg	笼	2 800	61.0	猪	<25	圈养	5 600	—
	>4 kg	笼	3 700	61.0		50~100	圈养	20 000	—
						>100	圈养	27 900	—

另外,在饲养管理操作、实验处理或实验技术过程中,人员素质对动物实验结果有很大的关系,认真操作的人与粗糙马虎管理的人,他们所饲养的动物质量各不相同。幼龄期与成熟期受到良好饲养的大鼠,在体重的增加和骨骼的发育方面都较好,且对应激的抵抗性高。

（3）动物社会：动物一旦有 2 只以上在一起，就形成动物社会，产生个体间优劣关系。猴、兔、狗、鸡社会地位是直线型的，第一位首领可统治第二位及以下，第二位统治第三位及以下，依次类推。鼠、猫形成专制型社会地位，首领优先，首领以下不发生统治关系。在这类社会地位形成过程中，会发生激烈的争斗，出现撕咬、抓伤。在同一笼内饲养数只雄小鼠时，就经常看到此现象。

（4）饲养密度：动物饲养密度应符合卫生标准，有一定的活动面积。过密饲养群体重增加与饲料效率均被抑制，主要是因肠内菌丛增加所致。Alkert 研究了 RIV 系小鼠饲养密度与乳腺癌病发生率的关系，25 只群比 2 只群发生率低(13.5％和 73.3％)。传染病发生率随饲养密度扩大而增加。动物生存期，单个饲养群往往比集体饲养群要短。个别饲养方式与群体饲养方式，动物反应有差异，因此，在做实验结论时要注明饲养密度。

第二节　实验动物环境要求与标准

一、温度

确定动物室温度标准一般采用推荐值，即所谓设施管理上通常应当被认可的温度条件，或从确保动物安定、维持健康的观点出发所希望不要逾越的最低、最高温度条件，即所谓的允许范围。各国实验动物温度标准见表 3-5。

表 3-5　各种资料记载的动物室温度标准值　　（单位：℃）

动物种别	ASHRAE	ILAR	GV-SOLAS	OECD	MRC	日本 1966 年标准方案[a]	日本 1982 年指南[b]
小鼠	22～25	21～27	20～24	19～25	17～21	21～25	20～26
大鼠	23～25	21～27	20～24	19～25	17～21	21～25	20～26
白鼠	—	21～23	20～24	19～25	17～21	21～23	20～26
豚鼠	22～23	21～23	16～20	19～25	17～21	21～25	20～26
兔	21～24	16～21	16～20	17～23	17～21	21～25	18～28
猪	21～25	18～29	20～24	—	17～21	21～27	18～28
犬	21～24	18～29	16～20	—	17～21	21～27	18～28
猴类	24～26	25～26	20～24	—	—	21～27	18～28

注：a 日本 1966 年环境调节实验室委员会标准方案
　　b 日本 1982 年实验动物设施与建筑指南
　① ASHRAE：美国保暖冷却和空调工程师学会
　② ILAR：实验动物资源研究所
　③ GV-SOLAS：欧洲实验动物学会
　④ OECD：经济合作和发展组织
　⑤ MRC：医学研究会

二、湿度

湿度和温度一样，也无统一标准，也是根据推荐值和允许范围制定的，一般情况下，相对湿度在40%～70%之间动物完全可以适应,50%±5%最好。各国实验动物相对湿度值见表3-6。

表3-6 各种资料记载的动物室相对湿度标准值 （单位:%）

动物种别	ASHRAE	ILAR	GV-SOLAS	OECD	MRC	日本1966年标准方案[a]	日本1982年指南[b]
小鼠	45～50	40～70	50～60	30～70	40～70	45～55	40～60*
大鼠	45～50	40～70	50～60	30～70	40～70	45～55	40～60
仓鼠	—	40～70	50～60	30～70	40～70	—	40～60
豚鼠	45～50	40～70	50～60	30～70	40～70	45～53	40～60
兔	45～50	40～60	50～60	30～70	40～70		40～60
猫	45～50	30～70	50～60		40～70	45～55	40～60
犬	45～50	30～70	50～60		40～70	45～55	40～60
猴类	75	40～60	50～60			45～55	40～60

注:[a] 日本1966年环境调节实验室委员会标准方案
　　[b] 日本1982年实验动物设施与建筑指南
　　* 不能低于30%或高于70%

三、噪音

噪音来源十分复杂,并且也不可能完全消除,只能通过规划措施和技术装备改善条件,减少不必要的噪音。目前噪音标准没有统一,大部分国家规定不能超过50～60 dB,我国规定不能超过60 dB。在振动标准中,应注意防震施工,也无具体数据规定。日本三类实验动物设施中噪音实验值表如表3-7。

表3-7 日本三类实验动物设备中噪音的实际水平 （单位:dB）

测定部位	J设施		I设施		T设施	
	昼	夜	昼	夜	昼	夜
机械室	70～90	75～90	65～72	64～70	87～98	71～72
准备室①	58～70	54～67	82～87	41～47	71～84	59～69
洗涤室②	60～88	54～67	82～87	41～47	71～84	59～69
走廊	60～70	57～65	—		59～66	50～63
饲育室	50～64	50～59	50～88	48～52	52～58	53～57

注:①昼间在操作时间测定
　　②昼间在笼格洗涤机运转时测定

四、照明

实验动物设施中,一般采用人工照明,长期积累的经验表明,人工照明并不亚于天然日光,对动物没有不良后果,而且人工光照更有利于控制其生活节律。不过,由于人工照明一般都是点状光源,在布局上应注意其光流分布均匀。饲养室内光线要能保证动物健康生长繁殖,工作人员操作方便。欧洲动物设施标准规定,在光源垂直下方距地面 1 m 处,照度应在 300~450 lx 以下。日本标准规定,在室中央距地面 40~85 cm 处为 115~300 lx。光照节律对动物十分重要,多数采取明暗各 12 小时,昼夜交替。有些动物采用 14 h 明、10 h 暗昼夜交替。

五、 气流、气压与通风换气

在屏障系统的动物设施中,应当考虑防止污染空气流入室内的静压问题。国际上一般认为动物室内的静压要比走廊高出 2~5 mmH_2O,而走廊又比动物室外高出 2~5 mmH_2O,隔离器及灭菌传递柜内部也应比外部高出 8~15 mmH_2O。感染动物实验室及放射性动物实验室内必须保持负压。

对于风速要求,ASHRAE 1961 年所制订的标准,在冷暖气开放时对人的允许范围是10~25 cm/s,其理想值是 13~18 cm/s,至今仍然适用。其下限为冷气开放时标准,上限为暖气开放时标准。

管理上换气次数并非设计在某一固定值上,而应在测定温、湿度及换气次数的基础上加以调节。使冷暖气开放时上下之间的温、湿度之差尽量缩小,一般规定换气次数为 12~15 次/h。近年来,饲养无菌动物、裸鼠、SPF 动物多使用隔离器。但往往因停电或其他事故而使传送风中止,常会造成缺氧死亡事故。

表 3-8　密封培养器中饲养小鼠只数与 50% 致死的时间

密封容器	饲养只数/只	每只鼠占容积/L	50%致死的时间/min
密封瓶	1	1.00	80
	2	0.50	38
	3	0.33	24
中止送风的隔离器	5	15.80	1 480
	10	7.90	820
	20	3.95	470
	40	1.98	220

注:密封瓶容积为 1 L,隔离器为 79 L

六、 空气清洁度

实验动物比人对空气的要求高,净化的清洁度主要按美国宇航局生物净化室标准,以每立方英尺(1 立方英尺=0.028 3 m³)空气中含 0.5 μm 以上粒子的容积个数进行分类为 100级、1 000 级和 10 000 级。我国 1974 年颁布了中国洁净室等级标准,其洁净度指 1 L 空气中所含粒径≥0.5 μm 的尘粒总数。分类依次为 3、30、300 级等(表 3-9)。对屏障区落下菌数标准值定为,在不饲养动物的状态下每 5~10 m² 放置一个直径 9 cm 的血琼脂培养皿,暴露30 min 培养 48 h,菌落数应在 3 个以下。

表 3－9 国家洁净室标准(1974)

洁净室级别	洁净度(粒/L)		正压值(Pa)
	≥0.5 μm	≥5 μm	
3	3	—	逐级相差≥4.9
30	30	0.23	
300	300	2.3	
3 000	3 000	23	
30 000	30 000	230	

2010 版国家标准(GB 14925—2010)对实验动物环境的洁净度指标进行了新的定义。

1. 洁净度 5 级(cleanliness class 5)

- 352 pc/m³＜空气中大于等于 0.5 μm 的尘粒数≤3 520 pc/m³
- 83 pc/m³＜空气中大于等于 1 μm 的尘粒数≤832 pc/m³
- 空气中大于等于 5 μm 的尘粒数≤29 pc/m³

2. 洁净度 7 级(cleanliness class 7)

- 35 200 pc/m³＜空气中大于等于 0.5 μm 的尘粒数≤352 000 pc/m³
- 8 320 pc/m³＜空气中大于等于 1 μm 的尘粒数≤83 200 pc/m³
- 293 pc/m³＜空气中大于等于 5 μm 的尘粒数≤2 930 pc/m³

3. 洁净度 8 级(cleanliness class 8)

- 35 200 pc/m³＜空气中大于等于 0.5 μm 的尘粒数≤352 000 pc/m³
- 83 200 pc/m³＜空气中大于等于 1 μm 的尘粒数≤832 000 pc/m³
- 2 930 pc/m³＜空气中大于等于 5 μm 的尘粒数≤29 300 pc/m³

七、 实验动物环境技术指标

2010 年 12 月 23 日,国家质量监督检验检疫总局、国家标准化管理委员会发布的新版实验动物环境及设施国家标准(GB 14925—2010),自 2011 年 10 月 1 日起正式实施。

1. 实验动物生产间的环境技术指标,见表 3－10。

表 3－10 实验动物生产间的环境技术指标

项 目	指 标								
	小鼠、大鼠		豚鼠、地鼠			犬、猴、猫、兔、小型猪			鸡
	屏障环境	隔离环境	普通环境	屏障环境	隔离环境	普通环境	屏障环境	隔离环境	屏障环境
温度/℃	20～26		18～29	20～26		16～28	20～26		16～28
最大日温差/℃ ≤	4								
相对湿度/%	40～70								

项 目	指 标								
	小鼠、大鼠		豚鼠、地鼠			犬、猴、猫、兔、小型猪			鸡
	屏障环境	隔离环境	普通环境	屏障环境	隔离环境	普通环境	屏障环境	隔离环境	屏障环境
最小换气次数/(次/h) ≥	15ᵃ	20	8ᵇ	15ᵃ	20	8ᵇ	15ᵃ	20	—
动物笼具处气流速度/(m/s) ≤	0.20								
相通区域的最小静压差/Pa ≥	10	50ᶜ	—	10	50ᶜ	—	10	50ᶜ	10
空气洁净度/级	7	5 或 7ᵈ	—	7	5 或 7ᵈ	—	7	5 或 7ᵈ	5 或 7
沉降菌最大平均浓度/(CFU/0.5 h·Φ90 mm 平皿) ≤	3	无检出	—	3	无检出	—	3	无检出	3
氨浓度/(mg/m³) ≤	14								
噪声/dB(A) ≤	60								
照度 /lx 最低工作照度 ≥	200								
照度 /lx 动物照度	15~20					100~200			5~10
昼夜明暗交替时间/h	12/12 或 10/14								

注：① 表中 — 表示不作要求
② 表中氨浓度指标为动态指标
③ 普通环境的温度、湿度和换气次数指标为参考值,可根据实际需要适当选用,但应控制日温差
④ 温度、相对湿度、压差是日常性检测指标;日温差、噪声、气流速度、照度、氨气浓度为监督性检测指标;空气洁净度、换气次数、沉降菌最大平均浓度、昼夜明暗交替时间为必要时检测指标
⑤ 静态检测除氨浓度外的所有指标,动态检测日常性检测指标和监督性检测指标,设施设备调试和(或)更换过滤器后检测必要检测指标
a 为降低能耗,非工作时间可降低换气次数,但不低于 10 次/h
b 可根据动物种类和饲养密度适当增加
c 指隔离设备内外静压差
d 根据设备的要求选择参数。用于饲养无菌动物和免疫缺陷动物时,洁净度应达到 5 级

2. 动物实验间的环境技术指标,见表 3-11。

表 3-11 动物实验间的环境技术指标

项 目		指　　　标								
		小鼠、大鼠		豚鼠、地鼠			犬、猴、猫、兔、小型猪			鸡
		屏障环境	隔离环境	普通环境	屏障环境	隔离环境	普通环境	屏障环境	隔离环境	屏障环境
温度/℃		20~26		18~29	20~26		16~26	20~26		16~26
最大日温差/℃ ≤		4								
相对湿度/%		40~70								
最小换气次数/(次/h) ≥		15[a]	20	8[b]	15[a]	20	8[b]	15[a]	20	—
动物笼具处气流速度/(m/s) ≤		0.2								
相通区域的最小静压差/Pa ≥		10	50[c]	—	10	50[c]	—	10	50[c]	50
空气洁净度/级		7	5或7[d]	—	7	5或7[d]	—	7	5或7[d]	5
沉降菌最大平均浓度/(CFU/0.5 h·Φ90 mm 平皿) ≤		3	无检出	—	3	无检出	—	3	无检出	无检出
氨浓度/(mg/m³) ≤		14								
噪声/dB(A) ≤		60								
照度/lx	最低工作照度 ≥	200								
	动物照度	15~20					100~200			5~10
昼夜明暗交替时间/h		12/12 或 10/14								

注:① 表中 — 表示不作要求
② 表中氨浓度指标为动态指标
③ 温度、相对湿度、压差是日常性检测指标;日温差、噪声、气流速度、照度、氨气浓度为监督性检测指标;空气洁净度、换气次数、沉降菌最大平均浓度、昼夜明暗交替时间为必要时检测指标
④ 静态检测除氨浓度外的所有指标,动态检测日常性检测指标和监督性检测指标,设施设备调试和(或)更换过滤器后检测必要检测指标
a 为降低能耗,非工作时间可降低换气次数,但不低于 10 次/h
b 可根据动物种类和饲养密度适当增加
c 指隔离设备内外静压差
d 根据设备的要求选择参数。用于饲养无菌动物和免疫缺陷动物时,洁净度应达到 5 级

特殊动物实验设施动物实验间的技术指标除满足表 3-11 的要求外,还应符合相关标准的要求。

有关放射性动物实验室除满足本标准外,还应参照 GB 18871 实施。

动物生物安全实验室除满足本标准外,还应符合 GB 19489 和 GB 50346 的要求。

感染实验、染毒试验均应在负压设施或负压设备内操作。

3. 屏障环境设施的辅助用房主要技术指标,见表 3-12。

表 3-12 屏障环境设施的辅助用房主要技术指标

房间名称	洁净度级别	最小换气次数/ (次/h) ≥	相通区域的最小压差/Pa ≥	温度/ ℃	相对湿度/ % 	噪声/ dB(A) ≤	最低照度/ (lx) ≥
洁物储存室	7	15	10	18~28	30~70	60	150
无害化消毒室	7 或 8	15 或 10	10	18~28	—	60	150
洁净走廊	7	15	10	18~28	30~70	60	150
污物走廊	7 或 8	15 或 10	10	18~28	—	60	150
入口缓冲间	7	15 或 10	10	18~28	—	60	150
出口缓冲间	7 或 8	15 或 10	10	18~28	—	60	150
二更	7	15	10	18~28	—	60	150
清洗消毒室	—	4	—	18~28	—	60	150
淋浴室	—	4	—	18~28	—	60	100
一更 (脱、穿普通衣、工作服)	—	—	—	18~28	—	60	100

注:① 实验动物生产设施的待发室、检疫观察室和隔离检疫室主要技术指标应符合实验动物生产间的规定
② 动物实验设施的检疫观察室和隔离检疫室主要技术指标应符合动物实验间的规定
③ 动物生物安全实验室应同时符合 GB 19489 和 GB 50346 的规定
④ 正压屏障环境的单走廊设施应保证动物生产区、动物实验区压力最高。正压屏障环境的双走廊或多走廊设施应保证洁净走廊的压力高于动物生产区、动物实验区;动物生产区、动物实验区的压力高于污物走廊
⑤ 表中—表示不作要求

第三节 实验动物设施

实验动物设施是从事饲养、育种、保种、生产、动物实验等动物设施的总称。实验动物设施为实验动物提供最适宜的生活居住环境,从而保证了动物的质量和实验的成功。

一、 实验动物设施的一般要求

由于使用目的不同,对实验动物设施的要求有一定差别。生产单位的实验动物设施主要是为了繁殖、育成、供应实验动物;教学或某些研究单位的动物设施或仅为动物实验设施,

或包括生产、实验两大部分的复合设施;从事放射性试验、感染性试验、吸入性试验的单位,进行毒性试验和生物鉴定的单位应用目的明确,饲养动物种类可能不多,但对动物实验要求却较多,应有相应的特殊动物实验设施。

实验动物设施一般应达到下列基本要求:

(1)设施应选建在远离疫区和公害污染的地区,有便利和充足的后勤供应(水、电、给排水系统,交通运输等)。

(2)设施建设应坚固、耐用、经济,有防虫、鼠等野生动物的能力,施工和建筑材料要严格符合设计要求,最好预留可扩大的余地。

(3)设施最好为独立结构,具有各种完整的相应职能区域,做到区域隔离以便满足对各种不同动物品种、品系饲养和保证动物质量的需要。

(4)必要的保证满足设施功能、环境和微生物控制的设备和措施。

(5)保证动物健康,人员安全,并不对周围环境造成污染。

(6)适当的防灾和安全(应急发电、防火、防生物污染等突发事故)应对措施,保证设施正常运转。

二、 实验动物设施的分类及特点

实验动物设施可从不同角度进行分类。

按微生物控制程度分类:开放环境、屏障环境、隔离环境。

按设施功能分类:① 实验动物生产设施(production animal facility):主要用于各种实验动物品种(品系)的保种、育种、育成、繁殖、生产和供应;② 动物实验设施(animal experimental facility):主要从事以实验动物为原材料,进行药品、生物制品检定和一般对人和外界动物无明显危害的动物试验的设施;③ 特殊动物实验设施(special animal experimental facility):从事感染、放射物和有害化学物质等有特殊环境生物安全要求的动物实验设施。

实验动物设施无论功能有多少差别,均可归入按微生物控制程度划分的 3 种环境系统中。

1. 普通环境　符合实验动物居住的基本要求,控制人员和物品、动物出入,不能完全控制传染因子,适用于饲育基础级实验动物。设施不是密闭的,设施内外气体交流有多条空气通道,设施内无空气净化装置。普通环境是饲养普通级动物的设施,其环境和对微生物的控制能力差,各种环境指标要求允许的变动范围较大。系统内不采用对人、物、动物、气流单向流动的控制措施。开放环境的构造和功能因饲养不同动物品种而有一定区别。

2. 屏障环境　这里是指气密性很好的实验动物饲养或动物实验环境设施。符合动物居住要求,严格控制人员、物品、动物和空气的进出,适用于饲育清洁级和(或)无特定病原体级实验动物。

屏障环境内的动物来源于无菌、悉生动物或 SPF 动物种群。一切进入屏障的人、动物、饲料、水、空气、铺垫物、各种用品均需经过严格的微生物控制。进入的空气需过滤,过滤按屏障环境防止污染的要求不同而略有差别。屏障环境内通常设有供清洁物品和已使用物品流通的清洁走廊与次清洁走廊。空气、人、物品、动物的走向采用单向流通路线。利用空调送风系统形成清洁走廊→动物房→次清洁走廊→室外的静压差梯度,以防止空气逆向形成的污染。屏障内人和动物尽量减少直接接触。工作人员要走专门通道,工作时应戴消毒手套,穿着灭菌工作服等防护用品,屏障设施的组成模式见图3-4。

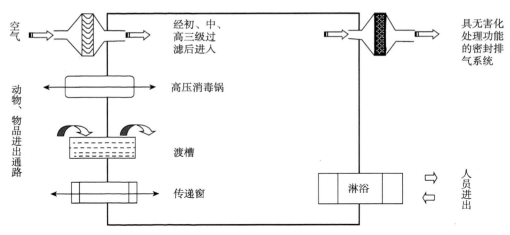

图 3-4　屏障设施的组成

3. 隔离环境　隔离环境是饲养无菌动物和悉生动物所使用的设施,采用无菌隔离装置以保持无菌状态或无外源污染物。隔离装置内的空气、饲料、水、垫料和设备应无菌,动物和物料的动态传递须经特殊的传递系统,该系统既能保证与环境的绝对隔离,又能满足转运动物时保持与内环境一致。适用于饲育无特定病原体级、悉生及无菌级实验动物。为了保证动物饲养空间完全处于无菌状态,人不能和动物直接接触,工作人员通过附着于隔离器上的橡胶手套进行操作。隔离器的空气进入要经过超高效过滤(0.5 μm 微粒,滤除率达 99.97%)。一切物品的移入均需通过灭菌渡舱。并且事先包装消毒。隔离器内的动物来自剖腹取胎。

不同环境设施的饲养管理要求见表3-13。

表 3-13　3 种实验动物设施部分环境和饲养要求对比

	开放环境	屏障环境	隔离环境
动物等级	普通动物	清洁、SPF 动物	灭菌、悉生、SPF 动物
饲养设施	普通动物房	屏障动物室	隔离器
空气进出	多种途径门、窗、缝隙不经高效过滤	经不同高效过滤(针对 0.5～5 μm 粒子)通过强制通风系统,专门进出风通道	经超高效过滤(针对 0.3～0.5 μm 粒子)通过气泵从专门进出风通道
空气洁净度	无法确定	10 000～100 000 级	100 级
饮水	饮用标准自来水	经高压灭菌、酸化、紫外线等各种方法处理后灭菌	经高压灭菌瓶装水,从传递舱经表面消毒
饲料	来自饲料厂	经 γ 射线或高压灭菌,袋装饲料从灭菌药槽经消毒药浸泡	经高压或 γ 射线灭菌,从传递舱再经表面灭菌
垫料	袋装灭菌产品	灭菌产品经灭菌药槽浸泡	灭菌产品经传递舱表面灭菌
笼具	经洗刷	洗刷后高压灭菌或其他方式灭菌	高压灭菌再经传递舱表面消毒处理或其他方式灭菌

续表3-13

	开放环境	屏障环境	隔离环境
动物	引入经检疫后的动物	经剖宫产获得或从同等微生物控制级别种群引入,经专门可进行表面灭菌的通道	经剖宫产获得,直接饲养于隔离器内
人员	着一般工作服	经更衣、淋浴再穿灭菌工作服,从专门通道	人不与动物直接接触,一切操作通过隔离器上手套进行
其他物品	来自系统外一般清洁卫生	分别经高压、药槽、紫外线、过氧乙酸表面消毒处理	灭菌后从传递舱经表面消毒处理
对外通道	直接相通	专门缓冲通道	只能从传递舱进出

注:摘自李厚达.实验动物学[M].北京:中国农业出版社,2003年.

三、 实验动物设施的组成及配套设备

1. 实验动物设施的组成可按其功能及工艺要求进行区域划分　我国把实验动物设施划分为3个区:前区、饲养区、辅助区(也可称后勤区)。

(1)前区的设置:包括办公室、维修室、库房、饲料室、一般走廊,消毒室。

(2)饲育区的设置:繁育生产区包括隔离检疫室、缓冲间、育种室、扩大群饲育室、生产群饲育室、待发室、清洁物品贮藏室、清洁走廊、次清洁走廊。动物实验区包括缓冲间、实验饲养观察室、清洁物品贮藏室、清洁走廊、次清洁走廊。

(3)辅助区设置:包括仓库、洗刷间、废弃物品存放处理间(设备)、密闭式实验动物尸体冷藏存放间(设备)、机械设备室、淋浴间、工作人员休息室。

2. 配套设备

(1)清洗、灭菌设备:包括自动洗笼器、流动水槽、消毒槽、高压灭菌器、干燥架、装瓶机、超声波清洗机、洗衣机等。

(2)机械设备:包括锅炉、风机、空调机、净化水装置、变配电设备、监控系统。设施内按不同区域分别装有配电盘、触电保安器。室内电源应选用防水、耐腐蚀的万用插口。

(3)动物实验仪器设备:包括外科手术器械和仪器、X光机、解剖显微镜、心电图仪、呼吸机等。必要时应配备疾病诊治、生理生化检查、微生物检查、饲料营养分析等仪器设备,应按不同实验目的配置各种实验室及其相关设备。

特殊动物实验如感染、放射、危险化学物品的实验要设置专门处理感染物质、放射物质、危险物品的装置。

闭路电视监视系统和计算机控制体系是现代化屏障动物房的标志。管理区内要有和设施内进行通讯的电话或广播设备。

必须设有对沾有污物的垫料及固、液体污物和动物尸体、某些有害排出气的专门处理装置。如固液分离机、生物净化系统、焚烧装置、防止污物臭气逆向扩散的下水特殊地漏。

走廊内常设有防火装置、事故应急的装置和动物饲育室的监控装置,如灭火器、冲洗装置,应急灯,灯光照明控制器,温度、湿度、气体压力显示仪表等。

实验动物设施中,动物饲育室和动物实验区是设施的主要功能成分,其他组成均可看成

是辅助成分,一个好的设施,这两部分占总面积的比例较大,通常应达到 40%。

四、 实验动物设施建筑的具体特点和要求

1. 走廊　应考虑到必要设备的运输,一般宽在 2 m 左右,地面与墙壁的接合处应为弧形,以便于清洁。为防止墙体损坏,最好加护栏或缓冲装置。水电等各种管线应尽量安排在走廊或走廊上部夹层中,并且不暴露在明处。

2. 门　除负压室之外原则上应向内开,即向压力大的方向开启。门宽和所需设备及饲育用具的大小相称。门要求气密性好,室内装锁,能自行关闭。把手、门锁不外露。门上设观察孔(窗)。最好用耐水、耐药性的金属密封门。

3. 窗　屏障系统多不设外窗或尽可能少设窗。一般动物室除需要自然采光与通风的场所外,不宜设置外窗。设有外窗的动物室,如猴类动物房,应在墙上加设栏栅和铁丝网以防止动物逃跑。寒冷地区窗上应有防结霜措施。在非清洁区设置的外窗,尽量做到气密性完好。

4. 地面　地面要用耐水、耐磨、耐腐蚀性材料。一般常用环氧树脂、硬面混凝土、水磨石、氯丁二烯橡胶、硬橡胶等常用保护性涂层。地面要光滑防水。地面接墙处做 10~15 cm 踢脚,拐角处做 3~5 cm 圆弧面。大鼠、小鼠等动物房一般不设排水装置,用湿式真空吸尘器打扫。兔、狗、猴、猪等房舍要做成有一定倾斜度的防水地面,倾斜度应不小于 0.64 cm/m。如设排水装置,排水管口径要足够大,一般直径为 15.3 cm。排水口带回水弯,加盖,防止气流逆返。可在地面垫层下铺 0.4~0.6 mm 厚的防水薄膜。地面可用色彩划分功能区和作出路线标记,通常地面色彩深于墙面。

5. 墙壁　内壁粉刷用难以开裂、耐水、耐腐蚀、耐磨、耐冲击的材料,或直接采用彩钢板围护。墙面无断裂,光滑平整,各接角处接合严密,最好做成圆弧形。各种管道最好不暴露出来,管道通过部分用填料密封。

6. 天花板　选用耐水、耐腐蚀的材料。室顶平整光滑。通常,紫外线消毒灯、照明灯、超高效空气过滤器及进风口会安于天花板上。灯具及进气口周围必须密封。进气口可以自由拆卸清洗、消毒。要加防水层防止漏水。

7. 直接安装于建筑物墙体上的各种设备、环境控制探头、排风口、固定笼具、笼架等均应注意保证建筑的密封性能和便于操作、清洗。

五、 空调系统

实验动物设施中维持温度、湿度、气流速度、空气洁净度、通风换气、压力梯度都是由空调系统完成的。

空调系统按空气处理设备的设置情况不同可分为集中式、半集中式、局部式 3 种。

1. 集中式空调系统　是指集中冷热源供应系统,并将全部空气处理设备(风机、空气表冷器、加湿器、过滤器、加热器等)都集中在同一机房内,处理过的空气通过风道(管)、风口送至实验动物屏障设施区域内。

2. 半集中式空调系统　除集中空气调节机房承担大部分参数调节外,还在被调节的洁净区内设有分散的二次调节设备,在空气调节机房送来的空气送入被调节的实验动物屏障设施之前,对集中空气调节机房送来的空气进一步补充处理。

3. 局部式空调系统 它不需要集中空调机房,而是将局部空调机组分散设置在需要进行空气调节的实验动物屏障设施内或紧靠近的房间、天花板、地下技术夹层内。局部空调机组由冷冻机、通风机、空气加热器、表冷器、过滤器等组成。

六、 通风与气压梯度

实验动物设施的通风是必需的,没有通风供给新鲜空气和排出室内污浊的气体,动物不能生存,环境也达不到控制要求。

通风由通过风机强迫性的供风和排风完成。风机和空调系统一起组成设施的机械动力系统,因此,风机的备用应急、更换运转是和空调要求一致的。

风机大小要根据设施所需风量和压力来选择。风量是以换气次数要求为依据。风机由于叶轮叶片组成和动力大小不同,所产生的风量和风压不同。实验动物设施主要是应用离心式风机。风机是实验动物设施中产生噪声最大的设备,选择可调风量、风速的低噪声风机,减少能量消耗是需要重视的问题。

风机送入设施内的风经各种送风管进入各功能单元,为了合理送风,风道、风管中常带有各种调节风量的调节阀。

动物房的气流组织是通过设置的进风口、出风口完成的,不同设置不仅决定了气流是平流还是涡流,而且决定了室内有效气体交换率,气流分布的均匀性。通常室内进出风口采用顶送侧回的方式。

实验动物设施中,气流流动方向是从高清洁区向低清洁区。这种方向的形成要通过气体压力梯度来控制。要防止非洁净区对相对洁净区的可能污染,设施外对设施内的污染,需采用正压控制,要防止危害程度高的气溶胶对其他相对低危害区及设施外的污染,要采用负压控制。无论正压、负压都是在密封性能保证的情况下送风多于排风(正压梯度)或排风多于送风(负压梯度)而实现的。

七、 空气净化

空气净化的目的是使实验动物设施外的空气经处理达到设施所需空气清洁度的控制指标,这是由空气过滤器完成的。不同空气清洁度需要不同过滤效果的空气过滤器。各种空气过滤器的功能见表 3－14。

表 3－14 空气过滤器的分类

分 类	有效捕集尘粒直径/μm	适宜含尘浓度/(mg/m³)	压力损失/Pa	过滤效果/%				容尘量/(g/m²)
				重量法	比色法	DOP 法	计数法	
初效过滤器	≥5	0.1～7	30～200	70～90	15～40	5～10	≤85	500～2 000
中效过滤器	≥1	0.1～6	80～250	90～96	50～80	15～50	20～90	300～800
亚高效过滤器	<1	0.3 以下	150～350	≥99	80～95	50～90	90～99.9	70～250
高效过滤器	<0.5	0.3 以下	250～490	不适合	不适合	≥99.97	≥99.91	50～70

在空气净化中,新风口的干净程度对空气过滤器的使用效果和寿命关系重大。新风口

要设置在空气清新的场所,周围环境卫生要好,在新风入口加装便于更换的初效过滤装置是必要的。各种过滤器的设置要注意密封,便于交换,配合风量的需求、气流速度的控制,便于对空气清洁度的监测。

八、 水的净化与供水系统

进入实验动物设施的水有两部分功能:清洗用水和饮用水。

清洗用水有时需要热水,这些水只能进入屏障环境实验动物设施的非洁净区,要充分考虑供水管道、管线和供水量,要便于使用又不会影响对设施环境和微生物的控制。

屏障系统实验动物饮用水需要经灭菌处理才能供应。常用方法有酸化水、紫外消毒、高压灭菌水等。无论哪种方法,净化过程在设施外完成,形成一个独立的辅助设施。把经过净化的灭菌水通过特殊管道引入设施内供动物饮用。

九、 排水、排气、污水、污物处理

在排水和污水处理中,动物设施中的地漏安装位置及防反逆的要求需认真考虑。排水管口径要足够大,防止堵塞,并要用耐腐蚀材料制成。污水处理已有专门的针对性净化装置,如 EWP 高效污水净化装置。EWP 是集废水絮凝反应、沉淀吸附、过滤、污泥浓缩于一体的设备系统,处理后废水能达到排放标准。对特殊实验室的排出水要和一般排水系统分开,要单独配备灭菌设备。

具有生物危害的实验室内不设排水系统,其废液、污水设专门容器储存,按有关规定集中统一处理。洗涤消毒室及有酸碱排放的酸性、碱性污水,应在排入室外排水干管前设酸碱中和池,经过中和成为中性污水后再排入排水干管。中和池的容积应依排放污水量多少确定。中和池内壁多内衬玻璃钢以防腐、防渗漏。设计应便于中和原料的投入和更新,便于定期取样检查。实验动物屏障设施的废水,在工艺设计中应先经一级消毒,检查合格后再排入下水设施。

污物处理设施是实验动物设施和动物实验设施的重要组成部分,主要由储存冷库,多种消毒灭菌设备、包装设备及焚烧炉,排烟处理设备组成。

实验动物屏障设施在运转过程中要清理出大量的铺垫物、固体垃圾和动物尸体等,特别是动物尸体必须经过焚烧处理。焚烧炉一般分为燃烧炉与排烟处理设备,多数燃烧炉又分为一次燃烧炉与二次燃烧炉。排烟处理设备分干式集尘与湿式集尘机。前者是通过排气离心旋转使粗大灰尘下落,后者是采用洗烟的方法,对脱烟、除臭有较好的效果。在燃烧时还须防止公害,保护环境,尽可能做到无烟、无臭、无尘。动物实验室要设置尸体冰冻保存柜,将动物尸体用塑料袋封存后冰冻保存,集中无害化处理。

感染动物室排出气体及动物设施中的臭气应该进行处理。各室出风口处首先设置低效过滤器以除去粉尘,防止堵塞设置于总排风口的高效过滤器。为保障调换排气过滤器时操作者的安全,应采用过滤器箱,它可将过滤器收纳其中并有消毒液入口进行消毒处理,箱内设有差压计以检查堵塞情况。

十、 消防、供电及通讯

实验动物屏障设施洁净区内禁止设消火栓,应布置在附近的走道或其他非洁净区内,但须注意其工作半径应符合一般消火栓设计规定。为了使火灾探测器(温感或烟感)输出的信号准确无误,减少其动作滞后时间,其安装位置距离墙壁或梁应大于 0.5 m。距离送风口应大于 1.5 m,距离全孔板送风口大于 0.5 m,且应安装在能正确反映温度或烟雾的靠近回风口处。消防管道选用镀锌钢管。

　　实验动物屏障设施保证供电和电器的正常运转是极为重要的,为防止意外停电的影响,屏障设施要设置双线路供电。可能的话,要配备一套发电设备。为防止夜间和休息日发生事故,应当安装保险装置和按顺序再启动的自动复归装置。照明器具和电料应由防水、耐酸、耐碱的材料制成,插座要带盖。开关设在靠走廊的一侧。

　　设施照明器具为了防尘要用吸顶型或插入型。照明控制一般要有手动控制和自动控制。必须按楼层或区域分别安装配电盘,屏障区的照明和插口等的配线在通电后要将电线管完全封死。

　　实验室内电线最好安装在墙内或天花板上,既要考虑设施便于清洁消毒,也要考虑今后检修时的方便。一般屏障系统的电源开关均应放在屏障外,并有指示灯显示,做到一目了然。室内应设有插线板,并具备 220 V 和 380 V 两种不同电压插座。

　　屏障系统设施内外的联络是必需的,工作人员通常一次进入设施后要连续工作一天,外部人员多不准进入。外部管理指示、内部问题汇报、内外交流需要通讯设备,如电话、闭路对讲装置。闭路电视摄像系统是现代设施经常采用的。

十一、某单位饲养设施和实验设施平面布局示例

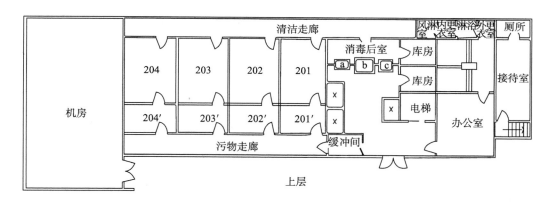

上层

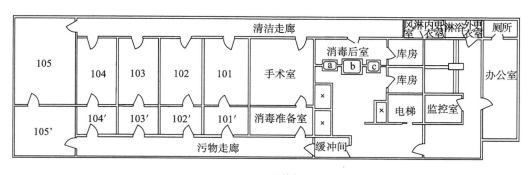

下层

图 3-5　国内某单位动物实验设施平面布局图
注:101~204 寄养室;101′~204′实验室;a. 传递舱;b. 高压锅;c. 渡槽

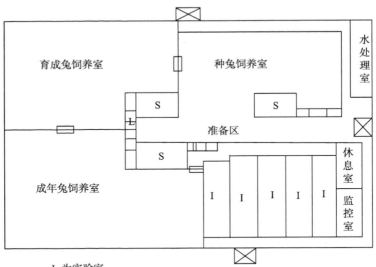

I 为实验室

S 为高压消毒柜

L 为淋浴更衣室

图 3-6　某单位 SPF 级兔饲养设施平面布局图

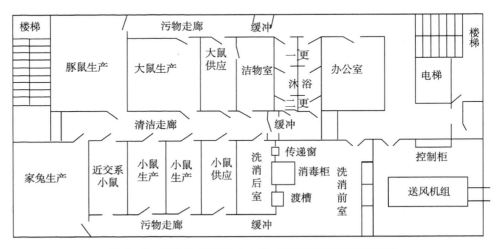

图 3-7　某单位 SPF 级大小鼠、兔饲养设施平面布局图

第四节　实验动物的饲育器材

实验动物的饲育器材主要有笼具、笼架、给水器、给料器、搬运车等。大动物常用栏养方式饲养。

一、笼具

饲养和收容动物的容器就是笼具。笼具制作必须符合下列几个原则。

1. 保证动物的健康、舒适　制作笼具的原材料要无毒。笼具要有可收容一定量动物的容积，符合动物要求的最小空间值。内外边角圆滑无毛刺。保证不损伤动物，尤其是足趾部。笼具要有利于通风、散热，给动物以舒适的内环境。

2. 便于清洗和消毒　笼具应耐热、耐腐蚀。没有不易清理的死角。

3. 操作方便　笼具设计要便于搬运、清理、储存，易于观察动物活动，在日常饲养和实验过程中，便于加料、喂水、更换垫料和抓取动物，不仅管理方便，亦可节约大量劳力。

4. 坚固耐用，经济便宜　笼具最好设计为通用型，一种笼具可适应饲养多种动物。造价低，工艺简单，开启自如，防护可靠，不易损坏变形。

5. 笼具规格型号标准化　标准化的笼具既有利于动物饲养，也有利于维修和更换。

饲养笼具的结构、造型、材料均与所饲养动物的种类、等级、目的相关，有各种形状、大小、规格和品质。

除了饲养用的笼具，还有很多具有其他功能的笼具如运输、保定、微生物控制功能的笼具。

（1）运输笼：专门用于动物的运输，其特点是保证动物运输过程中的安全，满足动物微生物控制要求。小动物运输笼多不做二次重复使用，通常用纸质运输笼。大动物则多采用金属护栏结构，良好的运输笼或用于长途运输的常带有很好的环境温度、湿度保障系统。

（2）挤压笼：对于大动物如猪、犬、猴等，进行动物实验取样或正常健康检查常需保定，挤压笼带有一个可移动固定的特殊围护结构，可把动物挤至笼的一边使其不能转身和伤害工作人员。

（3）代谢笼：有些研究需了解动物的代谢变化，一种在笼底设置可将粪尿分隔并分别取得样本的笼子可满足代谢研究的需要。

（4）透明隔离箱盒：在经过特殊加工的透明塑料箱盒上，固定有特殊过滤器材制成的隔离帽。隔离帽有助于控制微生物污染，可以做到笼间隔离。日常操作需在净化工作台上进行，平时放于笼架上，或层流架上。

用于制造笼具的材料主要是不锈钢材及塑料。金属笼箱通风良好，笼内温、湿度与室内环境一致，便于观察，但清洗消毒劳动强度大，管理较困难。塑料笼箱，易清洗消毒，管理方便，但大多数材料耐热性不够。聚碳酸酯材料耐热性较好，且透明便于观察，虽造价较高，目前已普遍用于定型式笼具制造。

二、 笼架

笼架是放置笼具的专用架子。应牢靠,便于移动。笼架大小应和笼具相适合,层次最好可调节,具有通用性。笼架也应便于清洗,具有耐热、耐腐蚀性。

常见笼架有下面几种:

1. **饲养架** 可把笼箱直接放于笼架的各层上,常用4~5层。

2. **悬挂式** 将笼具悬吊在架子上,使粪尿落于托盘里,也可把动物笼箱直接悬挂于动物室墙壁的悬壁上。

3. **冲水式** 又分为简易式、流水式。

(1)简易式:在悬挂的笼子下面设有倾斜的冲洗槽,用水将粪尿冲洗到排水口处,冲洗槽需经常用刷子清洗。

(2)流水式:笼架上装有水箱,笼下设有水槽,水槽呈"S"型,层层相连,水箱设有浮球控制一定的水位,利用人工或定时器使水箱里的水定时排放,利用水的落差将槽内的粪便冲入下水道。

4. **传送带式和刮板式** 用传送带或刮粪板清理粪便。笼下装有传送带或刮板的传动机械。

笼架最好用不锈钢材制造。笼下冲洗槽或承受污物底板要耐冲洗、耐刮擦、耐腐蚀,可用金属、硬塑料、玻璃钢制造。自动清洗装置要尽可能减少噪声的发生,底部倾斜度要适中,光滑平整,不积水。

三、 隔离器

隔离器(isolator)是隔离系统的最主要设备,这是一种可把微生物完全隔离于设施外,能够饲养无菌动物的设备。

1. **隔离器的结构** 隔离器由下面几个主要部分组成:隔离器室、传递系统、操作系统、过滤系统、进出风系统、风机、支撑结构。其结构模式图如下(图3-8)。

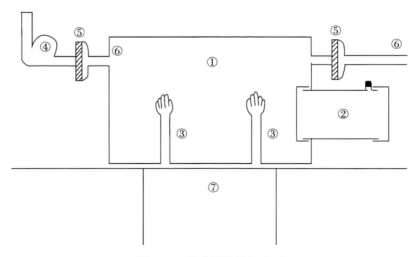

图3-8 隔离器结构示意图

①隔离器室;②传递系统;③操作系统;④风机;⑤过滤系统;⑥进出风系统;⑦支撑结构

（1）隔离器室：动物所处的生存空间。

（2）传递系统：动物、物品进出隔离器的通路。

（3）操作系统：工作人员操作隔离器用的胶质手套及其与隔离器主体连接的部件。

（4）风机：隔离器进出风所需的动力风机或供风系统。

（5）过滤系统：过滤进出隔离器主体的空气的系统。

（6）进出风系统：进出隔离器主体的风口及其管道。

（7）支撑结构：隔离器本身的支撑及其他辅助部件。

2. 隔离器的类型　隔离器有两种类型。

（1）软质隔离器：主体由柔软塑料薄膜经热合密封而成，主体空间大小随通风而变化，主体内部应有可防止动物和软塑料直接接触的围护笼具。

（2）硬质隔离器：主体由硬质材料一体成型或经密封焊接而成，主体空间大小不随通风而变化。

制造隔离器的硬质和软塑料可选用无毒、耐酸、耐消毒、易清洗、不对动物形成生物危害的材料。一般多使用聚氯乙烯、不锈钢、玻璃钢、有机玻璃板、硬塑料等。

根据隔离器功能不同，也可分为饲养隔离器、动物实验隔离器、手术隔离器等；随应用动物品种不同可分为啮齿类、兔、鸡、猪、牛、羊等隔离器；随内部气体状况可分为正压、负压隔离器。通常软质隔离器只能形成正压隔离器，而硬质隔离器可有正、负压之分。除部分生物危害大的动物实验用负压隔离器外，大部分都应用正压隔离器。

隔离器是保种及进行各种动物实验的最安全的设备。其维护要求简单、空间占有小、可用高品质动物进行试验的特点使其具有广泛的应用价值。

隔离器本身的环境控制主要通过对其所处外环境的调节而实现的，其本身除可能有红外线灯、加热板等局部调温辅助设备产生的调温功能外，很少有调控能力。其内部环境和所处外环境各种指标有一定差异，如温度、湿度、气流速度、气体成分及其分布均匀度，都有一定差距。尤其是空间小、满负荷使用时间多，使其环境指标的变化极为明显，在环境控制和监控上有其独特之处，必须十分注意。

隔离器使用中，空气过滤器的功能逐步减弱十分明显，其无菌操作的程序十分严谨，能否维持一个良好的工作状态和管理水平的高低关系密切。

四、独立通风换气笼盒（IVC）

作为实验动物科学的支撑条件之一的饲养大、小鼠的笼器具经历了木盒、陶罐、金属笼、塑料盒4个时代。20世纪80年代，意大利Thcniplast公司在带空气过滤帽塑料盒的盒帽上方加了一个进风口，希望促进盒内的通风换气，从而出现了第一个独立通气笼盒（individually ventilated cage，IVC）。IVC笼盒经过十多年的使用、研究和不断改进，特别是在材料、净化、微电子等现代技术的带动下，一个全新的、高效节能的、更符合动物福利和我们对实验动物质量要求的大、小鼠饲养设备已经展现在我们的面前。除了意大利的Thcniplast公司外，美国的Allentown Caging Equipment公司、韩国的Bio Genomics公司、德国Ehret公司等也研制出自己的IVC并进入中国市场。从2000年起我国多家实验动物设施设备厂均已开发出我国的IVC设备。随着生命科学对实验动物质量要求的不断提高，也随着实验动物标准化和许可证制度的推行，IVC设备在我国应用广泛。

1. IVC 笼盒 笼盒由耐高温的透明塑料压制而成,一套笼盒由上盖、底盒、食槽、水槽、锁紧扣、进出风口组件、硅橡胶密封垫圈等组成,有的面盖上还有一个称之为生命之窗的空气过滤网。

(1) 笼盒形式:独立通风笼盒是 IVC 设备的关键所在,它要具有一定的密闭性,能防止盒外空气的进入,以减少可能的感染来源,又要能让洁净空气流畅进入,并在盒内形成良好的空气流动或扩散,与盒内气体混合并把笼盒内的废气排出。图 3-9 是意大利的 Thcniplast 公司生产的笼盒,该盒的进、排气口位于盒盖上,利用盒盖上的导流板形成盒内进、排气流;图 3-10 是 IVC 笼盒内进、排气流的示意图。该盒的进、排气口位于 IVC 笼盒的底盒上,依靠进气口的风速形成盒内气流。笼盒的通风口有自动关闭装置,从架上取下时,能保持良好的密封性,以免污染盒内环境。

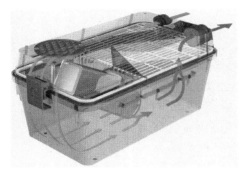

图 3-9 意大利的 Thcniplast 公司生产的笼盒进、排气流的示意图

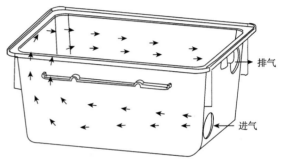

排气

进气

图 3-10 IVC 笼盒内进、排气流的示意图

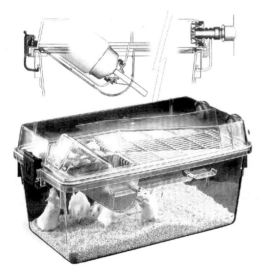

图 3-11 笼盒通风阀门

(2) 笼盒的通风:国内外的独立通风换气笼盒中的笼盒有两种基本形式,而且大多申请了专利保护。一种为笼盒的通排气是阀门开闭式,即上架时打开,取下时自动关闭。阀门有照相机快门式和单片弹簧开关式等(图 3-11)。另一种为盒内终端过滤保护式。过滤膜的形式有圆筒状和平板状两种。过滤膜大多为亚高效或高效过滤材料制成(图 3-9)。笼内风速在 0.10~0.30 m/s。

(3) 笼盒的材料:笼盒由耐高温(至少能耐150~160℃高温)的透明塑料材料压模制成,以便笼盒能承受反复高温灭菌及直接从外面观察盒内动物的活动情况。意大利 Thcniplast 公司的笼盒呈淡黄色,可防止位于笼架上层的笼盒由于光照过强而使其中动物出现的不良反应,如烦躁、不安、食仔等。

（4）食槽与水槽：笼盒有网盖式和无网盖式两种。网盖式笼盒的网盖盖于底盒上，网盖上配置食槽和饮水瓶槽，加料和更换饮水瓶必须打开塑料盒盖。无网盖式笼盒带金属底网的饲料瓶位于塑料盒盖上，加料时只要打开饲料瓶的硅橡胶盖即可操作，而更换水瓶时，位于盒盖上的插口会自动封闭（图 3-12），位于饲料瓶上的不锈钢保护器能有效地防止啮齿类动物的啃咬。IVC 放置在普通环境，加料加水时需在超净工作台内进行，而放置在屏障环境中则不需要。

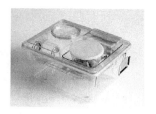

图 3-12　无网盖式笼盒

2. 笼架、机箱与集中供风设备

（1）独立供风 IVC 设备：目前国内外独立供风 IVC 设备款式有两种。一种为机盒一体式，即机组安置在盒架的上部。如美国 Allentown Caging Equipment 公司和韩国的 Bio Genomics 公司生产的 IVC。这种款式的优点是占地面积小，房屋空间的利用效率大；缺点是机组运转的低频振动噪声对笼盒内动物有一定的影响，机组位置偏高，维护保养不太方便。另一种为机盒分体式，即机组与笼架分开安放（或机组置于另一房内）。如意大利的 Thcniplast 公司、德国 Ehret 公司以及苏州冯氏实验动物设备有限公司、苏杭实验动物设备厂生产的独立通气笼盒（图 3-13）。该款式的优缺点正好与上述款式相反。

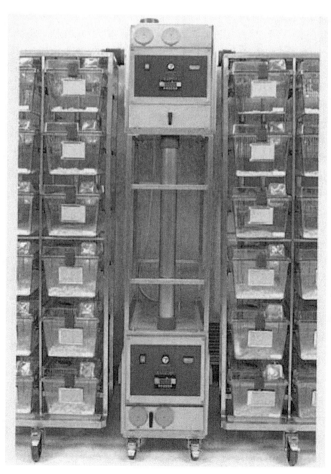

图 3-13　分体式 IVC

所有独立供风的 IVC 设备均吸入室内的空气,室内的温湿度与 IVC 鼠盒内的温湿度是一致的,欲要笼盒内的温湿度环境改变,通常需要首先改变室内的环境。独立供风 IVC 设备中,风机噪音大小将影响小鼠的饲养环境。

(2) 笼架:IVC 笼架是由不锈钢管焊接而成,不锈钢管兼作 IVC 的导风管,导风管平行排列并焊接于进、排风管上,以确保各笼盒进、出风口有相同的压差。在进、排风管上设有进、出风口导风橡皮接头或皮碗,以便与笼盒接口处流畅吻合。根据笼盒数确定笼架的尺寸,并焊接相应数量的搁架在笼架上。架下安装有橡皮导轮,能根据房间大小或使用者的意愿随意移动组合,定位后有制动装置制动。

(3) 控制机箱:控制机箱内主要有两台低噪声风机和粗、中、高效 3 级空气过滤装置。两台风机分别控制进风和排风,通过调节风机转速达到进、排风的平衡,以确保笼盒内与盒外有一定的压差,其控制范围根据标准或需要均可调节,即可为正压也可是负压,其压差可通过指针式或数字式压差表(0~250 Pa)直接显示。有的机组还专门设有电源断电、机械故障和过滤膜失效等自动报警装置。大多数机箱上还设有笼盒内外温度、湿度的显示装置,以便使用者直接了解动物生存的主要环境条件。

(4) 集中供风 IVC 设备:集中供风 IVC 设备是不用机箱的供风设备,进入 IVC 的空气均来自设施的空调通风管道,通常采用控制阀加装于管道上的高效过滤器组成,其显示数字或表盘、控制器等均安装于室内。集中供风 IVC 设备室内无风机,动物饲养环境噪音小,进入 IVC 的空气由空调管道直接供给,温度可能高或低于室温,室内和中央控制室都应有显示装置。

五、 排气式通风笼具系统（EVC）

实验动物笼具系统的发展经历了开放式笼具至独立通风笼盒,近来美国又研制出了排气通风笼具系统(exhaust ventilated closed-system cage rack,简称 EVC)。排气通风笼具始源于 1995 年美国动物照料系统公司(Animal Care Systems Inc. ,ACS)排风通气笼具 MICE 和 OptiMICE 系统。排气通风笼具一经上市,得到了世界上著名研究机构和生物医药公司的广泛关注和使用,美国国家卫生研究院(NIH)、世界最大的实验动物供应商 Charles River Laboratories 等数十家大型实验动物饲养、研究机构都是 EVC 产品的客户。2003 年 EVC 产品进入中国,目前已经在南京大学模式动物研究所(国家遗传工程小鼠资源库)获得运用。国内苏州猴皇动物实验设备科技有限公司根据旋转式置物架的灵感初创了中央排气通风笼盒系统的框架结构,利用国外相对成熟的技术自己开模试验,不断改进原有产品细节上的不足之处。于 2010 年制造出了第一代中央排气通风笼具系统。对第一代中央排气通风笼具系统,苏州猴皇动物实验设备科技有限公司制订了自己的企业标准,同时申请了多项国家专利,目前在国内很多单位得到运用。下面以苏州猴皇动物实验设备科技有限公司研制的小鼠 EVC 为例,介绍其组成。

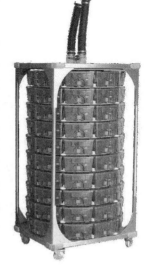

1. 结构包括:外框(由脚轮、底板、四角框称、顶板组成,均由 SUS304 制成)和旋转笼架、100 只笼盒组成。(图 3-14)

图 3-14 型号:HH-A-4

2. 顶、底板中间有与最底层和最顶层的旋转底盘相固定的轴，可起到旋转的效果，符合人体工程学的管理方式（图 3-15）。

3. 圆形旋转底盘平均分成 10 等份，每一等份内有"H"形轨道滑槽和一个固定孔，笼盒通过轨道滑槽滑进指定位置，固定孔与滑槽形成稳定三角形固定笼盒。

4. 圆形旋转底板正反中间都有一突出的十边形卡槽，用于层与层之间的固定，避免叠加后倒塌。

5. 卡槽上安装有活动通风气盖，由一弹簧控制其打开与闭合，未安装笼盒时，处于闭合状态，安装上笼盒后，活动通风盖被推开约 30°角左右，供笼盒内的废气排出。

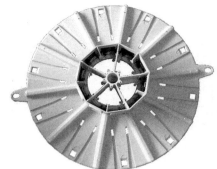

图 3-15　型号：HH-A-4 的旋转盘

6. 圆形旋转底盘分为 5 个区 10 等份，分别用英文字母标识为 AB、CD、EF、GH、IJ。双层有数字标识。可轻松地从众多笼盒中找到目标笼盒，如 2A、4B、6I 等。

7. 笼盒上面有一个用于安插卡片的凹槽，卡片上可记录该动物的名称、年龄、性别以及换笼的情况，标识清晰，防止混乱。

8. 笼盒内的气压环境为负压，屏障环境中的洁净空气通过装有 0.35 μm 的高滤膜的底端进气口进入笼盒，再通过装有 0.35 μm 的高滤膜的上端排气口排出笼盒，如此循环往复，使笼盒内始终保持新鲜洁净的空气。

9. 连接顶板的旋转底盘上加有高性能橡胶制作的密封圈，该密封圈耐磨损、耐高温、耐腐蚀，保证了笼架旋转时的气密性。

EVC 一代产品系本身无风机无动力，主要依靠屏障环境的压差做运行动力。而苏州猴皇动物实验设备科技有限公司研制的 EVC 二代产品（图 3-16）保留了原有一代产品结构设计上的独特优势，在设备顶端配上了超静音风机，增加了自身的运行动力，适用范围更广；同时可以根据笼架上饲养动物笼盒的数量自行调节排风量，保证笼盒内通风量的恒定。

屏障系统（barrier system，BS）开放式笼盒与 IVC、EVC 饲养比较如表 3-15：

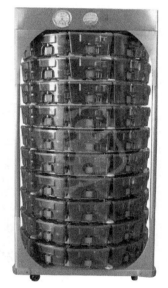

图 3-16　型号：HH-A-4Ⅱ

表 3-15　BS＋开放式笼盒与 BS＋IVC、BS＋EVC 饲养比较

项目	BS＋开放式笼盒饲养	BS＋IVC 饲养	BS＋EVC 饲养
设施投资	高	高	高
设施	必须符合标准	必须符合标准	必须符合标准
饲养设备投资	低	高	高
生物风险的安全性	不够好	好	好
设备安装位置的机动性	小	大	大
设备使用的灵活性	小	大	大

项目	BS+开放式笼盒饲养	BS+IVC饲养	BS+EVC饲养
动物饲养环境正负压力	不可调	可调	可调
笼内换气次数	3次/h以下	20次/h以上	20次/h以上
必须更换垫料时间	3~4天	2~3周	2~3周
饲养室内氨浓度	高	低	低
单间饲养多品系同毛色动物	不可以	可以	可以
啮齿类动物逃跑的可能	可能有	没有	没有
单间承担2种以上动物实验	不可以	可以	可以
动物转移与搬运	不方便	方便	方便
传染病传播	很快	缓慢	缓慢
化学方法灭菌笼盒	不可以	可以	可以
抗断电风险的能力	弱,必须备用大功率发电机组	强,可使用轻便发电机或UPS电源;断电48 h内维持动物质量与生命	强,可使用轻便发电机或UPS电源;断电48 h内维持动物质量与生命
动物福利	不够好	好	好
实验动物产生的过敏物质及有害气体对实验人员的危害	有	无	无

与屏障系统开放式笼盒相比,EVC系统除了继承IVC的优点,笼盒相互独立,防止交叉感染,避免了实验动物产生的过敏物质及有害气体对实验人员的危害。此外,EVC系统还有自身独特的特点:避免了机械动力部件的故障导致的动物实验中断;无噪音;节省空间,高密度,大幅度节能,节约建筑投资;更换笼具周期长,节约劳动力及备用笼具。

六、 给料器、给水器

给料器按动物种类和笼箱、笼架不同有多种方式。小鼠、大鼠用固体饲料给料器,一般使用挂篮式或在笼盖上做个凹形槽代替。豚鼠、兔、猴的给料器为箱型,悬挂于笼壁上。

狗、猫的给料器是盘型或碗钵型。粉末饲料用料槽或料斗。给料器的放置应适合动物采食,防止饲料散落,保证食物清洁。目前已有自动给料装置正在试用。

给水器包括饮水瓶和自动饮水装置。饮水瓶一般使用玻璃制品、塑料制品或金属制品。玻璃易碎,塑料不耐热,金属制品不能观察内部情况。饮水瓶前端的管子为不锈钢管。饮水瓶要安装牢靠,适合动物吮吸。供水时,必须确认前端管内没有气泡停留。管子不应接触铺垫物以免造成漏水。瓶中剩水不可利用,需定期更换,饮水瓶要清洗灭菌。一般饮水瓶大小为200~500 mL,饮水管内径为5~6 mm。

自动饮水装置是由贮水桶、饮水嘴和配管三者组成。饮水嘴安装在笼箱或围栏内让动物自由摄取。使用自动饮水装置要特别注意防止饮水嘴的堵塞及漏水。自动饮水装置最好配备减压和过滤装置。

❖ **思考题**

1. 动物对实验处理的反应公式及含义。
2. 试述环境因素分类及对实验动物与动物实验的影响。
3. 试述实验动物设施的分类及特点。
4. 开放式笼盒与 IVC、EVC 饲养各有什么优缺点?
5. 试述大、小鼠生产间和动物实验间不同环境的技术指标。
6. 制定实验动物环境技术指标国家标准的意义何在?

（刘　春　袁红花）

第四章　实验动物标准化

实验动物在生物医学乃至整个生命科学研究的领域发挥着不可替代的重要作用。在现代科学交流、成果鉴定、测试结果的认同上，使用标准相同的合格实验动物已成为重要的"国际语言"，成为实验动物相关产品、技术准入的科学条件，也是使科研成果具有科学性及严谨性的需要。

第一节　实验动物标准化的定义

对于普通的加工产品来说，给它规定一个产品标准是相对简单的。例如一种原材料可以从尺寸、强度、韧性、密度、颜色等方面给出具体的规定。但实验动物就不同了，它是活的复杂的生命体，它的标准化所涉及的技术面非常多，实验动物标准化工作是一项系统化工程。1944 年，美国科学院首次把实验动物标准化的问题提上议事日程，由此开启了实验动物标准化的序幕。

一、什么是标准化

标准化实质上是指为适应科学发展和合理组织生产的需要，在产品质量、品种规格、生产条件、实验条件等方面统一技术标准，并通过规范措施，使得相关因素达到标准，从而确保最终产品达到标准的过程。

二、什么是实验动物标准化

所谓实验动物标准化是指实验动物遗传背景清楚、微生物控制、环境、营养、饲养条件、饲养管理等均符合相应标准规定，动物实验达到规范化管理要求，常规公认的动物实验检测项目执行国家或行业标准，即实验动物饲养管理和动物实验实行标准化管理。实验动物标准化是提高实验动物科学研究水平，控制实验动物质量的根本保证和重要手段。

三、实验动物标准化的组成部分

实验动物标准化由实验动物生产条件的标准化、实验动物质量标准化、动物实验条件的标准化、实验动物管理标准化以及动物实验规范化等几个部分组成。只有各个组成部分配套实施、平衡发展，才能构成完整的实验动物标准化体系。其中动物生产条件的标准化和实验动物实验条件的标准化指实验动物生产和实验设施的各项环境指标必须达到指定要求，这包括静态环境指标和动态环境指标均符合要求。实验动物质量标准化指生产出来的实验动物必须在微生物学质量控制(参照 GB 14922.2—2011)、遗传学质量控制(参照 GB 14923—2010)、营养学质量控制(参照 GB 14924.3—2010)等方面达到指定要求。实验动物管理标准化指实验动物主管部门从中央到地方到生产、实验单位均须加强管理水平,做到管理中有章可循,严格执行相关法规条款和相应的标准作业程序,这是实验动物标准化中的软件条件部分,不容忽略。所开展的动物实验项目要求在标准化的条件下进行,实行规范化管理,实验操作程序化、标准化,制定并执行相应的标准作业程序。

第二节　实验动物标准化的要求

一、　实验动物国家标准和管理规范

1994 年 1 月,国家质量技术监督局颁布了实验动物国家标准,2001 年 8 月 29 日颁布的实验动物国家标准共 8 类 83 项,规定从 2002 年 5 月 1 日起正式实施(2010 年又作了最新修订),全国对实验动物施行一个实验动物国家标准。2001 年 12 月,国家 7 部局联合下发《实验动物许可证管理办法(试行)》,该《办法》规定从事实验动物生产、使用的单位和个人都必须首先取得实验动物生产、使用许可证,这同样是实施实验动物标准化的重要步骤。1997 年 12 月 11 日,国家科委、国家技术监督局联合颁发《实验动物质量管理办法》,规定全国执行统一的实验动物管理制度,对全国实验动物质量体系的建立、实验动物种子中心的建设与任务、实验动物国家标准的制定、实验动物生产和使用许可证制度的确立都作了明确规定。规定凡从事实验动物研究、保种、繁育、饲养、供应、使用、检测以及动物实验等一切与实验动物有关的领域和单位都适用该办法。

二、　实验动物种子中心与实验动物种源基地

目前,我国有 7 个实验动物种子、种源基地及数据信息资源中心,全国所有生产单位需要引种实验动物均需到这些种子、种源基地购买。他们分别是:① 国家啮齿类实验动物种子中心——包括北京中心和上海分中心;② 国家遗传工程小鼠种子中心——落户在南京大学浦口校区;③ 国家禽类实验动物种子中心——依托于中国农业科学院哈尔滨兽医研究所;④ 国家兔类实验动物种子中心——依托中科院上海实验动物中心;⑤ 国家犬类实验动物种子中心——落户广州医药研究总院有限公司;⑥ 国家非人灵长类实验动物种子中心(苏州分中心)——位于苏州西山岛;⑦ 国家实验动物数据资源中心——依托广东省实验动物监测所。其中,国家实验动物资源库主要收录、整合、保存国家各实验动物种子中心提供的实验动物生物学特性数据信息,提供完善的实验动物数据资源库及其查询管理系统,是国家自然科技资源平台科学数据的重要组成部分;中国实验动物信息网主要为生命科学、医学、药学以及相关学科的发展提供数据资源、技术服务和信息资源共享服务。同时,为更好地提供针对性、特色性的行业服务,国家实验动物数据资源中心旗下先后建立了国家实验动物质量检测管理平台、实验动物在线产品中心、实验动物许可证查询管理系统等多个应用管理系统,为行业人群和企业提供特定服务。

三、 实验动物生产条件的标准化

实验动物生产条件的标准化是对干扰实验动物的周围环境因素进行控制,重点是建筑设施、笼具、饲料、垫料等物质条件的标准化以及饲养室内环境各种参数(即温度、湿度、气流、风速、换气次数、氨浓度、噪音、照明和空气净化程度等)的标准化,具体标准参照GB 14925—2010。按照饲养实验动物的等级不同,其环境分为开放环境、屏障环境、隔离环境,分别用于饲养普通级动物、清洁级动物、SPF级和无菌级动物。

另外,饲喂实验动物的饲料中的蛋白质、脂肪、钙、磷、氨基酸、维生素等各类营养物质含量应配比均衡,以维持实验动物正常的生理功能,避免因营养不良而影响实验结果。清洁级以上动物的饲料应灭菌处理。饲料质量标准化的重点在于优质的原料、合理恒定的配方、饲料的颗粒化及其适宜的灭菌方法。我国实验动物国家标准(GB 14924—2010)对主要实验动物的饲料营养和卫生标准均有明确的规定。

四、 动物实验条件的标准化

动物实验过程中,应注意实验条件(具体环境标准参照 GB 14925—2010)和实验操作的标准化。实验条件的标准化是指动物实验条件应与动物生产条件相配套,确保动物生产与使用条件的一致性,避免高级别实验动物进入低级别的实验设施。实验条件不仅仅是指环境条件,还有设施、设备条件、药品试剂标准等等,这些条件都应尽可能做到标准化。而实验操作也是条件之一,因为实验操作是影响动物实验结果的重要因素,不同的人在相同的实验条件下,做相同实验,往往由于实验方法不同或细节的偏差而导致实验结果的不一致。因此,动物实验追求实验反应的重复性,而良好的反应重复性涉及具体的动物实验方法、操作,包括分组、编号、麻醉、给药、标本采集、病理学检查、尸检、尸体处理等,必须开展规范化研究,制定科学、合理、统一的规范,符合国际惯例,科研人员严格按照统一的规范或标准进行实验。

五、 实验动物质量检测体系标准化

我国实验动物质量检测机构,分国家和省两级管理,统一培训检测人员,统一生产试剂盒,国家培训省级实验动物质量检测机构人员。各级实验动物检测机构以国家标准(GB/T 15481)《检测和校准实验室能力的通用要求》为基本条件。实验动物质量检测机构必须取得中国实验室国家认可委员会的认可并遵守有关规定。

六、 实验动物管理标准化

国家科技部主管全国实验动物工作,国家科技部条件财务司为职能司负责具体工作,各省(市)由科技厅(局)负责实验动物管理工作,属行政许可管理项目。

随着生物科学和技术的发展,人们对实验研究、鉴定和测试结果的可靠性和精确度的要求愈来愈高,要求试验结果具有准确性、重复性及可比性,而正确地选择与应用标准实验动物是达到这一目的的前提和保障。实验动物标准化已被国际公认,各国把科学研究中选择与使用标准实验动物作为法律颁布和实施,使得实验动物标准化不仅是一个学术问题,而且是一个社会政策问题。科研工作中使用符合标准的实验动物,是遵守国际惯例的表现,也是

使得科研成果具有科学性及严谨性的需要。1980 年以前,我国对实验动物标准化的认识和研究不够,使得实验结果的严谨性、科学性受到质疑,阻碍了我国生命科学成果在国际上的交流。从 1980 年开始,我国着手进行实验动物标准化研究,充分吸纳国际通行的先进标准及管理原则,相继颁布了一系列实验动物管理条例和实验动物国家标准,各地区和各有关部门依据国家有关法规相继制定了各自的实验动物管理细则,以立法形式规范实验动物管理,形成了从中央到地方、纵横结合的 3 级实验动物管理体系,实施了实验动物质量合格证管理、动物实验设施条件和实验动物生产条件许可证制度,对从事实验动物工作人员实施注册、上岗证制度管理等,从制度上和机构上基本保障了标准化实验动物的生产、研究和应用。以实验动物标准化为中心,加强依法管理力度,多方面多层次综合协调发展实验动物科学。但实际工作中依然存在许多现实问题需不断完善。比如一些单位虽然具备标准繁育措施,但墙上挂的各种相应规章制度、标准和守则等在具体实验动物繁育过程中却仅以应付上级主管部门检查为主,单位主管人员由于仅关注相应经济指标而无法启动有关监督程序。具体繁育人员又片面追求经济效益,难免有这样或那样的问题发生。上级有关部门的定期检验结果有时只有一个静态参数,对动物质量不进行随时抽查,很难保证所饲养动物各项指标长期不变,此背景下所繁育的动物就很难成为标准实验动物,其相关实验结果很难具有重复性、科学性。所以,实验动物的科学管理必须要落到实处。

七、 全国实验动物标准化技术委员

2005 年 3 月 18 日,国家标准化管理委员会正式批准成立了"全国实验动物标准化技术委员会",编号为 SAC/TC 281(国标委计划 2005 年第 18 号文件)。第一届委员会委员 41 名,中国实验动物学会副理事长兼秘书长、中国医学科学院实验动物研究所所长秦川教授任主任委员。全国实验动物标准化技术委员会秘书处设在中国医学科学院实验动物研究所。

全国实验动物标准化技术委员会的成立,标志着我国实验动物科学研究及产业标准化工作进入了崭新的阶段,向管理科学化、市场规范化迈出了坚实的一步。

全国实验动物标准化技术委员会成立后,由国家标准化管理委员会直接领导。工作范围包括:在实验动物专业领域内,负责实验动物相关标准化技术归口工作;负责组织实验动物国家标准和行业标准的制定、修订和复审工作;负责组织实验动物国家标准和行业标准的宣传、解释、咨询等技术服务工作;对实验动物领域已颁布标准的实施情况进行调查和分析;承担实验动物专业标准化范围内产品质量标准水平评价工作;承担国际标准化组织对口机构的标准化技术业务工作以及对外开展标准化技术交流活动;承担实验动物专业引进项目的标准化审查工作;提出实验动物专业、行业、团体标准的制定、修订计划项目的建议。

第三节　实验动物标准化与医学研究的关系

科学实验的一个关键问题,就是实验结果的准确性、重复性,而实验动物的标准化是动物实验研究结果获得准确性及重复性的必要条件,对此应贯穿于整个科研活动的始终,即正确地选用合适的标准的实验动物,实施科学、规范的动物实验方法及规范的结果描

述。在医学研究领域,其研究面广量大,研究成果最终要造福人类,实验动物标准化显得尤为重要。

一、 标准化的实验动物是开展现代医学研究的前提

实验设计时,要选用经遗传学、微生物学、环境及营养控制而繁育的标准化实验动物,才能排除带细菌、带病毒、带寄生虫和潜在疾病对实验结果的影响,才能排除实验动物的杂交、遗传学污染而造成的个体差异及实验反应的不一致,不能使用来源不明、微生物及遗传背景不明确或无生产许可证和动物合格证的动物用于科研。《实验动物管理条例》第十九条规定:"应用实验动物应当根据不同的实验目的,选用相应的合格实验动物。申报科研课题和鉴定科研成果,应当把应用合格实验动物作为基本条件。应用不合格实验动物取得的检定或安全评价结果无效,所生产的制品不得使用"。所谓选用合格实验动物,就是要根据实验研究的目的、内容、水平,确定动物的品种、规格、性别、数量等。使用的动物必须是由具有生产许可证单位生产,符合动物质量等级要求,具有合格证。应遵循国际上倡导的 3R 原则,即要求尽量少用动物,又要符合统计学原则,以获得同样多的实验信息。

二、 标准化的实验动物饲养与动物实验设施是开展医学研究的基础条件

实验条件的标准化是指动物实验条件符合国家标准,并取得实验动物使用许可证。实验条件应与动物生产条件相配套,确保动物生产条件和使用条件的一致性,避免高级别实验动物进入低级别的实验设施,或应用高精尖仪器、试剂与低标准、低反应性能动物相配,或用低性能测试手段与高标准、高反应性能动物相配的不协调,从而造成浪费或损失。尤其要注意的是标准化的实验动物及动物实验设施必须严格按照相应的管理要求进行管理,才能真正地符合标准。

三、 规范化的动物实验操作是获取可靠实验结果的保证

实验操作也是影响实验结果的重要因素,不同的实验人员在相同的实验条件下做同一个实验,常常由于操作过程中存在的个人习惯等因素导致实验结果不一致。因此,实验人员应对具体的动物实验进行规范操作,对动物实验的各个环节都不能忽视,要严格按照统一的规范进行实验。国家食品药品监督管理总局要求自 2007 年 1 月 1 日起,强制执行新药临床前安全性评价(即《药物非临床研究质量管理规范(GLP)》),就是利用实验动物进行的一系列试验研究,主要观察和测定药物对机体的损害和影响,其研究结果为评价新药对人类健康的危害程度提供科学依据,这项工作直接牵涉到实验动物的使用。所以要求实验人员具备实验动物的基本知识,掌握动物实验基本技术,遵守动物实验操作规范,这是保证动物实验结果准确性的基础。因此,实验人员进行专业技术培训,取得实验动物从业人员岗位证书,掌握娴熟的动物实验操作技巧是必然要求。

总之,没有实验动物的标准化,就没有可靠可信的实验结果,也就没有高水平的医学研究成果。

第四节　实验动物标准化的保证体系

我国已加入 WTO,许多方面要与国际接轨,在实验动物工作方面也要如此。只有这样才能使我们的科学研究得到国际认可,使我们生产的药品顺利打入国际市场。

一、　实验动物的法制化管理

1988 年经国务院批准,国家科学技术委员会颁布了第 2 号令《实验动物管理条例》,是我国实验动物管理工作的第一个法规,这一法规的建立,标志着我国实验动物工作向标准化、法制化迈进。1994 年 10 月,我国制定并颁布了控制实验动物质量的中华人民共和国国家标准,1998 年卫生部颁布第 55 号令《医学实验动物标准》;1998 年卫生部、农业部及医药局联合发文要求在 2000 年实现饲养、使用清洁级实验动物目标。这一系列标准的建立,规章的颁布,使我国实验动物质量管理做到了有章可循。随着国家实验动物种子中心的建设,实验动物质量管理办法、许可证管理办法、省级实验动物质量检测机构技术审查准则及细则等管理法规的出台,实验动物标准化工作取得了显著进展。

三十多年来,我国实验动物科学事业取得了跨越式发展。随着实验动物市场化程度的提高,对实验动物的质量和市场监管的任务越来越重,北京、湖北、云南、江苏等省市相继制定实验动物地方法规来规范实验动物工作。标志着我国的实验动物标准化工作已经进入规范化、法制化的健康发展轨道。

二、　实验动物从业人员的专业化

实验动物从业人员的素质,对实验动物科学的发展起关键性作用。目前约有不到三分之一的实验动物从业人员具有相关专业本科以上学历,很大比例的从业人员并非实验动物专业。我国各行业系统普遍采用了实验动物从业人员岗位资格认可的制度,经过多次各种形式的岗位工作专业技术培训,使实验动物从业人员取得岗位资格证书,能够胜任本职工作。国内现有不少高校正在进行或计划进行实验动物学的专业建设,如首都医科大学、扬州大学、南通大学等。可以预期,实验动物科技人才队伍结构将会逐步得到优化,从而保证实验动物标准化目标的实现。

三、　基础条件建设

基础条件建设是实验动物标准化的硬件保证。需要考虑的问题有:实验动物设施的选址是否符合要求;人流、物流布局是否合理;不同系统的饲养和管理设施是否分开;室内环境是否合格;动物笼器具是否达标;仪器设备能否满足工作需求,校正保养情况如何,质量检测监督工作是否到位等。这些都是保证实验动物标准化所必须考虑的细节问题。

四、　GLP 和 GMP

GLP(good laboratory practice)即优良实验室操作规范。经 GLP 认证的实验室,国际公认。GLP 规范包括很多内容,总的说来,GLP 实验室的正常运行,人员素质是关键,实验设施是基础,标准操作规程(SOP)是手段,质量监督是保证。要保证动物实验取得准确、可靠、可重复的结果,必须规范动物实验;要规范动物实验,就必须实施优良实验室操作规范。推进 GLP 规范,做到动物实验规范化是大势所趋。

GMP(good manufacturing practice)即优良制造标准。随着 GMP 的发展,国际间实施了药品 GMP 认证。美、日、德等发达国家制药行业所执行的 GMP 标准中,把实验动物标准化管理摆到了相当重要的地位,视实验动物质量为产品质量保证的重要内容。我国于 1993 年国家科委第 16 号令《药品非临床研究质量管理规定(试行)》中重点强调了动物实验中标准操作规程的制定和管理,以法规形式对药品非临床研究中实验动物标准化管理作出了要求。实验动物与动物实验标准化的管理水平,是影响相关产业的重要因素,是相关产业的产品质量保证的前提。使用标准的实验动物进行标准的动物实验是药品 GMP 认证的基础条件之一。

第五节　实验动物许可证管理

国家科技部等 7 个部局于 2001 年 12 月颁布《实验动物许可证管理办法(试行)》,该《办法》规定从事实验动物生产、使用的单位和个人都必须首先取得实验动物生产、使用许可证。规定了取得实验动物生产许可证和实验动物使用许可证条件,以及在取得许可证之后应遵循的使用与管理原则。

《办法》规定未取得实验动物生产许可证的单位不得从事实验动物生产、经营活动。未取得实验动物使用许可证的单位,或者使用的实验动物及相关产品来自未取得生产许可证的单位或质量不合格的,所进行的动物实验结果不予承认。这是推进实验动物标准化进程的重要步骤,是适合中国国情的实验动物标准化管理的有效手段。

一、　申请实验动物生产许可证的条件

1. 实验动物种子来源于国家实验动物中心或国家认可的种源单位,遗传背景清楚,质量符合现行的国家标准;

2. 具有保证实验动物及相关产品质量的饲养、繁育、生产环境设施及检测手段;

3. 使用的实验动物饲料、垫料及饮水符合国家标准及相关要求;

4. 具有保证正常生产和保证动物质量的专业技术人员、熟练技术工人及检测人员;

5. 具有健全有效的质量管理制度;

6. 生产的实验动物质量符合国家标准;

7. 法律、法规规定的其他条件。

二、　申请动物实验使用许可证的条件

1. 使用的实验动物及相关产品必须来自有实验动物生产许可证的单位,质量合格;

2. 实验动物饲育环境及设施符合国家标准;

3. 使用的实验动物饲料、垫料及饮水符合国家标准及相关要求；

4. 有经过专业培训的实验动物饲养和动物实验人员；

5. 具有健全有效的管理制度；

6. 法律、法规规定的其他条件。

三、 实验动物许可证的适用对象

实验动物生产许可证，适用于从事实验动物及相关产品保种、繁育、生产、供应、运输及有关商业性经营的组织和个人。

实验动物使用许可证适用于使用实验动物及相关产品进行科学研究和实验的组织和个人。

四、 实验动物许可证的审批和发放

各省、自治区、直辖市科技厅（科委、局）负责受理许可证申请，并进行考核和审批。

各省、自治区、直辖市科技厅（科委、局）受理申请后。应组织专家组对申请单位的申请材料及实际情况进行审查和现场验收，出具专家组验收报告。对申请生产许可证的单位，其生产用的实验动物种子须按照《关于当前许可证发放过程中有关实验动物种子问题的处理意见》（国科财字〔1999〕044 号）进行确认。

省、自治区、直辖市科技厅（科委、局）在受理申请后的 3 个月内给出相应的评审结果。合格者由省、自治区、直辖市科技厅（科委、局）签发批准实验动物生产或使用许可证的文件，发放许可证。

省、自治区、直辖市科技厅（科委、局）将有关材料（申请书及申请材料、专家组验收报告、批准文件）报送科技部及有关部门备案。

实验动物许可证采取全国统一的格式和编码方法。

五、 实验动物许可证的管理和监督

凡取得实验动物生产许可证的单位，应严格按照国家有关实验动物的质量标准进行生产和质量控制。在出售实验动物时，应提供实验动物质量合格证，并附符合标准规定的近期实验动物质量检测报告。实验动物质量合格证内容应该包括生产单位、生产许可证编号、动物品种品系、动物质量等级、动物规格、动物数量、最近一次的质量检测日期、质量检测单位、质量负责人签字，使用单位名称、用途等。

具有实验动物使用许可证的单位在接受外单位委托的动物实验时，双方应签署协议书，使用许可证复印件必须与协议书一并使用，方可作为实验结论合法性的有效文件。

实验动物许可证不得转借、转让、出租给他人使用。

许可证实行年检管理制度。年检不合格的单位，由省、自治区、直辖市科技厅（科委、局）吊销其许可证，并报科技部及有关部门备案，予以公告。

未取得实验动物生产许可证的单位不得从事实验动物生产、经营活动。未取得实验动物使用许可证的单位，或者使用的实验动物及相关产品来自未取得生产许可证的单位或质量不合格的，所进行的动物实验结果不予承认。

已取得实验动物许可证的单位，违反本办法规定生产、使用不合格动物的，一经核实，发

证机关有权收回其许可证,并予公告。情节恶劣、造成严重后果的,依法追究行政责任和法律责任。

❖ **思考题**

1. 实验动物标准化的意义何在?
2. 为什么说实验动物标准化是一个动态的概念?
3. 需要从哪些方面来开展实验动物标准化的工作?
4. 为什么说实验动物标准化对医学研究而言非常重要?
5. 在我国申领实验动物许可证需要哪些条件?

(王生存 邵义祥)

第五章 常用实验动物的生物学特点及应用

对实验动物饲养和动物实验人员来说,了解常用实验动物的生物学特性和解剖生理特点,是养好实验动物的基础,做好动物实验的前提。只有充分了解了实验动物的特点和特性,才可以在实际工作中采取科学合理的饲养管理方式,科学地选择实验动物,合理地应用实验动物,正确地分析实验结果,得出准确、可靠的结论。

第一节 小鼠

小鼠,学名 *Mus musculus*,在生物分类学上属脊索动物门、哺乳纲、啮齿目、鼠科、小鼠属、小家鼠种。野生小家鼠经过长期人工饲养和选择培育,已育成许多品种(品系)的小鼠,并广泛应用于生物学、医学、兽医学领域的研究、教学以及药品和生物制品的研制和检定工作。

一、 小鼠的生物学特性和解剖学、生理学特点

(一) 生物学特性

1. 体型小 小鼠是哺乳动物中体型较小的动物,出生时体重仅 1.5 g,体长 20 mm 左右,1 月龄体重达 18～22 g,供实验使用;2 月龄体重达 30 g 左右。成年小鼠体重可达到 30～40 g,体长 110 mm 左右,尾长和体长通常相等,雄性动物体型稍大。由于体型小,适于操作和饲养;且占据空间小,适于大量生产。

2. 生长期短、发育快 小鼠出生时赤裸无毛,全身通红,两眼紧闭,两耳粘贴在皮肤上,嗅觉和味觉功能发育完全;3 日龄脐带脱落,皮肤由红转白,有色鼠可呈淡淡的颜色,开始长毛和胡须;4～6 日龄,双耳张开耸立;7～8 日龄,开始爬动,下门齿长出,此时被毛已相当浓密;9～11 日龄,听觉发育齐全,被毛长齐;12～14 日龄,睁眼,上门齿长出,开始采食饮水;3 周龄可离乳独立生活。寿命 2～3 年。

3. 成熟早、繁殖力强 雌鼠一般在 35～45 日龄,雄鼠在 45～60 日龄性发育成熟。雌鼠属全年多发情动物,发情周期为 4～5 天,妊娠期 19～21 天,哺乳期 20～22 天,有产后发情的特点,特别有利于繁殖生产,一次排卵 10～20 个,每胎产仔数 8～15 只,年产 6～9 胎,生育期为 1 年。

4. 性情温顺,胆小怕惊,对环境反应敏感 小鼠经过长期培育驯养,性情温驯,易于抓捕,一般不会咬人,但在哺乳期或雄鼠打架时,会出现咬人现象。小鼠对外界环境的变化敏感,不耐冷热,对疾病抵抗力差,不耐强光和噪声。

5. 小鼠喜黑暗环境　习惯于昼伏夜动,其进食、交配、分娩多发生在夜间。

6. 喜欢啃咬　因门齿生长较快,需经常啃咬坚硬物品。

7. 雄鼠好斗　性成熟后的小鼠群居时易发生斗殴。

8. 小鼠有 20 对染色体。

（二）解剖学特点

1. 齿式　2(门 1/1,犬 0/0,前臼 0/0,臼 3/3)＝16,门齿终生不断生长。

2. 肝脏分 4 叶　左叶、右叶、中叶和尾叶。雄鼠脾脏比雌鼠明显大,可超过 50%。

3. 雄鼠生殖器官中有凝固腺　在交配后分泌物可凝固于雌鼠阴道和子宫颈内形成阴道栓。

4. 雌鼠子宫为双子宫型　出生时阴道关闭,从断奶后到性成熟才慢慢张开。

5. 雌鼠有 5 对乳腺,3 对位于胸部,可延续到背部和颈部。2 对位于腹部,延续到鼠蹊部、会阴部和腹部两侧,并与胸部乳腺相连。

6. 淋巴系统特别发达,性成熟前胸腺最大,35～80 日龄渐渐退化。

7. 小鼠无汗腺,有褐色脂肪组织,参与代谢和增加热能。

（三）生理特点

1. 不耐饥饿　小鼠的胃容量小,功能较差,不耐饥饿;肠道短,且盲肠不发达,以谷物性饲料为主。

2. 不耐热　小鼠体温正常情况下为 37～39℃。对因环境温度的波动发生的生理学变化相当大。由于小鼠的体表蒸发面与整个身体相比所占的比例大,因此,对减少饮水比大多数哺乳动物更为敏感。所以小鼠特别怕热,如饲养室温度超过 32℃,常会造成小鼠死亡。

3. 肠道菌群丰富　与其他动物一样,小鼠肠道内存在大量的细菌,约有 100 多种。这些细菌有选择地定居在消化道不同部位,构成一个复杂的生态系统。其生理作用有:① 抑制某些肠道病原菌的生长,从而增加对某些致病菌的抗病力;② 正常菌群可合成某些必需维生素,供小鼠体内生命代谢的需要;③ 维持体内各种重要生理机能的内环境稳定。

4. 对多种病毒、细菌敏感　小鼠对流感、脑炎、狂犬病、支原体、沙门菌等病原体尤其敏感。

二、 小鼠在医学生物学中的应用

小鼠体型小,生长繁殖快,且饲养管理方便,质量标准明确,品种、品系较多,因此,小鼠是生物医学研究和药品、生物制品检定中应用最广泛的实验动物。

（一）药物研究

1. 筛选性试验　小鼠广泛用于各种药物的筛选性试验,如抗肿瘤药物、抗结核药物等的筛选。

2. 毒性试验和安全评价

（1）由于小鼠对多种毒性刺激敏感,因此,小鼠常用于药物的急性、亚急性和慢性毒性试验以及半数致死量（LD_{50}）测定。

（2）新药临床前毒理学研究中的三致（致癌、致畸、致突变）试验常用小鼠进行。

（3）药效学研究。利用小鼠瞳孔放大作用测试药物对副交感神经和神经接头的影响，用声源性惊厥的小鼠评价抗痉挛药物的药效。但小鼠对吗啡的反应与一般动物相反，表现为兴奋，实验选用时应加以注意。

（4）生物药品和制剂的效价测定。小鼠广泛用于血清、疫苗等生物制品的鉴定，生物效价的测定以及各种生物效应的研究。

（二）病毒、细菌和寄生虫病学研究

小鼠对多种病原体和毒素敏感，因而适用于流感、脑炎、狂犬病、支原体、沙门菌等疾病的研究。

（三）肿瘤学研究

小鼠有许多品系能自发肿瘤。据统计，近交系小鼠中大约有 24 个品系或亚系都有其特定的自发性肿瘤。如 AKR 小鼠白血病发病率为 90％，C3H 小鼠的乳腺癌发病率高达 90％～97％。这些自发性肿瘤与人体肿瘤在肿瘤发生学上相近，所以常选用小鼠自发的各种肿瘤模型进行抗癌药物的筛选。另外，小鼠对致癌物敏感，可诱发各种肿瘤模型。如用二乙基亚硝胺诱发小鼠肺癌，利用诱发性肿瘤模型进行肿瘤病因学、发病学和肿瘤防治的实验研究。

（四）遗传学研究

小鼠一些品系有自发性遗传病，如小鼠黑色素病、白化病、尿崩症、家族性肥胖和遗传性贫血等与人类疾病相似，可以作为人类遗传性疾病的动物模型。重组近交系、同源近交系和转基因小鼠也常用于遗传方面的研究。另外，小鼠的毛色变化多种多样，因此，常用小鼠毛色做遗传学实验。

（五）免疫学研究

BALB/c 小鼠免疫后的脾细胞能与骨髓细胞融合，可进行单克隆抗体的制备和研究。免疫缺陷的小鼠如 T 细胞缺乏的裸鼠、严重联合免疫缺陷小鼠（SCID）、NK 细胞缺陷的小鼠（Beige），既可用于研究自然防御细胞和免疫辅助细胞的分化和功能及其相互关系，也是人和动物肿瘤或组织接种用动物，这类小鼠已成为研究免疫机制的良好的动物模型。

（六）计划生育研究

小鼠妊娠期短，繁殖力强，又有产后发情的特点，因此，适合于计划生育方面的研究。

（七）内分泌疾病研究

小鼠肾上腺皮质肥大造成肾上腺皮质机能亢进，发生类似人类柯兴综合征。肾上腺淀粉样变性造成肾上腺激素分泌不足，可导致 Addison 病症状。因此，常用小鼠复制内分泌疾病的动物模型，用于内分泌疾病方面的研究。

（八）老年学研究

小鼠的寿命短，周转快，使它们在老年学研究中极为有用。很多抗衰老药物的研究可在小鼠身上进行。

（九）镇咳药研究

小鼠有咳嗽反应，可利用这一特点研究镇咳药物，成为必选实验动物。

（十）遗传工程研究

由于小鼠是哺乳动物，在 6 000 万～7 000 万年前与人类有共同的祖先；小鼠也是继人之后第二个开始基因组测序工程的哺乳动物，对小鼠 DNA 初步的序列分析表明，小鼠和人类功能基因的同源性高达 90％以上。所以，小鼠是遗传工程、功能基因研究的最好材料。

三、 小鼠主要品种、品系

小鼠品种、品系繁多，可分为近交系、封闭群、杂交一代和突变系几大类群，下面择其主要类群加以介绍。

（一）近交系

国内外常用近交系如下：

1. 津白 1 号（TA1）和津白 2 号（TA2） 由天津医科大学（原天津医学院）育成。白化，津白 1 号肿瘤自发率低，津白 2 号高发乳腺癌，为 MA737 的宿主。

2. 615 1961 年，由中国医学科学院血液研究所育成。深褐色，肿瘤发生率为 10％～20％，雌性为乳腺癌，雄性为肺癌。对津 638 白血病病毒敏感。

3. C57BL/6J 1921 年由 C. C. Little 育成，是目前使用最广泛的实验小鼠，C57BL/6J 也是继人类之后第二个开始基因组测序工程的哺乳动物。黑色，低发乳腺癌，对放射性耐受性强，眼畸形，口唇裂发生率为 20％。淋巴细胞性白血病发生率为 6％。对结核杆菌有耐受性，嗜酒。广泛用于小鼠的遗传工程研究、肿瘤学和生理学研究。

4. A 和 A/He 1921 年由 Strong 育成。白化，雌性乳腺癌发病率为 30％～50％。对麻疹病毒高度敏感。

5. BALB/c 1913 年 Bagg 从美国商人处获得，1923 年由 Mac Dowell 育成。白化，乳腺癌发病率低，肺癌发病率雌性为 26％，雄性为 29％。常有动脉硬化，血压较高，老年雄性多有心脏损害，对辐照极敏感。常用于肿瘤学、免疫学、生理学、核医学和单克隆抗体研究。

6. C3H/He 1920 年由 Strong 培育而成。C3H 是国际上使用最广的品系之一。野生色，乳腺癌发病率为 97％，对致肝癌物质感受性强，对狂犬病毒敏感，对炭疽杆菌有抵抗力。可用于免疫学、肿瘤学、生理学和核医学的研究。

7. DBA 1907—1909 年由 Little 育成的第一个近交品系的小鼠。浅灰色，常用亚系为 DBA/1、DBA/2，DBA/1 抗 DBA/2 所生长的肿瘤。1 年以上雄鼠乳腺癌发病率约为 75％，对结核菌、鼠伤寒沙门杆菌敏感。老龄雄鼠有钙质沉着。DBA/2 乳腺癌发病率：雄性为 66％，育成雄鼠为 30％。白血病发病率：雌鼠为 6％，雄鼠为 8％。主要用于肿瘤学、微生物学研究。

8. 129/Sv-ter/＋亚系 从 129/Sv-WCP 衍生出来。灰野生色。睾丸畸胎瘤自发率为 30％。多发生于怀孕第 12～13 天。基因剔除小鼠的 ES 细胞来自美国 Jackson 实验室 129/Sv-ter/＋的胚胎干细胞。所以 129 品系小鼠常用于遗传工程的研究。

9. FVB 白色,产仔率高,达 7～9 只,生活力强。FVB 小鼠圆核期受精卵大,雄性圆核清楚,是显微注射转基因的首选小鼠。

（二）封闭群小鼠

国内封闭群小鼠主要有 5 种。

1. KM 小鼠 于 1946 年(有说 1944 年)从印度 Haffking 研究所引入云南昆明,1952 年由昆明引入北京生物制品研究所,后遍及全国,用随机交配方式饲养,为我国主要的实验小鼠。KM 小鼠抗病力和适应性强,广泛用于药理、毒理、微生物研究及药品、生物制品的效果实验和安全性评价。

2. NIH 小鼠 由美国国立卫生研究院培育而成。白化,繁殖力强,产仔成活率高,雄性好斗。广泛用于药理毒理研究以及生物制品的检定。

3. CFW 小鼠 起源于 Webster 小鼠,1936 年英国 Carwarth 从 Rockeffler 研究所引进,经过 20 代近亲兄妹交配后,采用随机交配而成。

4. ICR 小鼠 起源于美国 Haus Chka 研究所。产仔多,抗病力强,适应性强,是我国使用较广的封闭群小鼠之一。广泛用于药理、毒理、微生物研究及药品、生物制品的效果实验和安全性评价。

5. LACA 小鼠 CFW 小鼠引进英国实验动物中心后,改名为 LACA。1973 年我国从英国实验动物中心引进。

第二节 大鼠

大鼠,学名 *Rattus norvegicus*,在生物分类学上属脊索动物门、哺乳纲、啮齿目、鼠科、大家鼠属、褐家鼠种。大鼠是野生褐家鼠的变种,18 世纪后期开始人工饲养,现在已广泛应用于生命科学等研究领域。

一、大鼠的生物学特性和解剖学、生理学特点

（一）生物学特性

1. 大鼠是昼伏夜动的杂食动物 大鼠白天喜欢挤在一起休息,晚上活动量大,吃食多,食性广泛,每天的饲料消耗量为 5 g/100 g 体重,饮水量为 8～11 ml/100 g 体重,排尿量为 5.5 ml/100 g 体重。

2. 生长发育快 初生仔无毛,闭眼,耳粘贴皮肤,耳孔闭合,体重 6～7 g,3～5 天耳朵张开,约 7 天可见明显被毛,8～10 天门齿长出,14～17 天开眼,19 天第一对白齿长出,21 天第

二对臼齿长出,35 天第三对臼齿长出,60 天体重可达到 $180\sim240$ g,可供实验用。寿命一般 $3\sim4$ 年。

3. 繁殖力强　大鼠为全年多发情动物。雄鼠 2 月龄、雌鼠 2.5 月龄达性成熟,性周期 $4.4\sim4.8$ 天,妊娠期 $19\sim21$ 天,哺乳期 21 天,每胎平均产仔 8 只。生育期 1 年。

4. 性情较温顺　大鼠不似小鼠那样好斗,行动迟缓,易捕捉。方法粗暴、环境恶劣时容易被激怒,此时捕捉易咬手,尤其是哺乳期母鼠,常会主动咬手。

5. 喜安静,喜啃咬　大鼠对噪声敏感,噪声能使其内分泌系统紊乱、性功能减退、吃仔或死亡。所以大鼠宜居于黑暗、安静环境。大鼠门齿较长,有啃咬习性。

6. 嗅觉灵敏　大鼠对空气中的灰尘、氨气、硫化氢极为敏感。如饲育间不卫生,可引起大鼠患肺炎或进行性肺组织坏死而死亡。

7. 对于湿度要求严格　大鼠饲养室内应保持相对湿度 $40\%\sim70\%$。如空气过于干燥,易发生环尾病,可发展为尾巴节节脱落或坏死。湿度过高又易产生呼吸系统疾病。

8. 对外界刺激反应敏感　大鼠的垂体、肾上腺功能发达,应激反应敏感,行为表现多样,情绪敏感。

9. 大鼠有 21 对染色体。

（二）解剖学特点

1. 齿式 2(门 1/1,犬 0/0,前臼 0/0,臼 3/3)＝16,门齿终生不断生长。

2. 大鼠垂体较弱地附于漏斗下部,胸腺由叶片状灰色柔软腺体组成,在胸腔内心脏前方,无扁桃体。

3. 食管和十二指肠相距很近。胃分前后两部分,前胃壁薄,后胃壁厚,由腺组织构成。肠道较短,盲肠较大。

4. 肝分 6 叶,再生能力强。没有胆囊。胰腺分散,位于十二指肠和胃弯曲处。

5. 肾为蚕豆形,单乳头肾,肾浅表部位即有肾单位,肾前有一米粒大肾上腺。

6. 有 6 对乳头　胸部和鼠蹊部各有 3 对乳头。

7. 大鼠的汗腺不发达　仅在爪垫上有汗腺,尾巴是散热器官。大鼠在高温环境下,靠流出大量的唾液来调节体温。

（三）生理学特点

1. 大鼠对营养缺乏非常敏感　特别对氨基酸、蛋白质、维生素的缺乏十分敏感。尤其是 V_A 缺乏会使大鼠性情暴躁,易咬人。

2. 心电图特点　大鼠(包括小鼠)心电图中没有 S—T 段,甚至有的导联也不见 T 波。

3. 生殖特点　成年雌性大鼠在发情周期不同阶段,阴道黏膜可发生典型变化,采用阴道涂片法观察性周期中阴道上皮细胞的变化,可推知性周期各个时期中卵巢、子宫状态及垂体激素的变动。有产后发情的特点,大鼠发情多在夜间,排卵多在发情后第二天早上 $2\sim5$ 时,于交配后在雌性大鼠阴道口形成阴道栓,但阴道栓常碎裂成 $3\sim5$ 块,乳白色,可能带有血液落入粪盘中。

4. 不能呕吐　大鼠胃中有一条皱褶,收缩时会堵住贲门口,导致不能呕吐。

二、 大鼠在医学生物学中的应用

大鼠体形大小适中,繁殖快,产仔多,易饲养,给药方便,采样量合适且容易,畸胎发生率低,行为多样化,在实验研究中应用广泛,数量上仅次于小鼠。

（一） 药物研究

1. 药物安全性评价试验

大鼠常用于药物亚急性、慢性毒性试验及致畸试验和药物毒性作用机理的研究,以及某些药物不良反应的研究。

2. 药效学研究

（1）大鼠血压和血管阻力对药物的反应很敏感,常用作研究心血管药物的药理和调压作用,还用于心血管系统新药的筛选。

（2）大鼠常用于抗炎药物的筛选和评价,如对多发性、化脓性及变态反应性关节炎、中耳炎、内耳炎、淋巴腺炎等治疗药物的评价。

（3）神经系统药物的筛选和药效研究。

（二） 行为学研究

大鼠行为表现多样,情绪反应敏感,具有一定的变化特征,常用于研究各种行为和高级神经活动的表现。

1. 利用迷宫试验测试大鼠的学习和记忆能力。

2. 利用奖励和惩罚试验,如采用跳台试验等方法,测试大鼠记忆判断和回避惩罚的能力。

3. 大鼠适合于作为成瘾性药物的行为学研究,如在一定时间内给大鼠喂饲一定剂量的酒精、咖啡因后,大鼠对上述药物产生依赖以及行为改变。

4. 利用大鼠研究那些假定与神经反射异常有关的行为情景,进行性神经官能症、抑郁性精神病、脑发育不全或迟缓等疾病的行为学研究。

（三） 肿瘤学研究

大鼠对化学致癌物敏感,可复制出各种肿瘤模型。

（四） 内分泌研究

大鼠的内分泌腺容易摘除,常用于研究各种腺体及激素对全身生理生化功能的调节,激素腺体和靶器官的相互作用,激素对生殖功能的影响等。

（五） 感染性疾病研究

大鼠对多种细菌、病毒、毒素和寄生虫敏感,适宜复制多种细菌性和病毒性疾病模型。

（六） 营养学和代谢疾病的研究

大鼠对营养缺乏敏感,是营养学研究的重要动物。如对维生素 A、B 和蛋白质缺乏及氨基酸和钙、磷代谢的研究常用大鼠。

（七）肝脏外科学研究

大鼠肝脏的枯否氏细胞90％有吞噬能力，即使切除肝叶60％～70％后仍能再生，因此常用于肝脏外科的研究。

（八）计划生育研究

大鼠性成熟早、繁殖快并为全年多发情动物，适合做抗生育、抗着床、抗早孕、抗排卵和避孕药筛选试验。

（九）遗传学研究

大鼠的毛色变型很多，具有多种的毛色基因类型，在遗传学研究中常应用。

（十）老年病学研究、放射学研究及中医中药研究

大鼠在老年病学、放射学及中医学方面的应用也越来越多，适合制作各类疾病模型。

三、大鼠主要品种及品系

大鼠按遗传学控制分类可分为近交系、封闭群、杂交群。

1. Wistar大鼠　封闭群大鼠，被毛白色，1907年由美国Wistar研究所育成，是我国引进早、使用最广泛、数量最多的品种。其特点为头部较宽、耳朵较长、尾的长度小于身长。性周期稳定，繁殖力强，产仔多，平均每胎产仔在10只左右，生长发育快，性格温顺，对传染病的抵抗力较强，自发性瘤发生率低。

2. SD大鼠　封闭群大鼠，被毛白色，1925年美国由Sprague Dawley农场用Wistar大鼠培育而成。头部狭长，尾长度近于身长，产仔多，生长发育较Wistar大鼠为快，对疾病（尤其呼吸道疾病）的抵抗力强。自发肿瘤率较低。对性激素感受性高。

3. F344/N大鼠　近交系大鼠，被毛白色，1920年由哥伦比亚大学肿瘤研究所Curtis培育，我国从NIH引进。雄鼠平均寿命31个月，雌鼠29个月。旋转运动性低，血清胰岛素含量低。免疫学上，原发和继发性脾红细胞免疫反应性低。乳腺癌自发率雄鼠41％，雌鼠23％。脑下垂体腺瘤自发率雄鼠36％，雌鼠24％。睾丸间质细胞瘤自发率85％，甲状腺瘤自发率22％。单核细胞白血病自发率24％。雌鼠乳腺纤维腺瘤自发率9％，多发性子宫内膜肿瘤自发率21％。可允许多种肿瘤移植生长。广泛用于毒理学、肿瘤学、生理学等研究领域。

4. Lou/CN和Lou/MN大鼠　近交系大鼠，被毛白色，由Bazin和Beckers培育出浆细胞瘤高发系Lou/CN和低发系Lou/MN，两者组织相容性相同，我国1985年从NIH引进。Lou/CN大鼠8月龄以上的雄鼠自发性浆细胞瘤发生率为30％，雌鼠为16％，常发生于回盲部淋巴结。常用于单克隆抗体的研制，用其制备单抗，其腹水量较用BALB/c小鼠多几十倍，可大量生产。

5. SHR/Ola大鼠　又称自发性高血压大鼠，属突变系大鼠。被毛白色，1963年由日本京都大学医学部Okamoto从Wistar大鼠中选育而成。该鼠生育力及寿命无明显下降，可养13～

14 个月,繁殖时每代均应选择高血压大鼠为亲本。其特性是自发性高血压,且无明显原发性肾脏或肾上腺损伤,在 10 周龄后雄鼠收缩压为 26.66～46.66 kPa,雌鼠为 23.99～26.66 kPa,心血管疾病发病率高。该鼠对抗高血压药物有反应,是筛选抗高血压药物的良好动物模型。

6. 肥胖症大鼠　突变系大鼠。该鼠子宫小且发育不全,雌性不育,雄性生殖器官外观正常,偶有繁殖力。在 3 周龄时就表现肥胖,5 周龄肥胖明显,食量大,体重比正常大鼠大一倍,雄鼠可达 800 g,雌鼠可达 500 g。血浆中脂肪酸总量增加约 10 倍,胆固醇和磷脂的含量也增高。可用于研究人肥胖症的动物模型。

第三节　豚鼠

豚鼠,学名 *Avia porcellus*,又名天竺鼠、海猪、荷兰猪,系哺乳纲,啮齿目,豚鼠科,豚鼠属,豚鼠种。由于豚鼠性情温顺,后被人工驯养。1780 年首次用于热原试验,现分布世界各地。

一、 豚鼠的生物学特性和解剖学、生理学特点

（一）生物学特性

1. 形态特征　豚鼠头颈粗短,身圆,四肢较短,没有尾巴,不善于攀登跳跃,但奔跑迅速。

2. 采食行为　豚鼠属草食性动物,其嚼肌发达,胃壁较薄,盲肠发达,喜食禾本科嫩草,对粗纤维需要量比家兔高,两餐之间也有较长的休息时间。一般不食苦、咸、辣和甜的饲料,对发霉变质的饲料也极敏感,常因此引起减食、废食和流产等。

3. 喜群居,喜干燥　豚鼠喜群居,一雄多雌的群体形成明显的稳定性,其活动、休息、采食多呈集体行为,休息时紧挨躺卧。豚鼠喜欢干燥清洁的生活环境且需较大面积的活动场地,单纯采用笼养方式易发生足底部溃烂。

4. 性情温顺　豚鼠很少发生斗殴,斗殴常发生在新集合在一起的成年动物中,特别是其中有两个以上雄性种鼠时较常发生。豚鼠很少咬伤饲养管理和实验操作人员。

5. 反应能力　豚鼠胆小易惊,对外界突然的响声、震动或环境的变化十分敏感,常出现呆滞不动,僵直不动,可持续数秒至 20 秒后四散逃跑,此时表现为耳郭竖起(即普赖反射),并发出一种吱吱的尖叫声。

6. 生活习惯差　经常会在食盆或料斗中、饮水盆中大小便,在食盆中盘桓,弄脏饲料、饮水。

7. 生长发育快　豚鼠出生时胚胎发育完全,被毛长齐,眼睛开,有门齿,能走路,出生后 4～5 天就能吃块料,一般出生后 15 天体重比初生时增加 1 倍左右,2 月龄能达到 400 g 左右,5 月龄体成熟时的体重,雌鼠为 700 g,雄鼠在 750 g 左右。豚鼠生长发育的快慢与其品种、品系、胎次、哺乳只数、雌鼠哺乳能力以及饲养条件等相关。

8. 繁殖率低　豚鼠是非季节性的连续多次发情动物。豚鼠的性成熟,雌性为 30～45

日龄,雄性为 70 日龄。豚鼠的性成熟并非体成熟,只有达到体成熟时才能交配繁殖后代。豚鼠性周期为 13~20 天(平均 16 天),发情时间多在下午 5 点到第 2 天早晨 5 点。豚鼠的怀孕期 58~72 天,平均胎产仔数 2~3 只,繁殖率较低。在分娩后 12~15 小时后出现 1 次产后发情,可持续 19 小时,此时受孕率可达 80%。豚鼠生育期约 1.5 年。

9. 豚鼠的寿命 4~5 年　寿命与品种、营养及饲养环境关系密切,有报道可存活 8 年。

10. 豚鼠有 32 对染色体。

(二)解剖学特点

1. 齿式 2(门 1/1,犬 0/0,前臼 1/1,臼 3/3)=20。36 块脊椎骨,趾上的爪锐利。耳蜗网发达,故听觉敏锐,听觉音阈广,两眼明亮。耳壳较薄,血管鲜红明显,上唇分裂。

2. 肺分 7 叶,右肺 4 叶,左肺 3 叶,胸腺在颈部,位于下颌骨角到胸腔入口之间,有两个光亮、淡黄细长椭圆形充分分叶的腺体。肝分 5 叶,胃壁很薄,主要是皱襞。肠管较长,约为体长的 10 倍。盲肠极大,占腹腔容积的 1/3,充满时,大约占体重的 15%。

3. 雄性豚鼠精囊很明显,阴茎端有两个特殊的角形物,雌鼠有左右两个完全分开的子宫角,有阴道闭合膜,仅有一对乳腺,位于鼠蹊部,左、右各 1 个。

(三)生理学特点

1. 体内不能合成维生素 C　豚鼠体内不能合成维生素 C,必须从饲料中添加。

2. 对抗生素敏感　豚鼠对青霉素、四环素、红霉素等抗生素特别敏感,给药后易引起急性肠炎或死亡。对青霉素敏感性比小鼠高 100 倍,无论其剂量多大,途径如何,均可引起小肠炎和结肠炎,使其发生死亡。

3. 体温调节能力差　豚鼠自身体温调节能力比较差,受外界温度变化影响较大,新生的仔鼠更为突出。当室内温度反复变化比较大时,易造成豚鼠自发性疾病流行,当室温升至 35~36℃时,易引起豚鼠急性肠炎(由链球菌和大肠杆菌等细胞所致)。饲养豚鼠最适温度在 20~22℃。

二、豚鼠在医学生物学中的应用

豚鼠因其特殊的生物学特性,已经被广泛地应用于药物学、传染病学、免疫学、营养学、耳科学等各项医学及生物学的研究中,而且其中有些实验研究必须使用豚鼠而不能用其他实验动物替代。豚鼠在动物实验中的应用量占第 4 位。

(一)药物学研究

豚鼠可用于制作多种疾病的动物模型,常用于药物、化妆品等的药效评价实验和安全性评价实验等。

1. 常用豚鼠做镇咳药物的药效学评价。

2. 豚鼠对多种药物敏感,如局部麻醉药物、抗生素等,可以用于这些药物的病理学或毒理学研究。

3. 豚鼠对组织胺类药物很敏感,是用于测试平喘和抗组织胺药物的良好动物模型。

4. 豚鼠对结核杆菌高度敏感,是研究各种治疗结核病药物的首选实验动物。

5. 豚鼠皮肤对毒物刺激反应灵敏，与人类相似，可用于毒物对皮肤的刺激试验，常用于化妆品等的安全性评价。

6. 豚鼠怀孕期长，胚胎发育完全，适用于药物或毒物对胚胎后期发育影响的实验研究。

（二）传染病学研究

豚鼠对很多致病菌和病毒敏感，可复制各种感染病理模型，常用于结核，鼠疫，钩端螺旋体、沙门氏菌、大肠杆菌、布氏杆菌，斑疹伤寒，炭疽杆菌感染，淋巴脉络丛性脑膜炎，脑脊髓炎，疱疹病毒感染等细菌性和病毒性疾病的研究。豚鼠的腹腔是一个天然滤器，有很强的抗微生物感染能力，可用豚鼠分离很多微生物，如立克次体、鹦鹉热衣原体等。豚鼠对人型结核杆菌具有高度的易感性，而家兔则对人型结核杆菌不敏感，利用这一点可以鉴别细菌的型别。豚鼠受结核杆菌感染后的病变酷似人类的病变，是结核病诊断及病理研究的首选实验动物。

（三）免疫学研究

豚鼠是速发型过敏性呼吸道疾病研究的良好动物模型，是过敏性休克和变态反应研究的首选实验动物。豚鼠的迟发型超敏反应性与人类相似，最适合进行这方面的研究。豚鼠易于过敏，给豚鼠注射马血清很容易复制成功过敏性休克动物模型。常用实验动物对致敏性物质反应程度的高低顺序为：豚鼠＞家兔＞犬＞小鼠＞猫。常用实验动物中，豚鼠血清补体活性最高，是免疫学实验（血清学诊断）中补体的主要来源。

（四）营养学研究

由于豚鼠自身不能合成维生素C，故可利用豚鼠进行维生素C缺乏引起的坏血病的研究。在叶酸、硫胺素、精氨酸等营养成分的研究中，也常常用到豚鼠。豚鼠的抗缺氧能力强，适宜做耐缺氧实验研究。血管反应灵敏，出血症状明显，适宜做出血性和血管通透性实验。

（五）耳科学研究

豚鼠耳壳大，耳道宽，耳蜗和血管延伸至中耳腔，便于进行手术操作和内耳微循环的观察。耳蜗管对声波敏感（普赖尔反射），适用于进行噪声对听力的影响的研究。

（六）悉生学研究

豚鼠是胚胎发育完全动物，采食早，易于成活，因此在悉生学研究中很有应用价值。豚鼠是最早获得无菌品种的实验动物。

（七）其他研究应用

豚鼠还适用于妊娠毒血症、动物代血浆、自发性流产、睾丸炎、肺水肿及畸形足等方面的研究。

三、豚鼠常用品种及品系

豚鼠品种主要有英国种、阿比西尼亚种、秘鲁种和安哥拉种，也可根据毛的特性不同分为短毛、硬毛和长毛 3 种。目前用作实验动物的为英国种短毛豚鼠,其余 3 种豚鼠不适宜作实验动物用。英国种豚鼠被毛短而光滑,其毛色有单色、两毛色和三毛色。单毛色可有白色、黑色、棕色、灰色、淡黄色和杏黄色等;两毛色可有黑白色、黑棕色等;三毛色是常见黑白棕色,这个品种繁殖力强,生长迅速,性情活泼温顺,体格健壮,母鼠善于哺乳。

目前在国内应用的豚鼠也属英国种豚鼠,但长期以来,我国应用的豚鼠来源不甚清楚,加之均为封闭群动物,因此均未准确地描述其品种或品系名称,而通称为豚鼠。

由于豚鼠的妊娠期比较长,每胎产仔数又较少,培育新品系比较困难,故其品系数量较少。

第四节　地鼠

地鼠又名仓鼠,属哺乳纲,啮齿目,鼠科,地鼠亚科。实验用地鼠由野生地鼠驯养而成。作为实验动物的地鼠主要是金黄地鼠(golden hamster)、中国地鼠(Chinese hamster)。

一、 地鼠的生物学特性和解剖学、生理学特点

(一) 生物学特性

金黄地鼠成年体长 16～19 cm,尾粗短,耳色深呈圆形,眼小而亮,被毛柔软。常见地鼠脊背为鲜明的淡金红色,腹部与头侧部为白色,由于突变,毛色和眼的颜色产生诸多变异,可有野生色、褐色、乳酪色、白色、黄棕色等,眼亦有红色和粉红色。

昼伏夜行,一般晚 20:00～23:00 活动频繁,不敏捷,易于捕捉。牙齿很坚硬,胆小,警觉敏感,嗜睡。常有食仔癖。喜居温度较低,湿度稍高环境。

中国地鼠灰褐色,体型小,长约 9.5 cm,眼大,黑色,外表肥壮、吻钝、短尾,背部从头顶直至尾基部有一暗色条纹。行动迟缓,喜独居,晚上活动,白天睡眠。地鼠好斗,雌鼠比雄鼠体型大且凶猛,非发情期不让雄地鼠靠近。

性成熟 30 日龄左右,性周期 4～5 天,妊娠期 14～17 天(平均 15.5 天),是妊娠期最短的哺乳类实验动物。哺乳期 21 天,窝产仔数 4～12 只,有假孕现象。生长发育迅速。

寿命约 2～3 年。

金黄地鼠有 22 对染色体,中国地鼠只有 11 对且大多数能相互鉴别,尤其 Y 染色体形态独特。

(二) 解剖学特点

1. 齿式 2(门 1/1,犬 0/0,前臼 0/0,臼 3/3)＝16。
2. 地鼠颊囊缺乏腺体和完整的淋巴管通路。
3. 金黄地鼠颊囊位于口腔两侧,由一层薄而透明的肌膜组成,用以运输和贮藏食物。雌鼠乳头 6～7 对。
4. 中国地鼠颊囊容易牵引翻脱。无胆囊,总胆管直接开口于十二指肠。大肠相对短,

其长度与体长比值比金黄地鼠小1倍。细支气管上皮为假复层柱状上皮,与人类相近。睾丸硕大,占体重3.5%。雌鼠乳头4对。

（三）生理学特点

1. 发情排卵受光照影响明显　排卵的早晚和照明时间有关,如果人工控制光照,变黑暗后2～3小时即可发情。排卵后阴道内有大量分泌物,甚至可排出阴门外,粘稠的分泌物可拉15～20 cm长,白色奶油状不透明,有明显气味。

2. 皮肤移植反应特别　地鼠对皮肤移植的反应很特别,同一封闭群内个体间的皮肤移植常可存活,并能长期生存下来,而不同群个体间的移植100%被排斥。

3. 颊囊无排异反应　颊囊缺少组织相容性反应,可进行肿瘤移植。

4. 有嗜睡习惯　地鼠嗜睡,睡眠很深时,全身肌肉松弛且不易弄醒,甚至有时被误认为死亡。室温4～9℃时金黄地鼠会发生冬眠,此时,体温、心率呼吸数下降,但保留触觉和对热刺激的反应。从冬眠恢复正常要2～3天,而进入冬眠多在12小时内完成。中国地鼠无冬眠现象。

二、 地鼠在生物医学中的应用

金黄地鼠应用较广泛,在微生物学、牙科研究、遗传学、免疫学、肿瘤学、毒理学等许多学科都有广泛的应用。而中国地鼠应用范围较窄。

（一）金黄地鼠的应用

1. 肿瘤移植、筛选、诱发和治疗研究　金黄地鼠的颊囊是缺少组织相容性抗原的免疫学特殊区,肿瘤组织接种在颊囊后,易在颊囊中生长,因而易于观察药物、射线等对瘤组织的影响,也可进行肿瘤生物学的研究,并可利用颊囊观察致癌物的反应。另外,地鼠对可以诱发肿瘤的病毒也很敏感。因此金黄地鼠广泛应用于研究肿瘤增殖、致癌、抗癌、移植、药物筛选、X射线治疗等。

2. 生殖生理和计划生育研究　地鼠成熟早,妊娠期短,仅15.5天;性周期准确而有规律,约4～5天,繁殖周期短,同时人的精子能穿透金黄地鼠卵子的透明带,便于生殖生理和计划生育研究。另外颊囊黏膜适合观察淋巴细胞、血小板、血管反应变化,适宜于血管生理学和微循环的研究。地鼠还可用于老化、冬眠、行为及内分泌等方面的研究。

3. 营养学研究　金黄地鼠可用于维生素A、E及B_2缺乏症的研究。

4. 传染病学研究　金黄地鼠自发感染疾病种类较少,但实验诱发传染病很容易,可用于多种细菌病、病毒病及寄生虫病的研究。金黄地鼠还可用于狂犬病病毒、乙型脑炎病毒的研究及疫苗的生产和检定。

5. 牙科研究　金黄地鼠龋齿的产生与饲料及口腔微生物有关,可广泛应用于龋病的研究。

（二）中国地鼠的应用

1. 遗传学研究　中国地鼠染色体大,数量少,易于相互鉴别,是研究染色体畸变和染色体复制机理的极好材料。中国地鼠还可应用于进行细胞遗传、辐射遗传和进化遗传方面的研究。

2. 糖尿病研究　中国地鼠易发生自发性遗传性糖尿病,是研究真性糖尿病良好的动物模型。

3. 组织培养研究　在中国地鼠的组织细胞体外培养中,不仅容易建立保持染色体在二倍体水平的细胞株,而且还在抗药性、抗病毒性、温度敏感性和营养需要的选择中,建立了许多突变型细胞株,因而成为诱变和致癌研究的实验工具。

4. 传染病学研究　中国地鼠对多种细胞、病毒和寄生虫高度敏感,是内脏利什曼病和阿米巴肝脓肿极佳的动物模型。此外,中国地鼠还常用于弓形虫、阴道毛滴虫等的研究,对白喉及结核菌的敏感性高于小鼠和豚鼠,中国地鼠的睾丸是这两种细菌极佳的接种器官。

三、 地鼠的主要品种

1. 金黄地鼠　已知世界上育成金黄地鼠近交系 38 种,突变系 17 种,远交群 38 种。目前使用的金黄地鼠大部分属于远交群,繁殖性能良好。我国现在繁殖和使用量最多的亦属远交群动物。武汉生物制品所在 1983 年从其饲养的种群中发现了白化个体,现已育成了近交系,目前正对其特征及用途进行观察试验。

2. 中国地鼠　中国地鼠已有群、系 20 个。已育成的 4 个近交系 A/GY、8Aa/GY、B/GY 和 C/GY,用于肿瘤移植、糖尿病、癫痫等研究。我国目前已育成的有山西医学院的山医群体近交系中国地鼠、军事医学科学院的 A:CHA 白化黑线仓鼠突变群。

第五节　家兔

家兔,学名 *Oryctolagus cuniculus*。系哺乳纲、兔形目、兔科、穴兔属、穴兔种。家兔是由野生穴兔经驯养选育而成的。

一、 家兔的生物学特性和解剖学、生理学特点

（一）生物学特性

1. 穴居性　家兔具有打洞居住的本能。

2. 生长发育迅速　仔兔出生时全身裸露,眼睛紧闭,出生后 3～4 天即开始长毛;10～12 天眼睛睁开,出巢活动并随母兔试吃饲料,21 日左右即能正常吃料;30 日左右被毛形成。仔兔出生时体重约 50 g,1 月时体重相当初生的 10 倍。

3. 繁殖力强　家兔属常年多发情动物。性周期一般为 8～15 天,妊娠期 30～33 天。哺乳期 25～45 天(平均 42 天),窝产仔 1～10 只(平均 7 只)。适配年龄,雄性 7～9 月龄,雌性 6～7 月龄。正常繁殖年限 2～3 年。雌兔有产后发情现象。

4. 具有夜行性和嗜眠性　家兔夜间十分活跃,而白天表现十分安静,除喂食时间外,常常闭目睡眠。

5. 有食粪癖　家兔有夜间直接从肛门口吃粪的特性。家兔排泄两种粪便,一种是硬的颗粒粪球,在白天排出;一种是软的团状粪便,在夜间排出。

6. 胆小怕惊　听觉和嗅觉都十分灵敏,突然来临的噪声、气味、其他动物都可使其受到惊吓,受惊吓后会乱奔乱窜。

7. 性情温驯但群居性较差　如果群养同性别成兔经常发生斗殴咬伤。

8. 厌湿喜干燥　家兔喜欢居住在安静、清洁、干燥、凉爽、空气新鲜的环境,对湿度大的环境极不适应。

9. 具有啮齿行为　家兔喜磨牙,具有类似啮齿动物的啃咬行为,在设计、配置笼舍和饲养器具时应予充分注意。

10. 家兔染色体为 22 对。

（二）解剖学特点

1. 齿式 2(门 2/1,犬 0/0,前白 3/2,白 3/3)＝28,和啮齿类动物不同的是有 6 颗切齿。上唇纵裂,形成豁嘴,门齿外露。

2. 胸腔由纵隔分成互不相通的左右两部分,因此,开胸进行心脏手术不需做人工呼吸。

3. 小肠和大肠的总长度约为体长的 10 倍;盲肠非常大,在回肠和盲肠相接处膨大形成一个厚壁的圆囊,这就是兔所特有圆小囊(淋巴球囊),有 1 个大孔开口于盲肠。圆小囊内壁呈六角形蜂窝状,里面充满着淋巴组织,其黏膜不断地分泌碱性液体,中和盲肠中微生物分解纤维素所产生的各种有机酸,有利于消化。

4. 雄兔的腹股沟管宽短,终生不封闭,睾丸可以自由地下降到阴囊或缩回腹腔。雌兔有 2 个完全分离的子宫,为双子宫类型。左右子宫不分子宫体和子宫角,2 个子宫颈分别开口于单一的阴道。有 4 对乳腺。

（三）生理学特点

1. 草食性　家兔是草食性动物,喜食青、粗饲料,其消化道中的淋巴球囊有助于对粗纤维的消化,对粗纤维和粗饲料中蛋白质的消化率都很高。

2. 幼兔易发生消化道疾病　幼兔消化道发炎时,消化道壁变成为可渗透的,这与成年兔不同,所以幼兔患消化道疾病时症状严重,并常有中毒现象。

3. 对环境温度变化的适应性,有明显的年龄差异。幼兔比成年兔可忍受较高的环境温度,初生仔兔体温调节系统发育很差,因此体温不稳定,至 10 日龄才初具体温调节能力,至 30 日龄被毛形成,热调节机能进一步加强。适应的环境温度因年龄而异,初生仔兔窝内温度 30～32℃;成年兔 15～20℃,一般不低于 5℃,不高于 25℃。

4. 对热源反应灵敏恒定　家兔被毛较厚,主要依靠耳和呼吸散热,易产生发热反应,对热源反应灵敏、典型、恒定。

4. 刺激性排卵　家兔性周期不明显,但雌兔可表现出性欲活跃期,表现为活跃、不安、跑跳踏足、抑制、少食、外阴稍有肿胀、潮红、有分泌物。通常需要交配刺激诱发排卵,一般在在交配后 10～12 小时排卵。

二、 家兔在医学生物学研究中的应用

1. 免疫学研究

家兔是制备免疫血清的最理想动物,其特点是制备的血清制品效价高、特异性强。因此被广泛地用于各类抗血清和诊断试剂的研制。

2. 药品、生物制品检验

由于家兔的体温变化十分灵敏,易于产生发热反应,热型恒定,因此各种药品的热源检验常选用家兔。

3. 兽用生物制品的制备

猪瘟兔化弱毒苗,猪支原体乳兔苗等生物制品均是通过家兔研制的。

4. 破骨细胞的制备

以新生乳兔作为制备破骨细胞的理想实验动物,被广泛地用于口腔医学方面的研究。

5. 眼科学的研究

家兔眼球大,便于进行手术操作和观察,是眼科研究中常用的实验动物。

6. 制备动物疾病模型

利用家兔研究胆固醇代谢和动脉粥样硬化,利用纯胆固醇溶于植物油中喂饲家兔,可以引起家兔典型的高胆固醇血症。以家兔制备的疾病模型有高脂血症、主动脉粥样硬化斑块、冠状动脉粥样硬化病变,与人类的病变基本相似。

7. 皮肤反应试验

家兔皮肤对刺激反应敏感,其反应近似于人。常选用家兔皮肤进行毒物对皮肤局部作用研究。兔耳可用于实验性芥子气皮肤损伤、冻伤和烫伤的研究。家兔皮肤也用于化妆品的研究实验。

8. 其他研究

多种寄生虫病的研究、畸形学的研究,人、兽传染病诊断中病原的毒力试验以及生物制品的安全试验、效力测定,化工生产中的急性和慢性毒性等试验也常用家兔进行。

三、 家兔的主要品种

家兔品种很多,我国饲养的家兔品种有:中国白兔、大耳白兔、新西兰兔、青紫兰兔、力克斯兔等十几种。用于实验的主要有以下几种:

1. 新西兰兔 新西兰兔培育地是美国加利福尼亚州,按毛色可分为新西兰白兔和红兔两种。因和栖息在新西兰岛上的野生兔毛色相似而命名。新西兰白兔具有毛色纯白、体格健壮、繁殖力强、生长迅速、性情温和、容易管理等优点,故已广泛应用于皮肤反应实验、药剂的热原试验、致畸试验、毒理实验以及妊娠诊断、人工授精实验、计划生育研究和制造诊断血清等。新西兰白兔体长中等,臀圆,腰及胸部丰满,早期生长快,成年体重 4.5~5.0 kg。

2. 青紫蓝兔 青紫蓝兔属皮肉兼用型兔。毛色特点:每根被毛都有 3~5 段颜色,如灰色、灰白色、黑色等。青紫蓝兔分标准型和大型两个品系。标准型成年体重约 2.5~3.0 kg,无肉髯;大型体重 4.5~6.0 kg,毛色较标准型浅,有肉髯。实验中常用标准型。

3. 大耳白兔 大耳白兔又名大耳兔、日本大耳白兔,是日本用中国白兔选育而成的皮肉兼用兔。毛色纯白,红眼睛,体型较大。体重 4.0~6.0 kg,最高可达 8.0 kg。两耳长,且

大而高举,耳根细,耳端尖,形同柳叶。母兔颈下具有肉髯,被毛浓密。大耳白兔生长发育快,繁殖力强,但抗病力较差。由于它的耳朵大,血管清晰,皮肤色浅,便于取血和注射,是一种常用的实验用兔。

4. 力克斯兔　力克斯兔属皮肉兔。全身长有密集、光亮如丝的短绒毛。成年兔体重3.0~3.5 kg。力克斯兔被毛颜色为:背部红褐色,体侧毛色渐浅,腹部呈浅黄色。经不断选育与改良,已有黑、白、古铜、天蓝、银灰等各种自然色。力克斯兔作为实验用兔具有良好的发展前景,因为该兔本身属皮用兔,其毛皮有很高的经济价值,而许多实验往往并不损坏其毛皮,用于实验可一举两得。既不影响实验,又可回收毛皮。

5. 中国白兔　中国白兔又名白家兔、菜兔,是我国劳动人民长期培育成的一种皮肉兼用,又适合试验需要的品种。饲养历史悠久,全国各地均有分布。毛色为纯白,体型紧凑,体1.5~2.5 kg,红眼睛、嘴较尖、耳朵短而厚。皮板厚实,被毛短密。中国白兔有许多突出的优点,如抗病力强、耐粗饲,对环境适应性好,繁殖力强,一年可生6~7胎,每胎平均产仔6~9只,最高达15只。雌兔有5~6对乳头。中国白兔是一种优良的育种材料,国外育成的一些优良品种许多和中国白兔有血缘关系。该兔的缺点是体形较小,生长缓慢。

第六节　犬

犬,学名 *Canis familiaris*,属于脊索动物门,哺乳纲,食肉目,犬科,犬属,犬种。犬是最早被驯化的家养动物,其历史约有12万年之久。其发源地至今未知。一般认为狼、狐和胡狼等犬科动物与犬有一定的亲缘关系。从20世纪40年代开始,犬才作为实验动物应用。

一、犬的生物学特性和解剖学、生理学特点

（一）生物学特性

1. 聪明机警,爱好近人　犬易于驯养,善与人为伴,有服从人的意志的天性,能够领会人的简单意图。

2. 对外环境的适应能力强　犬能适应比较热和比较冷的气候。

3. 肉食性　犬为肉食性动物,善食肉类和脂肪,同时喜欢啃咬骨头以磨利牙。

4. 运动性　犬习惯不停地活动,因此要求有足够的运动场地。对生产繁殖的种犬,更应注意应有足够的活动场地和活动量。

5. 情绪性　犬常用摇尾、跳跃表示内心的喜悦,吠叫可以是诉求,也可能是进攻的前兆。犬在饲养管理过程中如被粗暴对待,往往容易恢复野性。

6. 易建立条件反射　犬的神经系统较发达,能较快的建立条件反射。犬的时间观念和记忆力都很强。

7. 归向感好　犬远离主人或住地,仍能够回家。

8. 繁殖特性　犬属于春秋季单发情动物,性成熟280~400天,性周期180天(126~240天),发情期13~19天,妊娠期60天(58~63天),哺乳期60天,胎产子数1~8只,适配年龄

雄犬 1.5 年,雌犬 1～1.5 年。

9. 寿命 10～20 年。

10. 染色体 39 对。

（二）解剖学特点

1. 乳齿齿式 2(门 3/3,犬 1/1,前臼 3/3,臼 0/0)=28,成年齿式 2(门 3/3,犬 1/1,前臼 3/3,臼 2/3)=42。

2. 眼水晶体较大。嗅脑、嗅觉器官、嗅神经、鼻神经发达,鼻黏膜上布满嗅神经,无锁骨,肩胛骨由骨骼肌连接躯体。食管全由横纹肌构成。

3. 具有发达的血液循环和神经系统,内脏与人相似,比例也近似。胸廓大,心脏较大。肠道短,尤其是小肠。肝较大,胰腺小,分两支,胰岛小,数量多。

4. 皮肤汗腺极不发达,趾垫有少许汗腺。

5. 雄狗无精囊和尿道球腺,有一块阴茎骨。雌狗有乳头 4～5 对。

（三）生理学特点

1. 有不同的神经类型　犬一般分成活泼型、安静型、不可抑制型、衰弱型。神经类型不同,导致性格不同,用途也不一样。

2. 嗅觉特别灵敏　犬的嗅脑、嗅觉器官和嗅神经极为发达,所以犬的嗅觉特别灵敏。能够嗅出稀释千万分之一的有机酸。尤其是对动物性脂肪酸更为敏感。实验证明,犬的嗅觉能力是人的 1 200 倍。

3. 听觉敏锐　犬的听觉很敏锐,大约为人的 16 倍,犬不仅可分辨极细小的声音,而且对声源的判断能和简单语言可根据音调、音节变化建立条件反射。

4. 视觉较差　犬的每只眼睛有单独视野,视角不足 25°,并且无立体感。犬对固定目标,50 m 以内可看清,但对运动目标,则可感觉到 825 m 远的距离。犬视网膜上没有黄斑,即没有最清楚的视点,因而视力较差。犬是红绿色盲,所以不能以红、绿色作为条件刺激物来进行条件反射试验。

5. 味觉极差　犬的味觉迟钝,很少咀嚼,吃东西时,不是通过细嚼慢咽来品尝食物的味道,主要靠嗅觉判断食物的好坏和喜恶。因此,在准备犬的食物时,要特别注意气味的调理。

6. 消化过程与人类似　犬有与人相似的消化过程. 但对脂肪酸的耐受力比人强,对蔬菜的消化能力比人差。

二、 犬在医学生物学研究中的应用

犬易于驯养,饲养方便,适应性强,繁殖力高,且体形适中,易于操作,因而在众多科学实验中尤其是生物医学研究中应用广泛。

（一）实验外科学研究

犬广泛用于实验外科各个方面的研究,如心血管外科、脑外科、断肢再植、器官和组织移植等。临床医学在探索、研究新的手术或麻醉方法时,常选用犬进行动物实验,当有成功的经验和熟练的技巧后再试用于临床。

（二）基础医学实验研究

犬是目前基础医学研究和教学活动中最常用的实验动物之一，特别是在生理、病理等实验研究中尤其如此。犬的神经系统和血液循环系统发达，适合进行此方面的研究。失血性休克、弥散性血管内凝血、动脉粥样硬化（特别是脂质在动脉血管壁中的沉积）、急性心肌梗死、心律失常、急性肺动脉高压、肾性高血压、脊髓传导试验、大脑皮层定位试验等许多实验研究往往选用犬作为实验动物。

（三）慢性实验研究

犬易于调教，通过短期训练即可较好地配合实验，故非常适合于进行慢性实验研究。条件反射试验、各种治疗效果试验、内分泌腺摘除试验、慢性毒性试验常选用犬来进行。犬的消化系统也很发达，与人有相同的消化过程，所以特别适合于进行消化系统的慢性试验。

（四）药理学、毒理学及药物代谢研究

犬常用于多种药物在临床使用前的各种药理试验、代谢试验以及毒性试验，如磺胺药物代谢实验研究、新药毒性实验研究等。

（五）某些疾病研究

犬作为实验动物，常用于某些特殊疾病的研究，如进行先天性白内障、高胆固醇血症、糖原缺乏综合征、遗传性耳聋、血友病 A、先天性心脏病、先天性淋巴水肿、肾炎、青光眼、狂犬病等研究。

此外，实验犬常用于行为学、肿瘤科学以及放射医学等研究领域。

三、犬的主要品种

世界上犬的品种繁多，据不完全统计有 300 多种。但专用于动物实验的品种不是很多，很多地方从市场上购买民养犬从事实验。国际上用于医学研究的犬主要有下述几种：

1. 毕格犬（Beagle）　毕格犬原产英国，是猎犬中较小的一种，1880 年传入美国。我国从 1983 年引入并繁殖成功。毕格犬是近代培育成的专用实验犬，在以犬为实验动物的研究成果中，只有应用毕格犬才能被国际公认。毕格犬之所以被广泛地用于实验研究，是由它的特点决定的。

（1）品种特征：体形小，成年体重为 7～10 kg，体长 30～40 cm，短毛，花斑色。性情温和，亲人。遗传性能稳定，品种固定且优良，一般无遗传性神经疾患。反应一致性好，形态体质均一，由于其血液循环系统很发达，且器官功能也是一致的，表现在体温稳定，又比杂种犬体温低 0.5℃，因此在实验中反应一致性好，尤其在实验中对环境的适应力、抗病力较强。性成熟期早，约 8～12 个月，产仔数多。

（2）应用：毕格犬实验时易于抓捕，便于操作，实验重复性好，尤其适合药理、循环生理、眼科、毒理、外科学等的研究，被国际医学、生物学界公认为较理想的实验用犬。

2. 四系杂交犬　该犬是为科研工作者需要而培养出的一种外科手术用犬，它由两种以上品系犬进行杂交而成。如 Gvayhowd、Labrador、Samoyed 及 Basenji 四品系动物交配杂

交。取 Labrador 较大身躯、极大胸腔和心脏等优点,取 Samoyed 耐劳和不爱吠叫的优点。

3. 黑白斑点短毛犬　该犬可进行特殊的嘌呤代谢研究以及中性白细胞减少症、青光眼、白血病、肾盂肾炎等病的研究用。

4. Labrador 犬　该犬一般作实验外科研究用。

我国繁殖饲养犬品种繁多,品种之间差异较大,如中国猎犬、狼犬、四眼犬、华北犬、西北犬等。华北和西北犬广泛用于烧伤、放射损伤、复合伤等研究。狼犬适用于胸外科,脏器移植等实验研究。

第七节　猫

猫,学名 *Felis catus*。属于哺乳纲,食肉目,猫科,猫属,猫种。

一、 猫的生物学特性和解剖学、生理学特点

（一）生物学特性

1. 敏感多疑　猫类是天生的神经质和行动谨慎的动物,对于陌生人或环境十分多疑,但对人通常会表现出亲切感。猫对周围环境的变化特别敏感,在环境改变的情况下,应使猫有足够的时间调整其适应能力。

2. 孤独自由　猫喜孤独、自由的生活,除发情和交配外,很少群居。

3. 爱干净、喜干燥　猫喜爱明亮干燥的环境,不随地排大、小便,有在固定大、小便的习惯,便后立即掩埋。

4. 繁殖特性　性周期约 14 天,发情期持续 4～6 天,求偶期约连续 2～3 天。怀孕期 60～68 天(平均 63 天)。产仔数常为 3～5 只,哺乳期 60 天。适配年龄雄性 1 岁,雌性 10～12 月龄。雄性可利用 6 年,雌性 8 年。

5. 体型差异小　成年猫体长一般约 40～45 cm,雄性体重约 2.5～3.5 kg,雌性体重 2～3 kg。

6. 季节性换毛　成年猫每年在春夏和秋冬交替的季节各换一次毛。

7. 平衡感好　善捕捉,善攀登,具有很好的平衡感。

8. 寿命约 8～14 年。染色体 19 对。

（二）解剖学特点

1. 成年猫的齿式 2(门 3/3,犬 1/1,前臼 3/2,臼 1/1)＝30。

2. 猫舌的结构是猫科动物所特有的,其表面有无数丝状乳突,被有较厚的角质层,呈倒钩状,便于舔食骨上的肉。

3. 猫为单室胃,盲肠细小,只能见到盲端有一个微小突起。猫的大网膜发达,重约 35 g,不但起固定保护胃、肠、脾、肝脏的作用,而且还能保温,所以猫很耐寒。

4. 大脑和小脑发达,其头盖骨和脑的形态特征固定,对去脑实验和其他外科手术耐受

力较强。平衡感好，反射功能发达，瞬膜反应敏锐。

5. 雌猫乳腺位于腹部，有 4 对乳头，具双角子宫。

（三）生理学特点

1. 血压稳定　循环系统发达，血压稳定，血管壁较坚韧。红细胞大小不均匀，细胞边缘有一环状灰白结构，称为红细胞折射体（RE），正常情况下，10％的红细胞中有 RE 体。血型有 A、B、AB 型。

2. 反应灵敏　在正常条件下很少咳嗽，但受到机械刺激或化学刺激后易诱发咳嗽、呕吐。猫的呼吸道黏膜对气体或蒸气反应很敏感。猫对吗啡的反应和一般动物相反，狗、兔、大鼠、猴等主要表现为中枢抑制，而猫却表现为中枢兴奋。猫对所有酚类都敏感。

3. 瞳孔调节灵敏　猫眼能按照光线强弱灵敏地调节瞳孔，光线强时，瞳孔收缩成线状，晚上视力很好，便于在黑暗中捕食鼠类。

4. 属典型刺激性排卵动物　猫属于季节性多次发情动物，只有经过交配刺激，才能排卵，交配期每年 2 次（春季和秋季）。猫在交配后的 25～27 h 才排卵。

二、猫在医学生物学中的应用

猫可耐受麻醉及脑的部分破坏手术，在手术时能保持正常血压，猫的反射功能与人近似，循环系统、神经系统和肌肉系统发达，所以主要用于神经学、生理学及毒理学的研究。

（一）中枢神经系统研究

常用猫脑室灌流法来研究药物作用部位；血脑屏障，即药物由血液进入脑或由脑伴随转运至血流的问题；神经递质等活性物质的释放，特别是在清醒条件下研究活性物质释放和行为变化的相关性，如针麻、睡眠、体温调节的条件反射；常在猫身上采用辣根过氧化物酶（HRP）反应方法来进行神经传导通路的研究，即用过氧化氢为供氢的底物，再使用多种不同的成色剂来显示运送到神经系统内的 HRP 颗粒，进行周围神经形态学的研究，同时可用 HRP 追踪中枢神经系统之间的联系和进行周围神经与中枢神经联系的研究。在神经生物学实验中常用猫做大脑强直、姿势反射实验以及刺激交感神经时瞬膜及虹膜的反应试验。

（二）药理学研究

观察用药后呼吸系统、心血管系统的功能效应和药物的代谢过程。如常用猫观察药物对血压的影响，进行冠状窦血流量的测定，以及阿托品解除毛果芸香碱作用等试验。

（三）循环生理研究

选用猫做血压实验优点很多，如血压稳定，较大鼠、家兔等小动物更接近于人体，对药物反应更灵敏，且与人基本一致；血管壁坚韧，便于手术操作，适用于分析药物对循环系统的作用机制；心搏力强，能描绘出完好的血压曲线；用作药物筛选试验时可反复应用等。特别值得一提的是它更适合于药物对循环系统作用机制的分析，因为猫不仅有瞬膜反应便于分析药物对交感神经节和节后神经的影响，而且易于制备脊髓猫以排除脊髓以上中枢神经系统对血压的影响。

（四）其他研究

猫可用作炭疽病以及阿米巴痢疾的研究。近年来我国用猫进行针刺麻醉原理的研究，效果较理想。在生理学上利用电极刺激神经测量其脑部各部分的反应。在血液病研究上选用猫作白血病和恶病质者血液的研究。猫是寄生虫中弓形虫的宿主，因此在寄生虫病中是一种很好的模型。猫可作许多疾病的良好模型，如 Kinefelters 综合征、白化病、聋病等。

三、猫的主要品种

实验用猫一般分为家猫和品种猫两大类。

1. 家猫　是家庭养猫的统称，一般是随机交配的产物。

2. 品种猫　经选育而成，每个品种猫都具有特定的遗传特征。世界上现在有 35 种以上的品种猫，有长毛种和短毛种两类。

猫不易成群饲养，繁殖较为困难，加之发情期有心理变态，在饲养中涉及动物心理学问题，给繁殖带来困难。目前我国实验中使用的猫绝大部分为收购来的家养杂种猫，其种猫体质健壮，抵抗力强。国内少数单位已开始饲养、繁殖，用作实验用猫。实验用猫应选用短毛猫，长毛猫易污染实验环境，体质较弱，且实验耐受性差，不宜选用。

第八节　非人灵长类动物

非人灵长类包括除人以外的所有灵长类动物，属于哺乳纲，灵长目。非人灵长类是人类的近属动物，其组织结构、生理和代谢功能与人类相似，应用此类动物进行研究实验，最易解决人类相似的病害及其有关机理，是极为珍贵的实验动物，其价值远非其他种属动物所能比拟。非人灵长类动物有数十种，包括最原始的树鼩，近人类的长臂猿、猩猩，以及应用最多的猕猴。目前实验用猕猴已从野外捕捉为主转为人工饲养繁殖为主。

非人灵长类动物既具有哺乳动物的共同特征，又具有自身的特点，现以生物医学使用最多的猕猴为代表，介绍其生物学特征及解剖、生理特点等方面的内容。

一、猕猴的生物学特性和解剖学、生理学特点

（一）生物学特性

1. 喜居山林　猕猴一般生活在山林区，有些猴群则生活在树木很少的石山上。

2. 群居性强　猕猴群与群之间喜欢吵闹和撕咬。每群猴均由一只最强壮、最凶猛的雄猴做"猴王"。在"猴王"的严厉管制下，其他雄猴和雌猴都严格地听从，吃食时"猴王"先吃，但"猴王"有保卫整群安全生存的天职。

3. 杂食性　猕猴是杂食性动物，以素食为主。

4. 聪明伶俐　猕猴聪明伶俐，胆小。吃食时，先将食物送进颊囊中，不立即吞咽，待采食结束后，再以手指将颊囊内的食物顶入口腔内咀嚼。

5.　繁殖特性　雄猴性成熟为 3 岁,雌猴为 2 岁。雌猴为单子宫,月经周期为 28 天(变化范围为 21～35 天),月经期多为 2～3 天(变化范围为 1～5 天)。雌猴在交配季节,生殖器官周围区域发生肿胀,外阴、尾根部、后肢的后侧面、前额和脸部等处的皮肤都会发生肿胀。雌猴怀孕期为 156～180 天(平均为 164 天),哺乳期为 7～14 个月。每年可怀 1 胎,每胎产 1 仔。

6.　母婴协调　母猴对婴猴照顾特别周到,新生婴猴不需母猴协助,能以手指抓母亲的腹部皮肤或背部,在母亲的携带之下生活。母猴活动、跳跃婴猴都不会掉落。出生后 7 周左右,离开母猴同其他婴猴一起玩耍。

(二) 解剖学特点

1.　乳齿齿式 2(门 2/2,犬 1/1,前臼 2/2)＝20,恒齿齿式 2(门 2/2,犬 1/1,前臼 2/2,臼 3/3)＝32。

2.　猴的大脑发达,具有大量的脑回和脑沟。

3.　猴的四肢没有人类发达。四肢粗短,具有五趾,前肢比后肢发达,后肢的大拇指较小而活动性大,可以内收,外展。前肢的大拇指与其他 4 指相对,能握物攀登。猕猴的趾甲为扁平状,这也是高等动物的一个特征。

4.　猕猴属的各品种都具有颊囊,颊囊是利用口腔中上下黏膜的侧壁与口腔分界的。颊囊是用以贮存食物的,这是因为摄食方式的改变而发生的进化特征。

5.　猕猴的胃属单室,呈梨形。小肠的横部较发达,上部和降部形成弯曲,呈马蹄形。盲肠发达,为锥形的囊。胆囊位于肝脏的右中叶,肝分 6 叶。

6.　猕猴的肺为不成对肺叶,肺叶 3～4 叶(最多为 4 叶),左肺为 2～3 叶,宽度大于长度。

(三) 生理学特点

1.　体内不能合成维生素 C　猴体内缺乏维生素 C 合成酶,自身不能合成维生素 C,需要从饲料中摄取。

2.　神经系统较发达　猕猴有发达的神经系统,因而它的行为复杂,能用前后肢操作。

3.　视觉较人敏感　猴的视网膜上有一黄斑,黄斑上的锥体细胞与人相似;猴有立体视觉能力,能分辨出物体间位置和形状,产生立体感;猴也有色觉,能分辨物体各种颜色,它还具有双目视力。

4.　嗅觉稍差　猴的嗅觉器官处于最低的发展阶段,嗅脑不十分发达,嗅觉的强度退化,但嗅觉在猴的日常生活中还起着重要的作用,当它们初次接触到任何物品时,都需先嗅一嗅。

5.　对特定细菌敏感　猕猴对痢疾杆菌和结核杆菌极敏感,并常携带有 B 病毒。B 病毒可感染人,严重者可致死亡。

二、猕猴在医学生物学中的应用

猕猴的生物学特性与人类极其相似,是其他动物无法相比的,所以是医学和生物学研究最重要的动物模型。目前广泛应用于环境卫生、传染性疾病、神经生物学、病理学、生殖生理、心血管代谢和免疫性疾病、发育生物学、内分泌学、免疫遗传、肿瘤治疗研究等。全世界每年应用于疫苗生产、检验和医学生物学研究的猴子达几万至十几万只。

在医学生物学领域用猕猴研究人的大脑功能、心理学、行为学、肿瘤疾病、器官移植、传染性疾病、小儿麻痹、麻疹、伤寒、脑炎、霍乱、流感、艾滋病等。用猴已成功创造出高血压、冠状动脉不全、心肌梗死等动物模型。

随着生物科学的发展,特别是基因工程、转基因和克隆技术的发展,对猕猴的需求将会持续增加,人工饲养加快发展猕猴数量是社会发展的迫切需求。

三、 猕猴的主要品种

使用最多的非人灵长类实验动物是旧大陆猴,其中猕猴属最为重要,其主要品种为恒河猴和熊猴。

1. 恒河猴(罗猴,广西猴) 最初发现于孟加拉国的恒河河畔。我国广西壮族自治区恒河猴很多,其他在西南、华南各省及福建、江西、浙江、安徽黄山、河北东陵也有分布。身上大部分毛色为灰褐色,腰部以下为橙黄色,有光泽,毛细,胸腹部、腿部毛呈淡灰色。面部、两耳多肉色,少数红面,臀胝多红色,眉高眼深。

2. 熊猴(阿萨密猴,蓉猴) 产于缅甸北部阿萨密及我国云南、广西。形态与恒河猴相似。身体较大,毛色棕褐,缺少腰背部橙黄色光泽,毛粗,老猴面部常生雀斑,头毛向四面分开。不如恒河猴敏捷、聪明。叫声哑,犹如犬吠。

第九节 其他实验用动物

除了小鼠、大鼠、地鼠、豚鼠、兔、狗、猴等常用的实验动物以外,还常将部分役用、经济用和野生动物取作实验用动物。例如鸡、小型猪、长爪沙鼠、树鼩、家畜(牛、绵羊、山羊)、鱼类、两栖类动物、爬行类动物等。为了更好地了解和利用这部分实验用动物资源,分别作一简单介绍。

一、 鸡

鸡是在生物医学研究中最常用的禽类动物,属鸟纲,鸡形目,雉科。品种较多,饲养环境水平控制严格,SPF 鸡已在生物医学研究的许多领域中应用。

(一)生物学特性及解剖学、生理学特点

1. 生物学特性 具有一定的筑巢性和较弱的飞翔能力;性喜啼鸣,喜不停活动,四处觅食;食性广泛,有食砂粒助消化的特性;神经质,易惊恐。异常的声响、闪烁的光照、明暗阴影的变化、气压的突变都有可能导致歇斯底里的发作,乱飞,挤成一团;体温高,代谢旺盛。听力灵敏,白天视力敏锐;体表被有丰满的羽毛,并有周期性自然换羽的特性;对高温和湿热环境耐受力差。鸡为卵生,一次交配 12 天后仍可使 60% 卵受精,30 天仍可受精;染色体 39 对。

2. 解剖学特点 喙角质化,无齿,肺呈海绵状,紧贴于肋骨上,无肺胸膜及横膈,肺上有

许多小支气管与气囊相通;食道中部有嗉囊,具有软化饲料功能;胃分为腺胃和肌胃;小肠长,直肠短,一对管状盲肠;无肾盂、膀胱,输尿管直通泄殖腔;公鸡一对睾丸附于背腰部脊椎两侧,状如豆形,输精管开口于泄殖腔。母鸡右侧卵巢退化,左侧发育正常。性成熟后,表面有多个发育不同程度的大小卵泡,输卵管分伞部、卵白分泌部、峡部、子宫部和阴道部,阴道开口于泄殖腔。没有汗腺,散发热量主要靠呼吸。

3. 生理学特点 生长快,成熟早,饲料利用率和饲料报酬高;消化道短,粗纤维消化率低;尿很少,呈白色,为尿酸和尿酸盐,呈碎屑稀粥状附在粪表面排出;鸡的标准体温为41.5℃,心率 250～350 次/分,呼吸达 100 次/分;红细胞有核,呈椭圆形;生殖和光照关系密切,换羽时停止产蛋。

(二)鸡在医学生物学中的应用

1. 鸡胚是生产小儿麻疹疫苗、黄热病疫苗、狂犬病疫苗的主要材料,鸡和鸡胚也是研究和生产、检验鸡新城疫Ⅰ系苗、Ⅱ系苗、F 系苗、L 系苗,鸡马立克氏疫苗,鸡法氏囊疫苗,山羊传染性胸膜肺炎浓缩苗的主要材料。通过鸡胚传代可对某些病毒的毒力致弱,由此可研制弱毒疫苗,如口蹄疫 AⅢ型鼠化病毒,通过鸡胚传代后,毒力降低一个滴度。

2. 鸡的红细胞呈椭圆形,核大,染色后胞呈浆红色,核为深紫色。利用该特点,在炎症吞噬反应试验中,可以用鸡红细胞作为炎性渗出液内白细胞的吞噬异物,观察吞噬功能和过程。

3. 鸡马立克氏病是由疱疹病毒引起的肿瘤病,用疫苗可以预防,这是第一个可以用疫苗预防的肿瘤,并且揭示病毒可以导致机体发生肿瘤,并能用疫苗预防,因而鸡可用于病毒致肿瘤机理的研究。

4. 激素代谢的研究。公鸡去势后,雄性特征退化,冠不发达,性情温驯,不好斗,啼鸣少,利用这一特点,可以采取摘除公鸡睾丸,进行雄性激素代谢的研究。

5. 鸡可以作为研究高脂血症、动脉粥样硬化的动物模型,另外还可用于关节炎、白血病、肌肉营养不良症等研究。

6. 在某些药物评价试验中要用鸡或鸡的离体器官,可以利用 1～7 日龄雏鸡膝关节和交叉神经反射,评价脊髓镇静药的药效。利用 6～14 日龄雏鸡评价药物对血管功能的影响等。

此外,鸡也用于感染性疾病的研究,如支原体感染引起的肺炎、关节炎,链球菌感染引起的细菌性内膜炎等。还用于营养学研究,如 B 族维生素,特别是维生素 B_{12} 和维生素 D 缺乏症,钙磷代谢的调节,碘缺乏症等。还可用于老年医学及环境污染方面的研究。

(三)鸡的主要品种、品系

鸡的品种很多,但对实验用鸡的品种及品系国内外尚无统一规定。鸡作为实验动物,除少数用鸡本身外,大多数用鸡胚来进行实验,但在某些研究领域,仍需用鸡进行实验,常用的实验鸡品种主要为:

1. 白来航鸡 原产于意大利,单冠,冠鲜红,膨大,公鸡冠直立,母鸡多倒向一侧。耳叶白色,喙、颈和皮肤均为黄色,体形紧凑,尾羽开张,羽毛纯白色,5～5.5 月龄开产。该鸡精力旺盛,活泼,成熟早,无就巢性,该品种鸡是生物医学研究中常用的品种。

2. 星杂 288（白）鸡　该品种鸡属于白来航小型高产配套杂交品系,其优点是体形小,耗料少,产蛋多,觅食力强,性成熟早,适应性强,无就巢性,外观清秀而紧凑,全身白羽紧贴体躯,尾羽上翘、舒展、略开张,眼大有神,肉、肉垂、脸为红色,耳叶白色,喙、颈、皮肤呈黄色,均为单冠,公鸡冠大较厚而直立,母鸡冠薄,直立或略倒向一侧。

另外,根据医学研究的需要,目前已培育成源于来航鸡的几种近交程度较高的品系,如用于研究甲状腺机能减退的肥胖来航品系,用于皮肤移植研究的 GN 来航品系等。

二、小型猪

猪在生物学分类上属哺乳纲,偶蹄目,野猪科,猪属。

（一）小型猪的生物学特性及解剖学、生理学特点

1. 生物学特性　小型猪体型矮小,性情温顺。为杂食性动物,有用吻突到处乱拱的习性。成年猪的体重一般在 80 kg 以下,无毛或有稀疏的被毛。毛色白、黑、黑白及褐色。为全年性多发情动物,性成熟早,小型猪性成熟时间,雌猪为 4～8 月龄,雄猪为 6～10 月龄,性周期 16～30 天,发情持续时间为 1～4 天;排卵时间至发情开始后 25～35 小时,最适交配期在发情开始后 10～25 小时,妊娠期 114 天,每胎产仔 2～10 头。寿命最长达 27 年,平均16 年。

2. 解剖学特点　小型猪的皮肤组织结构与人类很相似,具有皮下脂肪层。其汗腺为单管状腺,皮脂腺有发达的唾液腺,但消化纤维能力有限,只能靠盲肠内少量共生的有益微生物将纤维素分解。小型猪的脏器重量近似于人类。胃为单室混合型,在近食管口端有一扁圆锥形突起,称憩室。盲肠较发达。肺分叶明显,叶间结缔组织发达。两肾位于 Ⅰ—Ⅳ 腰椎水平位,呈蚕豆状。汗腺不发达,幼猪和成年猪都怕热,猪的胎盘类型属上皮绒毛膜型,母源抗体不能通过胎盘屏障,只能从初乳中获得。

3. 生理特点　喜食甜食,舌体味蕾能感觉甜味;胃内分泌腺分布在整个胃内壁上,这与人很接近;消化特点介于食肉类与反刍类之间;消化过程、营养需要、骨骼发育以及矿物质代谢都与人极其相似;心血管分支、红细胞成熟时期、肾上腺及雄性尿道等形态结构以及血液及血液生化部分指标都与人接近;胆囊浓缩胆汁能力低;具有广泛的遗传多样性。

（二）小型猪在医学生物学中的应用

猪和人在解剖、生理学上包括皮肤、心脏血管、消化道、免疫系统、肾、眼球、牙齿等方面有很大的相似性。在有些实验领域内,有用猪取代狗的趋势。

1. 皮肤烧伤的研究　猪的皮肤结构与人非常相似,包括体表毛发、表皮结构、表皮形态和增生动力学,以及烧伤皮肤的体液和代谢变化机制,故猪是进行实验性烧伤研究的理想动物。

2. 肿瘤研究　美洲辛克莱小型猪,80％于出生前和产后有自发性皮肤黑色素瘤。这种素瘤有典型的皮肤自发性退行性变。有与人黑色素瘤病变和传播方式完全相同的变化。瘤细胞变化和临床表现很像人黑色素瘤从良性到恶性的变化过程,是研究人黑色素瘤的动物模型。

3. 免疫学研究　猪的母源抗体只能通过初乳传给仔猪。剖宫产仔猪在几周内,体内 γ

球白和其他免疫球蛋白很少,无菌猪体内没有任何抗体,一旦接触抗原,能产生极好的免疫反应。可利用这些特点进行免疫学研究。

4. 心血管病研究　猪冠状动脉循环,在解剖学、血流动力学上与人类相似。对高胆固醇饮食的反应与人一样,很容易出现动脉粥样硬化典型病灶。幼猪和成年猪能自发动脉粥样硬化,其粥样病变前期可与人相似。老龄猪动脉、冠状动脉和脑血管的粥样硬化与人的病变特点非常相似。因此,猪可能是研究动脉粥样硬化最好的动物模型。此外,研究猪心脏病的病因和病理发生,可能对人类心脏病的研究有很高的价值。

5. 营养学研究　仔猪和幼猪与新生婴儿的呼吸系统、泌尿系统、血液系统很相似。仔猪像婴儿一样,也患营养不良性蛋白质、铁、铜和维生素 A 缺乏症。因此,仔猪可广泛应用于儿科营养学研究。

6. 遗传疾病研究　先天性红眼病、先天性肌肉痉挛、先天性小眼病、先天性淋巴水肿等遗传性疾病。

7. 其他疾病研究　猪的病毒性胃肠炎可作婴儿病毒性腹泻动物模型。支原体关节炎可作人的关节炎动物模型。此外,还可用猪研究十二指肠溃疡、胰腺炎、食物源性肝坏死等疾病。

8. 悉生猪和无菌猪不仅可用于研究人类包括传染性疾病在内的各种疾病,更是研究猪病不可缺少的实验动物。它完全排除了其他猪病病原、抗体对所研究疾病的干扰作用。无菌、悉生猪还能提供心瓣膜供人心瓣膜修补使用。

(三) 国内小型猪的主要品系

我国是养猪大国,具有培育小型猪得天独厚的资源及条件。从 20 世纪 80 年代初开始,我国开始对小型猪资源进行调查和实验动物化研究,目前国内的小型猪品系主要有版纳微型猪、贵州小型香猪、广西巴马小型猪、五指山小型猪、中国实验用小型猪。

1. 版纳微型猪

云南农业大学曾养志教授等以西双版纳小耳猪为基础种群,经长期选种选配,初步培育成两个体型大小不同的 JB(成年体重 70 kg)和 JS(成年体重 20 kg)近交系,其中又分化为 8 个不同家系,家系下再进一步分化为带有不同遗传标记的 17 个亚系,至 2003 年 10 月,近交代数已达 20 代。2005 年 11 月 18 日通过鉴定,成为世界上诞生的第一个大型哺乳动物近交系。

2. 贵州小型香猪

贵州中医学院甘世祥教授等于 1985 年以原产于贵州丛江县的丛江香猪为基础种群,以小型化、早熟化为育种目标进行定向选育,使之成为我国较早正式报道的小型猪。曾于 1987 年作为"贵州小型香猪作为实验动物的研究"课题成果较早通过省级鉴定。经过封闭群及近交选育,群体相似系数已达 0.933。该小型猪初产窝仔数 5～8 头,经产 8～12 头。6 月龄体重 11～16 kg,12 月龄 25 kg 左右,24 月龄 32 kg 左右。

3. 广西巴马小型猪

广西大学王爱德教授等从 1987 年开始,从原产地引入广西地方猪种巴马香猪公 2 头、母 14 头,组成零世代基础种群,采用基础群内封闭纯繁选育及半同胞为主的近交方式进行选育,现已形成遗传相似性高、遗传性稳定的封闭群,并达到了一定程度的近交(近交系数

47.61％）。该小型猪的最大特点为白毛占体表面积大，达92％以上，个体具有较为整齐的头臀黑、其余白的独特"两头乌"毛色，而且出现双白耳突变个体及除尾尖少许黑毛的全白突变个体。该小型猪还具有体型矮小（24月龄母猪体重40～50 kg，公猪30～40 kg）、性成熟早、多产（初产8.5头，经产10头）等优点。

4. 五指山小型猪

又称老鼠猪，产于海南省的偏僻山区。老鼠猪头小而长，耳小，嘴直立，胸部较窄，背腰直立，腹部下垂，臀部不发达，四肢细长，全身被毛大部分为黑毛，腹部和四肢内侧为白毛。据调查，成年体重30～35 kg，很少超过40 kg。中国农科院畜牧所冯书堂教授等于1987年从原产地引种了2头母猪1头公猪至北京扩群繁育，至2012年存栏数达250余头，迁地保种获得成功。并且开展了近交培育、胚胎移植等方面的工作。已近交繁育至22代，近交系数已达0.986。并建立了近交系各世代个体DNA遗传基因库。

5. 中国实验用小型猪

由中国农业大学培育成功，是产于我国贵州和广西接壤地的香猪，利用近交负向选择与系统选育相结合的育种方案培育成功的，它具有体型小、成熟早、遗传稳定、抗逆性强、健康清洁的优良特点，便于手术操作和饲养护理。

三、 长爪沙鼠

长爪沙鼠也称蒙古沙鼠、黑爪蒙古沙鼠、黄耗子、砂耗子、沙土鼠等。主要分布在我国内蒙古、河北、山西、陕西、甘肃、宁夏等省、自治区的草原地带以及蒙古和俄罗斯布里亚特共和国。长爪沙鼠属哺乳纲，啮齿目，仓鼠科，沙鼠亚科，沙鼠属。

（一）生物学特性及解剖生理特点

长爪沙鼠大小介于大、小鼠之间，一般成年体重不超过100 g，体长约112.5 mm，尾长101.5 mm，背毛棕灰色，腹毛灰白色，耳壳前缘有灰白色长毛，尾部被以密毛，尾端毛较长，呈束状。性成熟年龄为3～4个月，性周期4～6天，妊娠期24～26天，哺乳期21天。成年雄鼠体重70～80 g，雌鼠60～75 g。繁殖以春秋季为主，每年1月和12月基本不繁殖。成年雌鼠一年可繁殖3～4胎，每胎平均产仔5～6只，最多达11只。每只出生重2.5～3.0 g。在人工饲养条件下，一年可繁殖5～8胎，一生的繁殖期为7～20个月，一生最高可繁殖14胎，寿命2～3年。

（二）在医学生物学中的应用

长爪沙鼠作为实验动物，其使用量远较大鼠、小鼠、豚鼠和地鼠少得多，但其在某些特殊研究领域具有重要价值，是大、小鼠无法比拟的。主要用于以下几个方面的研究：

1. 细胞学研究

长爪沙鼠不仅对肺炎链球菌、流感嗜血杆菌敏感，而且对其他许多需氧及厌氧菌敏感。将敏感菌接种于中耳泡上腔内5～7天，经耳镜检查，可发现接种部位发生明显的反应，并引起中耳炎。

2. 病毒学研究

长爪沙鼠对流行性出血热病毒（EHFV）比较敏感，而且适应毒株范围广，病毒在体内繁殖快,易分离和传代,是研究流行性出血热理想的动物模型。另外,长爪沙鼠还对西方马脑炎病毒、狂犬病毒和脊髓灰质炎病毒等敏感。

3. 寄生虫病学的研究

长爪沙鼠自然感染寄生虫不常见,但对多种丝虫、原虫、线虫、绦虫和吸虫的实验性感染非常敏感,是研究这些寄生虫病良好的动物模型。特别是近几年来在丝虫病的研究中发现长爪沙鼠对丝虫特别敏感,因而被广泛应用于丝虫病及抗丝虫药筛选的研究。

4. 脑神经病的研究

由于长爪沙鼠独特的脑血管解剖特征,很容易利用它建立脑缺血模型,常用于脑梗死后所引起的中风、脑贫血及脑血流量改变等疾患及药物治疗的研究。另外沙鼠还具有类似人类的自发性癫病发作的特点,是癫痫研究常用的实验动物模型。

5. 其他研究

长爪沙鼠还可用于内分泌学、代谢病、肿瘤学等方面的研究。

四、树鼩

树鼩,俗称树仙,属哺乳纲,树鼩目,树鼩下目,树鼩科。树鼩科下分 2 个亚科,6 个属,47 个种,约 100 个亚种。主要分布在我国云南、贵州、广东、广西、海南岛及缅甸、越南、泰国、马来西亚、印尼、菲律宾等热带和亚热带地区。

（一）生物学特性及解剖生理特点

树鼩形似松鼠,尾部毛发达并向两侧分散。体长约 18 cm,尾长约 16 cm,成年体重约 120~150 g。前后足均 5 趾,每趾都有发达而尖锐的爪,吻部尖长,耳较短。体毛粟黄色,颌下和腹部为浅灰色,颈侧有条纹。

树鼩属杂食性动物,常以昆虫、小鸟、五谷、野果为食,喜食甜食。树鼩性成熟时间为 6 个月,妊娠期 41~50 天,每年 4~7 月为繁殖季节,每胎产仔 2~4 只。

实验室饲养时,树鼩喜在笼内翻滚蹿跳。笼不宜过小,繁殖笼内宜设多个小室,供繁殖育仔用。小室要避光隐蔽,以防其产育时受到惊动、拒哺乳或吞食仔鼩。笼养时要供给足够的蛋白质饲料,否则其营养缺乏,体重减轻,毛无光泽,易患病死亡。一般可供较软的高蛋白质饲料,并喂些水果、蔬菜。如饲料蛋白质水平较低,每周可补饲 2 次。

（二）在医学生物学中的应用

树鼩是除灵长类动物外解剖生理学特性最接近人类的动物,现已广泛应用于生物医学研究领域的各个方面。

1. 甲型肝炎的研究

甲型肝炎病毒(HAV)可在树鼩体内繁殖,感染后 7~13 天,开始从粪便中排出病毒,持续时间 15~21 天,有些动物感染后血清转氨酶升高,另可有 78% 的树鼩血清中出现 HAV 抗体,因此树鼩将是研究人类甲型肝炎病毒良好的动物模型。

2. 乙型肝炎的研究

乙型肝炎病毒(HBV)接种树鼩后第 5 天,约有 48% 的动物乙型肝炎表面抗原呈阳性,肝脏出现类似病毒性肝炎的病理学改变,因而树鼩又是研究人类乙型肝炎病毒良好的动物模型。

3. 肿瘤的研究

用黄曲霉素加入饲料后饲喂树鼩,饲喂 72～172 周,约有 50％以上的树鼩产生肝癌,用 MCAL3-甲基胆蒽注射树鼩,14～16 个月可诱发产生纤维瘤,这一特性与人类化学致癌类似。另外树鼩在自然条件下可产生自发性乳腺癌、淋巴肉瘤、肝细胞瘤、表皮肝细胞癌(鳞状细胞癌,皮脂腺癌),因此树鼩是研究肿瘤良好的模型。

4. 病毒学研究

树鼩对疱疹病毒敏感,经静脉、腹腔或皮下接种 HSV-Ⅰ后在第 2～14 天发病死亡。用 HSV-Ⅱ经腹腔和阴道感染树后,第 3 天开始死亡,第 5～7 天达到死亡高峰,但 11 天后方能检测到中和抗体。另外成年树鼩对轮状病毒易感,可用于对人轮状病毒感染的致病机理、免疫调控、疫苗制备及鉴定等方面的研究。

5. 胆石症的研究

树鼩的胆汁组成与人类相似,用高胆固醇饲料喂缅甸树鼩能诱导胆结石的形成,因此树鼩可作为研究人类胆石症良好的实验动物。

6. 其他研究

树鼩还可以用于人类致秃及毛发再生的研究。

五、 家畜

(一) 牛

牛属哺乳纲,偶蹄目,牛科。牛为反刍动物。一般培育的早熟品种性成熟期为 6～8 月龄,原始晚熟品种为 10～12 月龄。性周期 21 天,发情持续时间为 18 h,发情结束后 11 h 排卵,发情后若受精,受精卵 4 天进入子宫,35 天植入。胎盘为上皮绒膜型。妊娠期 282 天。

因为牛为多胃草食性动物,耐粗饲,易饲养;体型大,产血量多,对有些抗原物质反应敏感。因此,常用于血清学研究,健康牛血清、畜用抗血清的制造及兽用生物制品的检验。

(二) 绵羊

绵羊属哺乳纲,偶蹄目,牛科。

绵羊为草食动物。较温顺,怕热不怕冷。上唇有裂隙,便于啃很短的草。其胆囊的浓缩能力较差,但胰腺的分泌能力较强。

绵羊性成熟年龄为 7～8 个月,寿命 10～14 年,繁殖适龄期 8～10 个月,性周期 14～20 天(平均为 16 天),发情持续时间 1～3 天(平均为 1.5 天),为季节性(秋季)发情动物。发情后 12～18 h 排卵,妊娠期 140～160 天(平均为 150 天),哺乳期 4 个月,产仔数 1～2 只。

绵羊可用于人畜生物制品的研究、生产和检验。绵羊常用于免疫学研究,如用绵羊制备抗正常人血清的免疫血清,用这种免疫血清可以研究早期骨髓瘤、巨球蛋白血症和一些丙种球蛋白缺乏症。绵羊还可用于生理学、针灸和外科手术等实验。

(三) 山羊

山羊属哺乳纲,偶蹄目,牛科。

山羊属草食性反刍动物。喜吃禾本科牧草和树叶,饲喂应以青粗饲料为主,补喂适量的精料。山羊性急,爱动,好斗,喜干燥,怕潮湿,耐热而抗寒性差。山羊性成熟年龄为6个月,繁殖适龄期为1岁半,为季节性(秋季)发情动物。性周期15～24天(平均为21天),发情持续时间2～3天(平均为2.5天),发情后9～19 h排卵,妊娠期140～160天(平均为150天),哺乳期3个月,产仔数1～3只。山羊性情温顺,耐粗饲,适应性强,饲养方便。

在兽医生物制品制造中,常用山羊制造山羊传染性胸膜肺炎苗和检验山羊疫苗。山羊血和肝可作为制造培养基的原料。山羊还可用于微生物学、免疫学、营养学、放射生物学的研究和进行实验外科手术,制作肺水肿模型等。

六、 斑马鱼

斑马鱼(zebrafish),学名 *Danio rerio*,原产于南亚,是一种常见的热带鱼。在生物分类学上属脊索动物门,辐鳍鱼纲,新鳍亚纲,鲤形目,鲤科,鱼丹属,斑马鱼种。斑马鱼和人类基因有着87%的高度同源性,是研究胚胎发育分子机制的优良资源,已经成为最受重视的脊椎动物发育生物学模式动物之一。亦常用于水质环境的监测。

(一) 斑马鱼的生物学特性和解剖学、生理学特点

1. 生物学特性

(1)体型小。斑马鱼体形纤细而略呈纺锤形,头小而稍尖,吻较短,成体长3～4 cm。全身布满多条深蓝色纵纹似斑马,与银白色或金黄色纵纹相间排列,纹路比较有条理。在水族箱内成群游动时犹如奔驰于非洲草原的斑马群,故此得斑马鱼之美称。雄性斑马鱼体形细长,颜色略深,条纹较为显著,为深蓝色条纹间柠檬色纵纹;雌鱼身体肥胖,颜色稍淡,为蓝色条纹间银灰色条纹,在性成熟后腹部肥大。

(2)性情温和,活泼好动,易于饲养。斑马鱼喜在上层水域活动觅食,对饵料不挑剔,各种鱼虫及人工饲料均可投喂。能承受高密度饲养,每升水中可容纳5尾,意味着容易饲养大量群体,饲养管理易行。

(3)发育快、繁殖力强。雌雄鱼的交配行为受光刺激,可以通过调控光周期或控制雌雄鱼的接触而控制产卵时间。每尾雌鱼每次产卵300粒左右,体形较大者有时可以产上千粒。卵子体外受精,体外发育,胚胎发育同步且速度快。受精卵在28.5℃培养条件下约40 min完成第一次有丝分裂,之后大约每间隔15 min分裂一次;24 h后,主要的组织器官原基已形成,各个脑室、眼睛、耳、血细胞、体节等均清楚可见。大约两天后仔鱼卵黄囊消失,可游动摄食。发育温度要求在25～31℃之间。幼鱼约2个月后可辨雌雄,5个月可达性成熟。而且,来之于同一母体的胚胎是同步发育的,易于大量收集特定阶段的同期胚胎材料。

(4)胚胎透明。斑马鱼的胚胎是完全透明的,这样即使在发育的高级阶段,仍然可以观察到全部的细胞。这使得研究者不仅能跟踪观察每一个细胞的发育命运,而且也可观察得到原肠期的细胞运动、脑区的形成和心跳等胚胎发育事件。

(5)斑马鱼有50条染色体,没有异型性染色体。

(6)斑马鱼的基因组中含有约30 000个基因,这个数目与人的差不多,而且它的许多基因与人体存在对应的关系,更为难得的是,斑马鱼的肿瘤情况与人极为类似。在这些方面,

斑马鱼作为一种理想的分子生物学模式生物,拥有其他脊椎动物所无法相比的优点。

2. 生理特点

(1) 有较强的耐寒性和耐热性。斑马鱼属低温低氧鱼,在水温 11～15℃时仍能生存,对水质的要求不高,水质中性,水温以 22～26℃为宜。

(2) 具有自我修复破损视网膜的独特能力。英国科学家首次发现人类视网膜中也拥有类似斑马鱼能够修复视网膜的细胞,这可能有助于治疗人类因视网膜受损引起的失明。

(3) 斑马鱼的毛细胞在受损后可以再生。斑马鱼在身体表面长有毛细胞,毛细胞的作用是探测水中的振动,其结构和功能与人类内耳中的毛细胞相似,胚胎时期在光镜下清楚可见,有助于药物作用下,观察其形态和功能变化。

(二) 斑马鱼在生物医学中的应用

斑马鱼的细胞标记技术、组织移植技术、突变技术、单倍体育种技术、转基因技术、基因活性抑制技术等已经成熟,在生物学、医学、药学研究中有着广泛应用。

1. 发育生物学和遗传学

斑马鱼由于发育前期细胞分裂快,胚体透明,特定的细胞类型易于识别等有利因素,成为脊椎动物中最适于做发育生物学和遗传学研究的模式生物。利用斑马鱼开展的胚胎发育研究主要包括以下方面:母体产生的因子(如蛋白质和 mRNA)对启动胚胎发育的影响、体轴的形成机制、胚层的诱导与分化、胚胎中细胞运动机制、神经系统发育、器官的形成、左右不对称发育、原始生殖细胞的起源和迁移等。同时,由于斑马鱼诱导产生单倍体后代的可能性较大,因此可以暴露出隐性基因决定的胚胎表现型,也可以快速培育成二倍体斑马鱼的同基因品系。

2. 毒性实验

由于鱼类动物在毒性实验上的应用优势,国际标准化组织在 20 世纪 80 年代推荐斑马鱼为毒性试验的标准实验用鱼。斑马鱼急性毒性试验是检测工业污染及水体污染的重要手段之一。斑马鱼也被经济合作开发组织(http://www.oecd.org)的指导手册列为健康毒性和环境毒性检测实验的标准鱼类,试验得出的数据可以在国际上认证。美国辛辛那提医学中心分别构建了报告基因受 3 种响应元件(芳威响应元件、亲电子响应元件、金属响应元件)控制的转基因斑马鱼,用于检测水中的污染物。新加坡国立大学利用甾类激素诱导启动控制表达荧光蛋白的转基因斑马鱼监测水环境中甾类激素及其类似物;利用重金属诱导启动控制表达荧光蛋白的转基因斑马鱼,检测水环境中的重金属锌、铜、镉和汞。

3. 人类疾病动物模型

斑马鱼的神经中枢系统、内脏器官、血液以及视觉系统,尤其是心血管系统,在基因水平上 85% 与人类同源,早期发育与人类极为相似,已成为研究相关疾病基因的最佳模式生物。斑马鱼胚胎是全透明的,可以全程观察和研究其心脏发育及血液流动状况。借助显微镜,甚至可看到每个心肌细胞和血液细胞。快速繁殖有利于基因筛选。在国际上,斑马鱼模式生物的使用正逐渐拓展和深入到生命体的多种系统(例如神经系统、免疫系统、心血管系统、生殖系统等)的发育、功能和疾病(例如神经退行性疾病、遗传性心血管病、糖尿病等)的研究中,并已应用于小分子化合物的大规模新药筛选。

4. 分子生物学研究

随着分子生物学家对斑马鱼的重视,斑马鱼在分子生物学方面也已经成为一种重要的研究模型,用于研究目的基因在脊椎动物中的表达和功能。通常所用的方法是构建 GFP 融合蛋白的荧光分布情况,以此确定目的基因或目的蛋白的功能和表达特点,这种方法已成功用于研究启动子的功能特征。另外,通过检测绿色荧光的分布监测外源蛋白的表达,这方面的研究也已经有较多报道。

5. 化学筛选及新药发现

化学遗传学在概念上相对简单,操作也不复杂,关键是如何确定标准进行有效的候选分子筛选。筛选标准可以简单到只观察胚胎生与死,评估特定表型的轻重程度。如果用组织特异性表达 GFP 转基因鱼品系则可以简化或程序化、自动化这种筛选。另外,免疫组化、整体原位杂交等方法均可评判特定表型。

（三）斑马鱼的品系

经过 30 多年的研究应用和系统发展,已有约 20 个斑马鱼品系,斑马鱼基因数据库——ZFIN(http://zfin.org)里有相关的资料可供查询和下载。目前研究中常用的斑马鱼野生型品系主要为 AB 品系、Tuebingen(Tu)品系、WIK 品系,斑马鱼基因组计划所用品系是 Tu。AB 品系是实验室常用的斑马鱼品系,由单倍体细胞经早期加压法获得。Tu 品系斑马鱼具有胚胎致死突变基因,用于基因组测序前敲除该致死突变基因。WIK 品系较 Tu 品系具有更多的形态多样性。此外,还保存有 3 000 多个突变品系和 100 多个转基因品系。这些品系资源对于利用斑马鱼开展各种科学研究起着很大的推动作用。

七、 其他鱼类

自然界鱼类大约有 17 000 种,超过脊索动物门下其余各纲动物的数目。其适应的环境范围很广,并展示着不断增强的适应能力。常用于实验研究的鱼类多为淡水、冷温带鱼。

（一）生物学特性

1. 鱼是水生变温动物,能适应水温的变化,但水温的骤变(突然升高大于 5℃)会引起某些鱼死亡。

2. 鱼的皮肤没有角质层,但有一层由黏多糖物质、黏液、偶见的脱落细胞、免疫球蛋白和游离脂肪酸构成的保护层。表皮由多层活的基底细胞、不同数量的黏液细胞、颗粒细胞、淋巴细胞、巨噬细胞等构成。真皮内含有色素细胞,鱼可改变身体颜色。

3. 鱼的呼吸器官是鳃,有些鱼还具有从口腔伸出的囊或袋形的副呼吸器官,另外皮肤呼吸是一种很次要的方式。

4. 鱼类肾脏除了具有排泄功能外,还是较重要的造血器官。

5. 鱼没有淋巴结,胸腺是中央淋巴器官,淋巴细胞从胸腺游走但不返回,脾中有 B 和 T 细胞,肾中只有 B 淋巴细胞。

6. 鱼的繁殖是多样化的,有卵生和胎生。环境的变化引起的应激常抑制繁殖功能。

（二）在生物医学中的应用

作为低等脊椎动物的代表,鱼类有终生生活在水中、材料易得、且绝大部分体外受精、体外发育等特点,是毒性试验、环境监测、发育生物学、生理学、生态学、遗传学等研究常用的实验材料,在各个领域得到广泛应用。目前,鱼类实验动物没有统一的标准,大多数作为实验材料的鱼类动物只能称为"用于实验的动物"。除斑马鱼外,常用的品种还有:

1. 青鳉　青鳉是起源于东亚的一种小型鱼种,易于饲养。因为有突变个体存在,最早被作为研究材料用于遗传学的分析工作。青鳉有伴性的体色基因 r,利用其等位基因可制出通过体色差异区别雌雄的系统,非常方便。由于产卵是可控的,1994 年,青鳉作为脊柱动物的代表被送上太空,完成了从受精到个体的整个发育过程,实现了真正意义上"太空育种"。被广泛应用于生理学、生态学、内分泌学等各方面的研究。

2. 新月鱼和剑尾鱼　新月鱼和剑尾鱼是热带鱼。新月鱼和剑尾鱼杂交后易产生黑色素瘤。剑尾鱼有 23 个种,因其属内的鱼有不同的表型,体色各异,所以通过杂交、回交等手段可进行基因遗传连锁研究。剑尾鱼的杂交黑色素瘤模型在肿瘤研究中是经典的模型。剑尾鱼对多种农药、重金属等毒物较敏感,同时还对某些鱼类病原体敏感性强,以及存在盲眼、畸形等诸多突变性状,适合作为动物模型。珠江水产研究所培育出 RR-B、RW-H、BY-F 三个剑尾鱼品系。其中 RR-B 系通过了全国水产原种和良种审定委员会第三届第一次会议的审定,是国内首个通过审定的水生实验动物品系,适用于水环境监测、水产药物安全性评价、化学品毒性检测、动物疾病检验模型及遗传生物学研究等领域。

3. 红鲫　红鲫为鲫鱼的变种,主要分布在江南一带,其食用、观赏价值很高。由于红鲫作为实验动物具有生活力强、性成熟早、繁殖率高、体形适当、杂食性等特点,湖南南华大学实验动物学部已将红鲫鱼实验动物化,采用雌雄核发育技术建立了红鲫鱼近交系,主要用于遗传育各种、受精生物学、肿瘤学、毒理学等科学研究。

❖　**思考题**

1. 为什么小鼠是生物医学研究和药品、生物制品检定中应用最广泛的实验动物?
2. 大鼠在生物医学研究中主要应用于哪些方面?
3. 若大鼠表现为情绪暴躁、易咬人,可能的原因有哪些?
4. 试述豚鼠的生理学特点。
5. 试述兔的主要生物学特性及在医学生物学研究中的应用。
6. 试述犬的生物学特性。

（刘　春　缪　进　杨晋娴）

第六章　动物实验概论

动物实验是开展医学教学和研究必不可少的基本手段。离开了动物实验就没有医学的进步和发展。但动物实验并非随心所欲、盲目蛮干,不了解实验动物的生产供应和实验动物的特点,不了解动物实验的程序和步骤,不经过精心的设计和充分的准备,不能对实验后的动物进行精心而合理的护理,对动物实验过程中可能会出现的各种问题没有足够的认识和应对措施,不能对实验结果进行正确评估和正确的描述,要想圆满完成动物实验并取得可靠结果几乎是不可能的。

第一节　实验动物生产供应管理及使用的特点

一、 实验动物繁殖生产的特点

1. 难以控制的繁殖规律　实验动物品种品系繁多,有各自的繁殖生产周期,它们的生产完全受遗传规律的控制。其生产过程包括留种、交配、怀孕、分娩、哺乳、育成等。是否交配,能否怀孕,每胎生几只,是雌是雄,能育成几只,产品的合格率是多少均难以预测或控制。

2. 对生活环境的高度依赖　实验动物通常是被限制在一个特定的环境中,一切活动都是在一个有限的空间内进行,其生活条件完全由人工控制,生活全过程必须有专人护理,各有其特殊而严格的饲养管理要求,其生存质量受饲养管理水平的调节和制约。

3. 生产成本高　实验动物从一开始就是一种科技含量相对较高的产品,其生产过程较其他动物的生产过程复杂得多,生产成本自然也较高。实验动物的生产和管理不仅要求有标准化的饲养环境、标准化的笼器具、标准化的饲料以及高素质的饲养管理人员,而且要求实行严格的实验动物遗传学、微生物学、寄生虫学控制,这就必然是高投入、高成本、高消耗。

4. 管理要求高　实验动物由于其特殊的用途,品质要求较高,管理要求更为严格。饲养管理、种群的维持或更新、繁殖生产、隔离检疫、疾病诊断、预防治疗、质量监测、消毒灭菌以及饲养人员的安全防护等一系列的管理工作和技术工作更为重要和严密。实验动物自身的需求、感受和体质状况,只有通过饲养管理人员周到的护理,细心的观察,科学的监控才能发现并给予保证。

二、 实验动物供应使用的特点

1. 可供使用时间短　供应教学科研使用的实验动物都有一定的最佳使用年龄和体重范围,超过一定的时限,则最佳范围自然丧失,直至成为废品而遭淘汰。一般来说,小鼠的有效使用期仅 4～6 天,大鼠也仅有 15 天左右时间,而一些对实验动物有特殊日龄要求的科研试验,一日之差也不行。

2. 供应使用的规格要求千变万化　不同实验所需的实验动物品种、品系各不相同,而同一实验为了寻求最佳方案或进行对比分析,也可能同时使用几种不同的实验动物,即使是用同一品系的动物,也有性别、年龄、体重、级别的要求,这些都是教学科研实验对实验动物的具体要求,是必需的。但由于实验动物生产的特点,不可能使所生产的每只动物都同时符合这些要求,这就必须有足够的群体可供选择。在某个实验动物待发群体中根据要求进行选择的合格率往往是较低的,一般只有 50%～70%,有时可能更低,有时可能因为缺少几只合格的动物,科研实验就无法按预先设计进行。

3. 供应使用量的峰谷落差大　在医药院校中,机能、形态、外科手术基本操作技能的严格训练等基础课程的教学必须利用实验动物来进行,而整个教学实验安排既要符合教学大纲要求,又要遵守教学规律,实验动物的使用时间相对集中;同时,由于季节、气候因素的影响,广大研究人员、技术人员又习惯于选择春秋季气候宜人的时候进行动物实验;这样就形成两个使用实验动物的高峰,即每年的 4～6 月、9～11 月。在寒暑假,又出现实验动物使用的低谷,这期间只有少量的科研实验需使用实验动物。而这种落差又无法使用削峰填谷的措施来调节,常常造成实验动物紧缺或积压。

三、 实验动物生产供应的特殊管理要求

1. 与国际接轨的要求　所有动物实验均要求良好的反应重复性,而取得好的反应重复性的前提是实验条件的一致性,这就必须使用国际公认的标准化的实验动物品种、品系。因此,实验动物的饲养环境与设施,培育、繁殖手段与措施,质量控制标准与技术,实验室条件与规范等都必须与国际标准接轨,这样,取得的实验结果才能进行国际交流,得到世界公认。

2. 国家、地方管理法规的要求　为保证动物实验结果的准确性、可靠性和可重复性,推进生命科学研究向纵深发展,国家科技部、有关行业主管部门及各省市相继制定颁发了一系列有关实验动物的管理法规,实验动物饲养和使用必须按相关法规的要求进行管理。

3. 质量管理要求　在医学研究中,利用实验动物进行实验所取得的成果最终都要有益于人,应用于人,实验动物质量至为重要。因此,贯彻执行国家实验动物质量管理办法是实施严格的质量管理的必然要求。所有实验动物机构(包括饲养、繁殖、保种、监测单位)及所有使用单位对所需实验动物的选择、采购、运输、实验条件的控制和饲养观察等,都应根据相应的等级标准及管理要求严格执行。主动接收质量监督部门的检查、验收和监督。

四、 医学研究使用实验动物的特点

医学院校科研使用实验动物的通常特点是:规格严,要求高,品种多,范围广,有诸多制约因素影响动物实验的顺利开展;实验所需要的动物、品种、数量、规格、质量要求不一;实验目的、要求、方法不一;实验人员成分(有教师、医生、研究生、技术人员)不一;操作技能参差不齐;急性实验少,慢性实验多,使用时间或集中或分散,无规律可循;科研经费不足。反映在对动物的需求上,突出表现出以下特点。

1. 使用时间的不确定性　高等院校有很好的学术氛围,科研人员通常是废寝忘食,刻苦钻研,但往往缺乏使用实验动物的时间概念。他们所根据的是自己的时间安排,很少考虑

实验动物的生活习性和规律,不了解生产供应部门饲养管理的实际情况。一年到头,无论寒暑、节假日、上午还是下午,随时都可能需要领用实验动物。而且,同一课题,前后往往延续数月乃至一年以上,不同的课题有不同的研究时间、进度和需要。

2. 临时计划多　由于多种制约因素的存在,科研用实验动物往往难以制定周密的计划,到使用时临时申请者居多。有些科研项目,申报之前未能与生产供应部门联系,申报者不了解实验动物中心可供实验动物的品种、等级、价格及申请使用程序,课题立项以后,又不及时申报实验动物使用计划,直至临近使用时才申请使用动物。

3. 计划可塑性大　有些科研实验,尽管事先已有详细的实验动物使用计划,亦按期投入使用,但由于实验进程中不可预料的偏差、错误、困难等情况随时可能出现,不得不中途改变方案,或改变所用实验动物的品种、品系,或增减实验动物的用量,或推迟实验的进行,致使原先确定的使用计划无法圆满执行。

4. 对实验动物的特殊性认识不足　我国实验动物科学起步较晚,科学普及程度较低,使得许多科研人员对前述的实验动物繁殖生产特点、供应使用特点、管理特殊要求认识不到位;对实验动物质量与动物实验质量的关系认识不到位;对实验动物的生物学特性、解剖生理学特点和实验动物饲养管理要求的掌握不到位。因此,往往导致实验不能按期正常进行,甚至半途而废。

5. 多因素的制约　动物实验需要多方面的工作配合,需要多种条件支撑,准备工作非常繁杂,往往某一环节的差错,某一因素的缺少就影响整个实验的顺利进行。比如试剂不能按期到货,仪器突然损坏,实验动物不能满足,实验人员出差、生病或有其他亟须完成的临时性工作等等,均会延误或干扰实验的进行。而实验不能按时进行,受影响最大的就是实验动物,实验动物不可能像工业产品那样进仓库保管,也不能像化学试剂那样存放冰箱,存活一天就得护理一天,日龄自然增长,体重随之增加,几天之后,原本符合实验要求的动物因超重而变为废品。

正是由于教学科研使用实验动物存在上述特点,往往造成医药院校自身拥有的实验动物机构难以有效地组织教学科研所需实验动物的生产、供应,导致教学科研用实验动物的供不应求或供过于求。每个科研工作者必须充分了解、认识这些特点,才能充分准备,少走弯路。

第二节　实验动物的领取或外购

一、　实验动物的领取

各类实验动物都有自己的生物学特性和生活规律,它们尤其需要安静的环境去进行交配、分娩、哺乳、采食等一系列活动。饲养管理活动必须尽可能减少对动物的不适当的干扰,这是科学饲养的基本要求。因此,饲养管理的各项工作都必须执行标准操作规程,在规定的时间内完成相应的工作,发放实验动物在每天规定的时间段内进行。只有动物实验人员与实验动物饲养管理人员密切合作,才能做好这一工作。

具体领取动物的时间,在实验开始之前就应该了解清楚,并根据事先所定计划提前一天通知饲养员,自觉遵守领取时间。

领取动物必须遵守有关制度,履行登记、付款手续。由于卫生防疫的要求,实验动物离开饲养室以后是不能返回的,所以必须要求饲养员按要求发放动物,并现场查验是否符合要求,不符要求应当场更换。

二、 实验动物的购买

有些实验需要特殊品系、特殊要求的实验动物,或一次性需要量较大,或无事先计划时,实验动物中心不能满足需求,则必须到其他具有实验动物生产供应资质的单位去购买,必须遵循下列原则:

1. 提出外购申请,经实验动物中心负责人同意;

2. 事先与供应单位联系并确认能够提供,并确认动物品系、等级、价格、包装、供应方式,可供应日期;

3. 如果系慢性实验,则必须首先与实验动物中心签订好动物实验室的使用和代养观察协议,办妥有关手续;

4. 购买时要索取实验动物质量合格证、许可证复印件和其他相关资料;

5. 选择最快、最安全、最有效的运输方式;

6. 遵守动物运输检验检疫法;

7. 如需要实验动物中心协助,应事先支付足额费用。

三、 实验动物的运输

1. 运输容器

无论海陆空运输方式,皆须使用特制的动物运输容器。运输容器应能防止微生物污染及承受短暂性的挤压,保证实验动物的健康与安全,并能防止动物逃逸。运输无特定病原体(SPF)动物,运输箱更要加上一层特殊滤帽,以防止外界微生物的污染。运输笼盒应考虑实验动物的生理、生态和习性等因素。要特别注意,在同一运输箱内不能混合不同品种、不同性别或不同等级的动物。

运输容器的材质一般可使用木材、金属、硬纸板或塑料。木材较便宜,易于取得,适用于狗、猫、羊、猿猴、家禽等动物运输,而且可以抛弃不再回收使用。金属运输容器成本较高,但可灭菌消毒后继续重复使用,以运输大型猿猴为主。硬纸板容器适合于啮齿类、兔、小鸡及各种小型鸟类。为防动物咬破纸箱而脱逃,航空公司仅接受金属笼加硬纸板箱或抗压性能好的塑料容器运输啮齿类实验动物。

2. 动物运输箱的标签

装运前应再次检查动物运输箱的安全性,检查通气孔及滤网通风是否顺畅。箱外必须贴上标签,标签包括下列内容:

(1) 收件人姓名、地址、单位及电话。

(2) 寄件人姓名、地址、单位及电话(以及紧急联络电话号码)。

(3) 装箱时间,运输日期、时间。

(4) 动物数量、性别、品种、品系、年龄等相关资料。

（5）运输箱件数。

（6）动物健康证明或相关资料。

动物装箱运输时，需要有足够的空间可以移动身体。同时也要避免因运输中的移动或摇动，致使箱内动物受伤。

3. 运输工具

为尽量减少实验动物的疲劳和不适，应采取耗时最少的方式来运输。运输工具需要有通风和空调设备，以防运输中出现过热或过冷引起动物的反应与不适。如果运输期间超过 6 个小时，则须添加足量饮水及饲料。每种动物的需求及喂食方式各有不同，须张贴于运输箱外的标签上。大动物可在运输箱里放入块根类的食物如胡萝卜，或苹果、蔬菜等。啮齿类动物运输前应让动物饮足水，或给予果冻状的固体饮料，不能把饮水瓶放在运输盒里。运输过程中应防止动物所带微生物、粪尿污染环境。

4. 验收动物

当动物抵达目的地进入检疫室后，主管兽医或动物饲养管理人员应在对外包装消毒后小心地打开运输箱，检查动物是否有任何死亡或异样。转入干净或灭菌的笼盒，并给予足够的饮水及饲料，观察是否有任何异常行为或疾病的迹象。动物检疫及适应期，依动物的来源及品种，从 3 天到 3 个星期不等。不同来源或不同品种的动物，必须饲养于不同饲养室，如隔离于同一房间，应饲养于 IVC 鼠盒或隔离器中。

四、 进出口检疫

根据我国出入境检验检疫局的规定，动物出入境必须取得相关部门出具的出口或进口许可证，来自特定疾病疫区的动物，不能进口。依国际规范，野生猎捕灵长类动物需测试肺结核、疱疹 B 病毒和其他相关传染病，确认不携带有规定的病原微生物才能引进。

每当引进其他国家的实验动物（啮齿类）进入国内时，必须经国家检验检疫机构批准，确定符合要求的专门场所进行饲养、检疫，且要求有健康证明文件（health certificate）。动物于检疫后，必须定期做微生物监测，监测确认动物健康后，才能用于繁殖生产或长期研究。

第三节 动物实验准备与实施

动物实验前应进行充分的准备，包括资质认定、实验设计、条件准备、预备实验。实验前的准备工作为完成动物实验提供必备的理论基础、物质条件和方法探索，对圆满完成动物实验十分重要。

一、 动物实验的概念

动物实验是根据研究目的，恰当地选用标准的符合实验要求的实验动物，在设计的条件下，进行各种科学实验，观察、记录动物的反应过程或反应结果，以探讨或检验生命科学中未知因素的专门活动。

二、 实验人员的资质认定

动物实验人员首先应掌握实验动物科学基本知识,熟悉常用实验动物的生物学特性和解剖生理特点,熟练掌握动物实验基本操作技能。其次,欲利用实验动物开展实验,还必须了解国家、省、市及所在单位实验动物机构有关实验动物和动物实验的管理法规和制度,并能够切实遵照执行。再次,所有参与动物实验的人员都经实验动物从业人员专业知识培训,了解生物安全防护知识,方能从事动物实验工作。凡取得实验动物使用许可证的单位,不得让未取得动物实验资质的人员进入动物实验室,否则,将会受到查处,直至吊销实验动物使用许可证。

三、 动物实验设计

进行科学研究的选题十分重要,良好的选题和周密的设计是实验研究取得成功的一半。

1. 选题的一般原则

(1)科学性:即选题应具有明确的理论意义和实践意义,符合科学性的原则。应当在理论学习、技能掌握、文献检索、研究积累的基础上提出假说,设计新的实验。

(2)创新性:创新性是科学的灵魂,选题能够探索生命科学中的未知事物或未知过程,或能揭示已知事物中的未知规律,或提出新见解、新技术、新方法。

(3)可行性:指选题应切合研究者的学术水平、技术水平,具备开展实验的条件,能够顺利得以实施。

(4)伦理原则:实验动物同样是生命体,同样需要考虑伦理问题。动物实验应按照"3R"原则进行评估和设计。在满足研究需要的前提下,尽可能少用实验动物,或寻找替代方法;实验应当在动物没有痛苦的条件下进行,需要手术或其他损伤性实验时,应当给动物麻醉或镇静。实验后的动物应给予很好的护理。

(5)统计学考虑:动物实验设计时应充分考虑统计学原则,即对照、随机、重复的原则。在分组、例数、采用的指标等方面,都应事先考虑研究结束后的数据统计方法,以及采用这些方法在设计时需要注意的问题。

2. 实验设计的几个要素

在实验研究计划和方案中,必须对实验研究中涉及的各种基本问题作出合理安排。按照专业思路去确定实验技术路线和方法,体现创造性的科学思维,控制实验误差,改善实验有效性,保证专业设计的合理性和实验结论的可靠性。设计中要注意以下几个要素:

(1)处理因素:人为施加不同试验条件(给受试对象以各种物理、化学或生物学刺激),以揭示生物体的内在规律,控制处理水平(如剂量、时间、强度、频率等)在合理的范围。

(2)试验对象:选择合适的实验动物或动物组织和细胞等。必须保证试验对象的一致性,试验对象应当对处理因素敏感,并且反应稳定。

(3)试验效应的观察:采用适当的观察指标,包括定量指标、定性指标和半定量指标,观察动物对各种试验施加因子的反应。选择指标时应当考虑到指标的关联性、客观性、灵敏度和可用性,以提高效应观察的敏感性和特异性。

3. 实验设计的原则

（1）对照性原则：实验研究一般都把实验对象随机分设对照。对照可以分为：同体对照，即同一动物在施加实验因素前后所获得的不同结果和数据各成一组，作为前后对照，或同一动物在施加实验因素的一侧与不施加实验因素的另一侧作左右对照；异体对照，即实验动物均分为两组或多组，一组不施加实验因素，另一组或几组施加实验因素。对照性原则就是要求在实验中设立可与实验组比较，借以消除各种非实验因素影响的对照组。没有对照组的实验结果往往是难以令人信服的。对照应在同时同地同条件下进行。

对照的方法可分为空白对照、实验对照、标准对照、配对对照、组间对照、历史对照以及正常值对照等。正确运用对照，对实验结果的正确分析与判断是非常重要的。

（2）一致性原则：一致性原则是指在实验中，实验组与对照组除了处理因素不同外，非处理因素基本保证均衡一致。这是处理因素具有可比性的前提。动物实验时，研究者应采用合理的设计方案，除了实验组与对照组之间的实验处理因素有所不同外，实验对象、实验条件、实验环境、实验时间、药品、试剂、仪器、设备、操作人员等均应力求一致。要在动物品系、体重、年龄、性别、饲料和饲养方式等方面保持一致；要使实验室温度、湿度、气压、光照时间等环境条件保持一致；要在仪器种类、型号、灵敏度、精确度、电压稳定性、操作步骤及实验者的熟练程度等方面保持一致；要使药物厂商、批号、纯度、剂型、剂量、配置浓度、温度、酸碱度、给药速度、途径、时间、顺序等方面保持一致。

（3）重复性原则：重复性原则是指同一处理要设置多个样本例数。重复的作用是估计试验误差，降低试验误差，增强代表性，提高精确度。重复的目的就是要保证实验结果能在同一个体或不同个体中稳定地再现。为此，必须有足够的样本数。样本数过少，实验处理效应将不能充分显示；样本数过多，又会增加工作量，也不符减少实验动物用量的原则。

（4）随机性原则：随机性原则就是按照机遇均等的原则来进行分组。其目的是使一切干扰因素造成的实验误差尽量减少，防止实验者的主观因素或其他偏性误差造成的影响。

（5）客观性原则：客观性原则是指所选择的观测指标尽可能不带有主观成分。所有观测指标尽可能便于定性定量，结果判断要以客观数据为依据。

四、 动物实验条件的准备

动物实验设计完成，课题确立之后，必须进行动物实验条件的准备。主要包括实验场所、仪器、药品、试剂和实验动物的准备。条件准备的要求是尽可能使实验手段、方法、环境标准化。

1. 实验场所　实验场所是从事具体实验操作以及实验后的动物饲养、观察、护理的场所。该场所必须持有实验动物使用许可证，必须有标准化的条件，规范化的管理。一般来说，高等医学院校、大的科研院所都有健全的实验动物管理机构和完善的动物实验设施。实验者应与实验动物中心联系，提交实验设计，取得支持和配合，落实实验计划。如本单位的实验条件不具备，则应到有条件的动物实验室去做实验。

2. 仪器、药品、试剂　仪器、药品和试剂是医学科学研究必不可少的要素，准备要充分。仪器要校准，好用、会用；药品、试剂要提前预订，按照说明书进行配制，特别注意的是，生物试剂要在确认有合格的实验动物和其他条件都具备的情况下才可配制；各种实验器械要消毒、配套。

3. 实验动物　实验动物是特殊的材料,是有生命的物质。实验前应了解实验动物品种、品系、等级、许可证、动物质量合格证情况,进一步提交详细的使用计划。对本单位不能提供的实验动物,则必须联系购买,购买的程序、要求、运输等第二节已有介绍。

4. 实验人员　实验人员是实验成败的关键因素。是否取得动物实验资质,对实验内容是否熟悉,实验操作是否熟练,时间安排是否有保证都关系到实验能否顺利进行,必须事先准备充分,做好周密安排。

五、 预实验

预实验是动物实验开始之前的初步试验,也是战前动员和练兵。目的在于检查各项准备工作是否完备,实验方法和步骤是否切实可行,测试指标是否稳定可靠。可初步了解实验结果与预期结果的距离,从而为正式实验提供补充、修正、完善的意见和经验,是动物实验的重要环节。预实验应使用少量动物进行,其他条件都应跟正式实验一样。预实验可以避免失误和损失,应予高度重视。

六、 动物实验的实施

动物实验的实施就是动物实验按照整个实验设计的技术路线付诸行动的过程。在整个实验过程中,必须确保各个环节紧紧相扣,不出差错,并对各种意外情况作出反应。动物实验过程有长短、难易之分。相对来说,急性实验时间短,慢性实验时间长;大动物实验难,小动物实验易;给药难,喂药易;采集体液难,获取组织标本易。必须根据实验设计对实验过程进行掌控。

在实验过程中,课题负责人应对相关人员作出合理分工,明确职责;实验技术人员要认真履行职责,对实验过程中出现的各种问题要认真分析,及时汇报,提出处理方案。比如,动物出现异常反应或意外死亡,仪器设备意外损坏,试剂浓度和剂量不合理或出现差错,人员分工需要调整等等,都会影响实验进程,要及时处理,尽可能避免上述情况对实验进度的影响,一旦出现上述某种情况,也应力求取得阶段性结果。

实验过程中的观察结果与预期不符时,要及时作出分析和调整,避免人、财、物力的浪费。

在实验过程中,要敢于舍弃原设计中不尽合理的部分,不断修正和完善实验方案,要善于创新,提出独立的见解或技术方法。

七、 实验记录与资料整理

动物实验过程中的一项非常重要的工作,就是实验记录与资料整理。完整、准确的实验数据是统计分析的基础,实验过程的真实描述是结果讨论的依据。实验记录包括原始实验记录和实验过程中的日常工作记录。实验人员要及时、准确、真实、认真、清楚地记录动物的反应、表现以及有否异常情况发生,努力使记录的实验资料能较好地反映动物实验的结果。实验记录的资料最好及时输入电脑,以便于数据的利用、汇总、查询,同时应做好数据的备份。原始的手写资料仍然要妥善保存,以备查阅与校对。

实验资料的整理是通过科学的分组归纳,使收集到的资料系统化,更好地反映被研究事物的规律性。通常分为 4 个步骤。

1. 检查资料　对所得到的原始资料要仔细检查,以确认资料的完整性、准确性、及时性,对资料的检查应经常进行,边记录边检查,可以随时纠正错误。对于存在缺失和错误的资料,应当给予补充、修正以及合理的剔除。当然,这种修正或剔除要尊重事实,切忌随心所欲。

2. 设计分组　分组是设计的基本问题。不同性质的资料必须分开分析,否则没有意义。分组有质量分组与数量分组两种类型。质量分组就是按事物的类型或质量来分组,如消化系统疾病与呼吸系统疾病,原发性肿瘤与继发性肿瘤,白内障与青光眼,近交系动物与封闭群动物,雌性与雄性等;数量分组就是在质量分组的基础上,再按表示数的特征的变量值大小来分组,如动物的日龄、体重、血压、心跳频率、体温等。

3. 表格整理　表格整理就是把原始实验数据整理归组。表格要能把各个项目之间的相互关系表达出来,将关系密切的项目放在同一个表格中。表格没有固定格式,以能清楚表达实验资料为前提。

4. 统计分析　资料整理后,即可进行统计指标的计算和分析,列出统计表或绘制出统计图,利用统计软件对数据资料进行统计学处理。

实验资料的记录整理,是一个细致、有次序的工作,研究者从实验设计到实验过程再到实验结束以后,都应高度重视。尽可能取得完整的资料,并在此基础上进行科学的分析,才能使动物实验圆满完成。

八、 动物实验报告与论文撰写

动物实验报告是描述动物实验过程,记录动物实验结果的材料,是表达研究成果的一种形式。

动物实验报告要具备真实性,即实事求是、客观准确、具有可信度;要具有可重复性,即动物实验报告所记述的现象和结果必须经得起别人的重复验证;还必须具有可操作性,即动物实验报告对动物实验的各个环节要有翔实的记录和描述,以使别人可按照所记述的方式方法进行操作,达到取得相同结果的目的。

动物实验报告一般要包括实验内容、实验目的、实验器材、实验步骤、实验结果和实验结论等内容。

动物实验论文撰写除要遵循其他医学论文撰写的要求外,还有一些特定的要求和注意事项。动物实验论文中关于实验动物和动物实验的描述包括动物种系名称、背景资料、性别、规格、饲养和实验条件及处理方式等。

1. 实验动物种系名称　实验动物品种、品系名称必须准确、规范,避免使用通俗称谓,如 SD 大鼠不要写成 SD 大白鼠,昆明种小鼠应写成 KM 小鼠(因其已获国际认可),BALB/c 小鼠不能写成 Balb/c 小鼠,更不能写成 B 小鼠。

2. 背景资料　动物从何处获得,遗传学分类属于哪一类,微生物等级属于哪一级,必须交代清楚。实验动物供应单位的生产许可证编号及合格证情况。避免使用模糊的描述,如将封闭群日本大耳白兔描述成纯种大白兔或纯种兔等错误概念。

3. 性别和规格　应准确描述实验所使用的雌雄性别数量、年龄、体重等。

4. 动物实验条件　实验动物使用许可证编号,实验动物饲养方式(饲料来源、质量标准、饲喂方式、饮水方式、饲养密度、笼具与垫料种类等),实验观察环境的级别,都应作出详尽的描述。

5. 动物的处理方式　动物实验使用的麻醉剂的种类、剂量与方法、给药途径与方法、动物的标本采集方式、动物的处死方式等都要尽可能注明。

第四节　影响动物实验结果的因素

要想获得正确可靠的动物实验结果,就必须了解影响动物实验效果的各种因素。尽可能排除各种影响实验结果的干扰因素。

一、动物因素

（一）种属

不同种属的哺乳动物的生命现象,特别是一些最基本的生命过程,有一定共性,这是医学研究中应用动物实验的基础。但不同种属的动物在对各种实验施加因子的反应上,又各有不同:

1. 不同种属动物对同一致病因素的易感性不同。
2. 不同种属动物的基础代谢率相差很大。
3. 不同种属动物对药物的反应有明显差异。
4. 不同种属动物所进行的实验结果有较大的差异。

（二）品种、品系

由于自然选择和人工定向培育的结果,同一种属动物,也有不同品种、品系。不同品种、品系动物均有各自的品种特征、品系特点,它们对同一刺激的反应程度不一样,对实验因子的耐受性不一样,实验结果也不一样。

（三）年龄、体重及性别

动物的解剖生理特征和反应随年龄而有明显的变化,一般情况幼年动物比成年动物敏感,成年动物较幼年动物的反应性稳定。年龄与体重成一定的正比关系,故大、小鼠常根据体重来推算年龄。因此实验时应根据实验目的和要求选择不同体重和年龄的实验动物。

某些实验只能局限于某个性别。对无性别限制要求的实验则应尽可能雌雄性别均选用。有时可能也有某些性别上的差异。

（四）生理状态

处于不同生理状态下(如发情、怀孕、哺乳期)的动物对实验的反应性不一样,一般实验研究中应尽量避开这些时期。

（五）健康状况

一般来说,健康动物对药物的耐受量、对应激反应的耐受性比有病动物要大得多。

动物潜在感染对实验结果影响较大

二、 环境因素

实验动物被限制于一个特定的环境中,因此,周围的环境对其生理机能、行为方式、健康状况、刺激反应均有一定程度的影响。应尽可能保持环境的恒定,对取得正确可靠的实验结果是非常必要的。

(一) 温、湿度

温、湿度的过高过低能导致机体抵抗力下降,耐受性降低,甚至造成动物死亡。适宜的环境温度为 $20\sim26℃$,湿度 $40\%\sim70\%$。

(二) 气流和清洁度

实验动物大多局限在窄小的笼具中,其中不仅有动物,还有铺垫物、排泄物,易致空气污浊,造成呼吸道传染病的传播,对动物产生不良的刺激反应,从而影响实验结果。实验动物房舍中应保持一定的气流,NH_3 浓度应不超过 14 mg/m^3。

(三) 光照

光照长短与动的性周期有密切关系。光照过强对哺乳动物有害,特别是啮齿动物应避免强的光照。

(四) 噪音

噪音可引起动物紧张,使动物受到刺激,引起动物在行为上和生理上的反应,直接影响动物实验的结果。一般要求动物室的噪音不得高于 60 dB。

(五) 动物饲养密度

动物都在一定的空间内活动,过分拥挤,会影响动物的健康,从而影响实验结果。不同种类的动物对空间的要求是不同的。

(六) 动物营养

提供足够的食物和营养是维系动物生命及保持动物健康的重要保证,也是确保动物实验结果准确可靠不容忽视的重要因素。不同种属、不同品种、不同品系的实验动物,其营养要求是不一样的,应根据不同的营养要求满足其各自的营养需要,同时,要注意饲料配方的相对稳定。

(七) 饲喂环节

不同的饲喂方式、饲喂技术、饲喂人员均可影响动物的采食。所以,在慢性动物实验中,应采用一贯的饲喂方式和技术,不应经常更换饲喂人员。

（八） 环境微生物

说到底是实验动物所达到的等级标准以及环境条件控制所达到的标准,与实验动物的健康状况是关联的。

三、 技术因素

为确保动物实验的圆满成功,除去动物因素及环境因素以外,实验者选择的动物、实验时机、操作技术的熟练程度等均不同程度地影响实验结果的准确性和可靠性。

（一） 动物选择

正确地选择动物是保证动物实验成功的第一步。如进行肿瘤研究,就必须弄清哪些品系是高癌系,哪些是低癌系;哪些品系自发率高,哪些品系容易诱发等。

（二） 实验季节

生物体的许多功能随着季节的变换产生规律性的变动,所以动物对某些刺激的反应也受季节的影响。如家兔的放射敏感性在春夏两季升高,秋冬两季降低。而大鼠的放射敏感性则没有明显的季节波动。

（三） 昼夜过程

机体的有些功能具有昼夜规律性波动,实验证明,实验动物的体温、血糖、基础代谢率、内分泌均发生昼夜节律性变化。这方面的研究工作应选择固定时间测试,必须设有相应的对照,同时要注意某种处理的时间顺序对结果的影响。

动物白天放射敏感性降低,夜间升高,所以所有实验组动物应在同一时间内进行照射或其他实验处理。

（四） 麻醉深度

动物实验中往往需要将动物麻醉后才能进行各种手术和实验。要求麻醉深度要适度,这是顺利完成实验获得正确实验结果的保证。麻醉过深,动物处于深度抑制,甚至濒临死亡,动物各种正常反应受到抑制。麻醉过浅,手术或实验时,疼痛刺激使动物全身,特别是呼吸循环、内分泌功能发生改变。因此,麻醉深度的改变,会使实验结果产生前后不一致的变化,给实验结果带来难以分析的误差。

（五） 手术技巧

动物实验所用的试剂要纯,仪器要灵敏,方法要正确。此外,操作技术的熟练可以减少对动物的刺激,动物所受创伤、出血等就少,将会提高实验成功率和实验结果的准确性。

（六） 实验用药

动物实验中常常需要给动物体内注入各种药物以观察其作用和变化,因此,给药途径、制剂和剂量是影响实验很重要的因素。动物实验中常遇到的问题是动物和人的剂量换算,以体表面积计算比以体重换算要好。动物和人用药剂量换算方法可参考动物实验基本方法。

（七）对照问题

在动物实验中对照问题也是非常重要的问题,常有忽视或错误地应用对照的情况,从而造成实验失败。

对照的方法有空白对照、实验对照、标准对照、配对对照、组间对照、历史对照以及正常值对照等。

各种对照要正确选用,要注意可比性。

（八）实验准备和实验重复

每进行一项动物实验均应做好充分准备。动物是活的有生命的有机体,不可先准备好动物再准备试剂、药品、仪器设备或其他条件,而应在确定好动物使用计划的前提下,充分准备好实验条件,待有动物时,马上开展实验。

实验前应先进行预试验,以确定实验设计的可行性,并使操作熟练,方法得当。慢性动物实验亦应有一个预试阶段,以便让实验动物充分适应实验室的环境条件,减少因应激反应而造成的误差。

选用动物一方面要数量合适,不造成浪费,同时,也应进行必要的重复,最好能重复做几种动物。这不仅可以比较不同动物的差别,而且可以在不同动物实验中发现新问题,提供使用不同指标的线索。

动物实验结果要推用于临床时,所选用的动物品种应不少于 3 种,而且其中之一是比较大的动物。常用的生物序列是小鼠—大鼠—狗。

第五节 动物实验人员的健康与安全防护

在生命科学研究中,动物实验作为重要研究手段而广泛使用。但是,实验动物在生产、使用过程中,存在感染、繁殖病原体的可能以及向环境扩散的危险,造成周围人及动物感染发病,即生物危害(biohazard),产生生物安全问题。实验动物生物安全就是对实验动物可能产生的潜在风险或现实危害的防范和控制。由实验动物造成的各种风险和危害存在于生产和使用实验动物的各个环节:如实验动物的引种、保种、繁育、运输、进出口;使用实验动物(包括感染和非感染实验动物)进行动物实验、从事科研活动、生物制品鉴定等过程中。从事实验动物及动物实验工作的人员可能遇到的危害主要有以下几个方面:① 动物室内的过敏原;② 物理性或化学性损害;③ 动物实验过程中的生物危害;④ 人兽共患病。因此,制定防护生物危害的生物安全措施,加强实验动物从业人员职业健康教育,从而保护从业人员的健康显得尤其重要。

一、 动物室内的过敏原及其防护

（一）动物室内过敏原造成的危害

近年来从接触实验动物的人员收集到的流行病学资料证实，人们因接触实验动物而发生的变态反应已成为非常突出的问题。在英国，实验动物饲养者的气喘病已成为职业病。1985 年，山内忠平在他的著作《实验动物的环境与管理》一书中，列出美、日、英等国有关实验动物变态反应发生率的资料（表 6 - 1）。这是由于小鼠、大鼠、豚鼠、家兔、犬等动物的毛、皮屑、血清、尿液等对某些敏感的人具有抗原性，可通过呼吸道、皮肤、眼、鼻黏膜或消化道等途径引起人的严重变态反应，出现不适感，甚至发生过敏性鼻炎、支气管哮喘、皮肤炎等，并可造成反复发作，应引起实验动物从业人员足够的重视。

表 6 - 1　实验动物变态反应发生率的报告例

报告者（年）	发病者/从事实验动物工作者	发生率/％
石山等（1974）	8/22	36
Gross（1980）	59/399	15
Slovak 等（1981）	48/146	33
Cockcroft 等（1981）	49/179	27
Hook 等（1984）	86/130	66

注：引自山内忠平. 实验动物的环境与管理[M]. 沈德余，译. 上海：上海科学普及出版社，1989.

（二）对过敏原的防护措施

1. 硬件设施　保证环境设施符合国家标准，特别是动物房内的换气次数应保持在 10 次/时以上，温湿度维持在适当水平，有条件的饲养室可以对饲养盒加盖过滤帽。产生高浓度气溶胶的工作，应在 1、2 级生物用或者感染动物用安全操作超净台内进行。

2. 日常工作　实验动物饲养人员及动物实验人员应充分了解动物房内过敏原的情况，充分做好个人防护，尽可能减少在过敏原中的暴露。具体做法是：进入动物室内应穿长袖工作服或防护衣，戴口罩、手套；勤洗手，离开工作区时洗脸及颈部；在工作过程中尽可能避免碰触脸、拨发、抓痒等；保持动物房及笼器具的清洁等。

3. 过敏状况评估　定期对实验动物工作人员进行身体过敏状况的评估。

二、 物理性、化学性危害及其防护

（一）物理性危害

1. 动物咬伤、抓伤、踢伤　在动物实验及饲养管理过程中，操作人员经常会发生被动物咬伤、抓伤等事件。除了会造成人员外伤、流血等，犬咬、猫抓、鼠咬等还可能引起人的不同程度的病害。除狂犬病外，动物咬伤还会引起巴氏杆菌、念珠状链球菌或小螺菌的感染。此外，猫抓伤后还会发生一种叫猫抓病的疾病，也称为良性接触性淋巴网状细胞增生症或非细菌性局部淋巴结炎,引起人在抓伤处形成红斑性脓疱、血小板减少、脑炎和红斑性结节。但病人在 2 个月内自行痊愈而不留后遗症。

2. 尖锐物品损伤　常见的尖锐物品主要有针头、刀、剪、锯、破碎的安瓿瓶等。在用注射器抽取病原体液接种动物时,或在给感染动物用注射器采血时,不熟练的实验者很易造成刺伤;在尸体剖检或手术时各种器械也容易引起实验者及其助手们受伤,而很多的病毒、细菌及寄生虫可以通过破溃的皮肤而感染,例如,艾滋病病毒、马尔堡病毒、肝炎病毒、汉坦病毒(肾综合征出血热的病原)、布氏杆菌、弓形虫等。在英国,有一实验者在埃博拉(Ebora)病毒的豚鼠接种试验操作中,出现了由于注射针头穿过橡皮手套刺破了自己的手指而发生感染发病的事故。

3. 放射性物质　动物试验中因为使用仪器所产生 α、β、γ、中子或 X 光等放射线(radiation)照射动物,因而可使动物实验人员及饲养管理人员暴露于上述放射线之中。另外,放射性同位素动物实验亦是放射线来源之一。辐射会给动物实验人员造成危害,如白细胞减少、不良生育、放射病、自主神经功能紊乱、造血功能低下、晶状体浑浊等,也可因蓄积作用致癌或致畸。

4. 易燃物品及高压气瓶等　动物实验过程中,有时会使用到易燃物如天然气、高压氧气等,存在爆炸的危险。另外,在各类操作过程中常需要与电接触,如各种仪器、空调机、消毒机等。由于操作不规范或仪器设备老化等原因,操作人员可能被电击伤或灼伤。

(二) 物理性伤害的防护

1. 及时处置　在从事动物饲养与动物实验时,一旦发生被动物伤害事件应及时汇报。动物饲养室或实验室应配备急救医疗箱,对伤者进行适当治疗,严重者应迅速送往医院,必要时可向有关医师或兽医师寻求协助。

2. 掌握正确抓取方法　在接触动物时,抓取小动物应手戴防护手套,或用镊子等抓取工具,不要直接用手抓取。掌握正确抓取方法是避免被咬、抓伤的一个重要环节。对于大动物,即使戴手套,也不能用手去直接接触动物,应手持一定的工具去抓取动物。捕捉大动物可用特制的笼具或麻醉后再操作。

3. 正确固定和麻醉　实验时间短时,可在动物清醒状态下徒手固定。实验时间较长的话,应对动物进行麻醉,将其固定在手术台或工作台上,并保证麻醉剂量安全有效,但又不致动物损伤,以避免动物对人造成伤害。实验过程中要注意动物麻醉的深度,过早地清醒,动物会挣扎,易造成操作人员的器械损伤。实验结束后仍需小心解除固定,并安全地把动物送回。

4. 实验操作规范　实验人员在操作过程中不但要仔细操作,还要密切注意动物的动态,严格操作规范。所用的注射器、针头、手术器械要放在离动物稍远的地方,以免动物挣扎时误伤动物或操作人员的身体,不再使用的器具及时清理出去。操作人员受伤后,应用 75% 酒精或 3% 碘酒做清理、消毒处理,根据不同情况及时诊治。

5. 遵守操作规程　对放射性物质、易燃易爆物、高压气瓶等的使用,应严格遵守相应的规范,按标准操作程序来进行,杜绝各类事故的发生。使用放射性物质应达到一定的防护要求,如铅板隔层,或提供铅屏风、铅围裙等防护用品。孕期人员应避免接触 X 射线。在条件允许的情况下,饲养人员可暂时回避,尽量减少放射线辐射暴露时间和机会。在实验人员安排上,应特别注意合理、适当,定期调换工作环境,避免少数人在短时期内接触较大剂量的射线,产生蓄积效应。应用紫外线消毒时,严禁人员进入消毒区域,防止紫外线对人体直接照射。

6. 注意用电安全　仪器设备要定人、定期检查,使用仪器严格按照操作规程进行。不带电操作,各种导线全部连接后方可开机工作。

(三) 化学性危害

1. 麻醉剂与安乐死药剂　动物实验时常需对动物进行麻醉,实验结束时需用麻醉性药物对动物实施安乐死。某些注射性麻醉剂长期与机体皮肤接触可产生损害作用。吸入性麻醉剂在使用过程中,可通过多种环节进入到空气中。长期工作在残余吸入性麻醉药的环境中,可导致麻醉废气在体内逐渐蓄积而达到危害机体健康的浓度,出现头晕、头疼等不适症状,亦可能产生氟化物中毒和遗传学影响(包括突变、致畸和致癌作用),甚至会引起流产或不良的生育结局。

2. 消毒剂、杀虫剂、清洁剂　动物饲养和实验过程中,为保护环境卫生,控制传染病因子和昆虫,常用各类化学消毒剂、杀虫剂、清洁剂等,如甲醛、戊二醛、过氧乙酸、碘附及除虫菊酯、灭害灵等,多具有挥发性,对人的皮肤、神经系统、呼吸系统都有损害,如表现为急性结膜炎、上呼吸道炎症、喉头水肿和痉挛、化学性气管炎或肺炎、皮肤损害等。

3. 实验用药品、试剂等　由于实验需要,动物实验中常使用各类药品、试剂。很多药物可用来制作人类疾病的动物模型,如利用致癌物制造肿瘤动物模型等。常用的一些化学试剂,是强酸、强碱或具有强腐蚀性的。这些药品、试剂同时也可对实验人员构成危害。

(四) 化学性危害的防护

1. 做好环境控制　应定期对实验室环境进行监测。加强动物室内的通风换气,降低各种吸入性麻醉药和化学消毒剂的残余量,减少对机体的危害。条件许可的情况下,安装废气排放系统。尽可能采用物理消毒方法,减少消毒剂的使用。动物实验室应安装紧急冲洗设备。

2. 加强日常管理　制定并不断完善的实验室日常管理制度。危险品有明确的标识,并由专人管理,定期检查。实验场所及时清洁、整理,防止二次污染。对所有进室人员进行安全卫生教育。

3. 完善个人防护　除了工作服、实验服、防护服外,还应配备面罩或护目镜、口罩或防毒面具等个人防护设备。

4. 定期健康检查　每半年或一年组织对相关人员进行体格检查,全面了解健康状况。

三、 动物实验中的生物危害及防护

(一) 动物感染实验中的病原体危险度分类

目前,实验动物感染实验中根据病原体的危险程度分为4级,即一、二、三、四级。一级危险度是对人体几乎没有任何危险的病原体,人实验室感染的可能性基本不存在;二级危险度指能够防止实验室感染,假如感染,发病的可能性也非常小;三级危险度是一旦发病就有可能成为严重病症,但也有有效的预防方法和治疗方法;四级危险度是一旦感染就有可能成为重症,尚无有效的防治方法。危险度分类是基于对人的危险性而提出来的。在实际工作中,应根据不同危险度的病原体,采取不同的操作程序,在相应的环境设施中进行。

　　动物实验时,原则上可以参照为普通实验所制订的危险度分类。但是考虑到动物实验的特殊性,如实验动物的饲养周期(实验期)长,需要更换动物笼具、处理垫料和粪尿、接种病原体、投药、尸体剖检等,以及病原体在动物体内的繁殖而使病原体的感染强度增强等因素,因此在做动物实验时病原体的危险度应比普通实验时病原体的危险度提高一级为宜。

　　从病原体感染到发病,决定于宿主与寄生物间的相互关系,即由接受病原体的量、对机体的致病性、感染途径及机体的免疫力4个因素所左右。一般来说,病原体的危险度分类就是根据这些因素来制定的。动物实验时,除了上述因素外,还要考虑动物相互间的传播能力和动物排出病原体的情况。

(二) 防护措施

1. 加强实验动物的管理

(1) 对实验动物的质量管理:一般来说,从防治生物危害的角度出发,对购进的实验动物最好是定期进行遗传学监测和微生物学监测,并能根据实验者的要求提供监测结果优的动物。对于野生的猴类,需要按照严格的程序进行检疫,即使是一般性实验,猴类的实验也都要在感染动物饲养实验室里,按照感染实验的标准进行。如果由于客观原因而不得不使用非标准化的实验动物时,也应进行隔离,并按照感染实验的标准进行实验。

(2) 使用 SPF 级实验动物:在发达国家,一般的科研实验都要求使用 SPF 动物,这不仅可以获得准确的动物实验结果,也可以有效地避免生物危害的产生。

2. 使用标准化的环境设施

防止感染事故的根本在于将病原体封闭在一定的空间内,防止其与实验者接触。这属于物理封闭(physical containment)。物理封闭包括一级隔离和二级隔离。一级隔离是将病原体和实验者隔离,也可以看作是动物实验中的感染动物和实验者之间的隔离。一级隔离的目的是防止实验者的感染。二级隔离的目的是防止周围人的感染和外界的污染。一级隔离如能做得确实可靠,不仅能防止实验者的感染,而且也可减少病原体向外泄漏的机会。

(1) 设施及布局:感染动物实验室应是与普通动物设施分开的平房建筑,楼房内应独立一层,内部应明确区分清洁区与污染区,尽量缩小污染物品的空间,不设污染走廊。感染动物饲养实验室是以一种病原体一室为原则,以免不同病原体相互污染,做完一种实验并彻底消毒后才可再换另一种病原体实验。

(2) 空气调节及灭菌

① 在全区内要保持负压状态,用压差表经常监视静压差,各区之间应安装滤菌器。

② 在实验操作时,空气应由实验者流向感染动物方向,通常要把动物放在负压的通风橱内,这样可以避免操作者吸入动物排出病原的气溶胶。

③ 排气处理:为防止污染外部环境,必须进行排气灭菌和除菌处理,最佳方法是将多级滤器系统装入排气通路。

④ 发生故障时应有相应的应急措施。必须有立即转换为其他系统的自动替换装置,停

电时应有自动启动的自备发电机,以确保本区内人及动物的安全。

(3) 饲养笼器具:容纳感染动物的笼具应易清洁消毒、少量、适用,通常用不锈钢的笼子,内部设 3～8 个可移动的分隔,可以根据不同动物设不同的间隔,容纳鼠、猫、狗、猴等,并设有给水系统,同时有进气孔、排气孔及滤菌器,在钢柜的底部应设污物盘,承接动物排泄物。

(4) 动物实验操作设备

① 动物安全保定系统,不同动物应用相应的、安全的、易消毒的保定系统。

② 如果做危险度 2 以上的感染动物的接种、采血、剖检等操作,应在超净工作台中进行。

(5) 灭菌消毒设施

① 空气消毒:除如前所述的滤菌器外,室内应定期用化学药物消毒,特别是实验前后必须进行两次彻底消毒。

② 排水消毒:从整个实验系统中排出的污水都应选择排入一污水消毒槽中,经化学消毒后排入排水系统。在感染动物实验中,应尽量限制水的使用,不能大量排污水。

③ 固体废弃物处理:实验室及动物饲养室的墙、地面都应耐酸碱,易清洁,易消毒。动物尸体、排泄物、实验废弃物应集中在灭菌罐中,经高压蒸气灭菌,也可投入焚烧炉内处理。

④ 人员出入口处要设紫外灯。

3. 规范操作,培养良好的工作习惯

实验者必须对病原微生物、实验动物以及实验环境和各种设备的性能特点有充分的认识和掌握,选择可靠的实验手段,制订可行的方案,同时具备熟练的操作技能,这是防止生物危害发生的必要条件。

(1) 动物实验区禁止饮食、饮水及吸烟。

(2) 实验前后洗手并进行消毒。

(3) 实验台的表面应进行擦拭消毒。感染动物实验的实验操作应在一级、二级超净工作台内进行,除了操作时间以外,其余时间最好是经常用紫外灯照射。

(4) 防止产生气溶胶:向注射器内吸入病原体液和做接种准备时应注意防止产生气溶胶。皮下、肌肉、腹腔及静脉注射后拔出针头时,肯定会有液体漏出,因此,一定不要忘记用酒精棉擦拭。另外在接种和采血后也必须给注射针头套上外套管,放入灭菌罐内。

(5) 防虫对策:动物饲养实验室内的昆虫,特别是蟑螂,也会成为病原体的传播媒介而使病原体传到外界。必须用杀虫药清洗地板。

(6) 用过的笼具及污物的灭菌:放在负压通风罩隔离格的小型动物笼具的更换可在格内进行。用完的笼子和粪尿托盘应迅速收到无菌罐内,并防止操作时产生气溶胶和污染地面。

(7) 关于动物的固定:直接接触动物时应把它牢牢地固定起来,对小鼠徒手(或带薄手套)即可固定。大鼠以上体型的动物,为避免被其咬伤,一定戴厚手套。用豚鼠、兔时还要防止抓伤。而猫、犬和猴等大动物要使用相应的保定器。

(8) 离开前的消毒处理必须用消毒药对实验空间进行喷雾消毒,用药液拖布或海绵擦净地面。动物室或实验室内禁止使用扫帚,以免产生气溶胶。

（9）戴口罩、帽子、手套、穿防护服，根据病原体的种类不同所采取的防护措施也有所不同。在感染动物饲养室内，实验者穿防护衣，以避免接触和吸入病原体。最好是在前室将口罩、帽子、手套和防护服穿戴好，再换上长胶皮靴，然后进入室内，进行实验。离开时将这些物品投入灭菌罐内进行高压灭菌，长胶皮靴的鞋底应用药液消毒。

（10）剖检动物：操作最好是在一级或二级超净工作台内进行（根据需要）。动物的血液、体液、脏器中含有大量的病原体，所以剖检时，应将动物固定板放在托盘子里，尽量防止污染工作面和作业空间。剖检前，应将动物的体表用酒精棉、纱布擦拭干净，或用酒精灯烧，这是无菌取材所必须做的。在使用匀浆器制作脏器的匀浆液时，应在完全密闭的手套操作箱内戴上橡皮手套进行操作以避免产生大量的感染性气溶胶。将采取的材料送到室外时，应在灭菌罐内用药液消毒其表面。

四、人兽共患病的防护

（一）常见人兽共患病

许多动物可携带感染人的病原体，根据病原的不同，对人体健康产生不同的危害。实验动物常见的主要人兽共患病见表 6-2。

表 6-2　常见人兽共患病

疾病种类		疾病名称			
病毒性疾病	草原猴或绿猴疱疹病毒感染（B-virus infection）	马尔堡病毒症（Marburg-virus disease）	痘病毒症（poxvirus disease）	麻疹（measles；rubeola）	A 型肝炎（hepatitis A）
	韩国出血热（Korean hemorrhagic fever）	淋巴球性脉络丛脑膜炎病毒感染症（lymphocytic choriomeningitis virus infection）	狂犬病（rabies）	仙台病毒感染症（Sendai virus infection）	
立克次氏体病	昆士兰热；Q 热（Q fever）	猫抓热（cat-scratch fever）	立克次体痘或斑疹热（rickettsial pox）		
细菌性疾病	全身性感染	布氏杆菌病 brucellosis	钩端螺旋体病 leptospirosis	鼠疫（plague）	鹦鹉热（psittacosis）	鼠咬热（rat-bite fever）
	呼吸道感染	结核病（tuberculosis）				
	肠道感染	弯曲菌病（campylobacteriosis）	沙门杆菌病（salmonellosis）	志贺杆菌病（shigellosis）	肠道耶尔森菌病（enteric yersiniosis）	
	皮肤感染	链球菌病（streptococcicosis）	类丹毒（erysipeloid）	李斯特杆菌病（listeriosis）		

疾病种类	疾病名称				
真菌性疾病	放线菌症 （actinomycosis）	钱癣 （ring-worm; tineatrichophytina）			
寄生虫性疾病	弓形虫病 （toxoplasmosis）	梨形鞭毛虫病 （giardiasis）	隐孢子虫病 （cryptosporidiosis）	纤毛虫病 （balantidiasis）	卡氏肺囊虫病 （pneumocystosis）
	微小包膜绦虫病 （hymenolepiasis）	缩小包膜绦虫病 大鼠绦虫症 （rat tapeworm）	小鼠蛲虫病 （mouse pinworm）		

（二）对人兽共患病的防护措施

实验动物饲养人员和动物实验人员应高度重视人兽共患病的防护工作。主要做到以下几点：

1. 完善实验动物环境设施　动物设施要有合理的功能区域，各功能区域之间的行走路线不相互交叉。整个设施要有良好的空调通风系统，并运行良好。设施应配备符合标准的消毒灭菌设备。

2. 加强人员管理　严格控制各类人员的进出，无关人员不得进入动物实验室。工作及实验人员应按规定做好个人防护。每次接触动物或培养物以及离开饲养观察区前，必须彻底洗手。工作过程中不可避免地要接触动物、排泄物或感染性材料时，必须戴上手套、口罩，禁止用手触摸面部、鼻、眼、口，禁止在饲养观察室内进食、饮水、吸烟或存放食物。工作期间应穿着饲养观察室内的外套或制服、鞋子、帽子。离开工作室时必须脱下防护服，定时消毒清洗。

3. 严格实验动物的选择　尽量选择无特定病原体（SPF）动物进行实验，杜绝因实验动物自身携带病原体而使实验人员感染。目前国内已有无菌级、SPF级、清洁级大、小鼠供应，犬、猴等大型实验动物也有质量控制良好的群体供应。准备实验动物时，一定要到已取得实验动物生产许可证的单位购买，同时要求生产单位提供动物合格证及相关资料。若购买清洁级以下动物，引进后必须进行检疫，检查是否带有人兽共患病病原及有关病原，合格后才能引入动物实验室用于实验。

4. 建立标准化的实验环境　良好的实验环境条件对于实验动物来说可以减少受感染的机会，提高实验处理的敏感性，而对于操作者来说，可以降低动物源病原的感染。动物室内应保持整洁，与饲养和实验无关的物品必须清理出去。地面、笼具、盛粪盘应用消毒药浸泡过的拖把或抹布拖洗，以减少病原的扩散。动物粪尿收集在密封的容器中带出做无害化处理。动物尸体必须焚烧。实验完成后，室内先消毒，然后再清洗，最好再做一次消毒备用。从动物室清理出来的废料先进行灭菌后，再做常规处理。动物实验室一定要防止野鼠、昆虫的进入。多种人兽共患病的病原可由野鼠、昆虫等传播给实验动物及人。现有许多实验动物本身已不带人兽共患病病原体，因而更应防止外来病原的侵入。

5. 确保身体健康　工作人员应定期检查身体，维护自身的健康。身体有病期间，暂时不要进入动物房。一旦发生可疑疾病，应及时去医院做出明确诊断，及早治疗。切勿抱有侥幸心理,延误治疗时间。

五、 生物安全应急管理

实验动物生物安全是指对实验动物可能产生的潜在危险和现实危害的防范和控制。

生物安全应急响应是指快速有效应对突发实验动物生物安全事件,最大限度减轻突发实验动物生物安全事件对公众健康、实验动物生产使用等造成的损害,保障管理、生产、使用实验动物从业人员及财产安全,维护公共安全及社会稳定的活动。

所有从事实验动物生产及使用的单位都应该按照生物安全要求制订实验动物生物安全事件应急预案。

（一）应急预案编制

1. 预案编制依据　依据《中华人民共和国动物防疫法》《重大动物疫情应急条例》《国家突发重大动物疫情应急预案》《国家突发公共卫生事件应急预案》和各省、市和地区的关法律法规,结合各单位实际,制订预案。

2. 预案适用范围　应急预案适用于实验动物生产、使用单位范围内突然发生、严重危害实验动物生产或使用,严重威胁人员健康和导致财产损失的突发实验动物生物安全事件的应急处置工作。

3. 应急处置工作原则　突发实验动物生物安全事件应急处置工作原则是以人为本,减少危害,预防为主,依法处置。

4. 生物安全事件分级　根据事件发生的性质、范围和趋势,一般可将实验动物生物安全突发事件分为:特别重大（Ⅰ级）、重大（Ⅱ级）、较大（Ⅲ级）和一般（Ⅳ级）4 个级别。各省、市、自治区政府或相关行政管理部门,各实验动物单位都可依据相关法律、法规,根据各自情况和特点制订分级标准。

（二）组织机构及职责

各行政区域、各单位均应相应成立实验动物生物安全事件应急领导小组,成员包括政府部门或单位领导、相关部门或业务科室负责人、专家和实验动物质量监督员。主要负责贯彻执行国家、省有关部门预防和处置实验动物生物安全事件的方针、政策及有关规定;组织编制、修订突发实验动物生物安全事件应急处置工作方案,建设应急处置队伍,有计划地组织实施实验动物生物安全宣传培训和演练;检查、督促做好预防措施和应急处置各项准备工作;发布应急处置指令,组织指挥应急队伍开展事件应急处置救援行动;向上级报告事件情况。

应急领导小组除组长、副组长外,还应指定实验动物生物安全日常工作协调联络员。

（三）监测与报告

1. 监测　依照实验动物生物安全监测与报告制度,任命实验动物生物安全直接责任人,并指定实验动物质量监督员。负责定期开展监测,对监测结果及时研究分析,及早发现实验动物生物安全隐患;发现异常情况及时向辖区科学技术行政部门上报。

2. 监测主要内容　一、二、三类动物疫病、人兽共患病、实验动物质量等。

3. 报告程序　发现实验动物可疑情况时,生物安全责任人员立即组织有关人员和技术力量进行初步判断,如疑似为突发实验动物生物安全事件时,在 2 小时内向本辖区科技、农业或卫生行政部门、人民政府或省科学技术行政部门报告。

4. 报告内容　突发实验动物生物安全事件发生的时间、地点,涉及实验动物的种类、品种、来源、数量,临床表现,是否感染人员,已采取的应急措施,报告单位或个人联系方式等。

（四）应急响应

1. 响应原则　发生突发实验动物生物安全事件时,按照分级响应的原则迅速做出相应级别应急响应。同时,根据不同突发实验动物生物安全事件的性质和发展趋势,对势态和影响不断扩大的事件,及时上调响应级别;对范围局限、不会进一步扩散的事件,应及时降低响应级别。

2. 响应措施　发生突发实验动物生物安全事件时,立即成立实验动物生物安全事件应急处置领导小组,启动应急响应。

领导小组配合有关部门对突发实验动物生物安全事件进行判断评估,限制或停止实验动物生产和动物实验,扑杀实验动物传染源,配合相关部门开展封闭被实验动物疫病病原体污染的环境等紧急措施。

做好突发实验动物生物安全事件的信息收集、分析与报告工作。

3. 响应终止　突发实验动物生物安全事件应急响应的终止需符合以下条件:突发实验动物生物安全事件隐患和相关危险因素消除,或末例病例发生后经过至少一个最长潜伏期后无新的病例出现。

由省、市实验动物管理委员会办公室或市、县科技行政部门组织专家对突发实验动物生物安全事件控制情况进行评估,提出应急终止的建议,报领导小组批准终止后,发生事件单位方可终止响应。

（五）后期处置

1. 调查总结　突发实验动物生物安全事件发生后要对事件进行追踪调查,做出书面调查总结,认真吸取经验教训,修改标准操作规程,做好防范工作,提出今后对类似事件的防范和处置建议。

2. 恢复生产和使用　根据事件的特点,经过对发生事件设施进行持续监测,确定危险因素和安全隐患完全消除,经省科学技术行政部门同意后恢复实验动物生产和使用活动。

应急预案应根据实验动物工作形势变化和实施中发现的问题,定期进行及时评估、修订和补充。

涉及生物安全应急保障的物资应备足,常态化管理,定期更新。

目前,各个实验动物生产、使用单位的实验动物生物安全应急预案和应急处置机制已初步健全。对实验动物生物安全的防范主要是在平时的工作中,要加强完善管理体制,认真贯彻落实国家、省、市的相关实验动物法规条例,把实验动物的不安全因素从源头消灭,保证实验动物的生产和使用做到万无一失,要不断强化实验动物生物安全意识,使得生物安全事故零发生,保障从业人员的身体健康和人身安全,从而达到维护公众健康和社会秩序稳定的目的。

六、 职业防护与职业道德

动物实验本身以探索生命规律,掌握消灭疾病的方法,保障人类健康,造福人类为最终目的。所以加强实验者及管理者的责任感及职业道德修养是防止生物危害的必要条件之一。每一个从事生命科学研究的人都应牢记,我们做科学研究的目的是要造福于人类,而不是要加害于这个世界,在任何实验中应把防止生物危害的产生放在首位。

实验中生物危害的产生还涉及其他诸多因素,建筑设施的用户、管理者、设计者、施工者及其相互间的协调,实验的设计、实验动物、仪器等,此外,还受到许多社会因素,如人们的道德水平、社会经济发展,甚至还受到自然灾害、战争等偶然因素的影响。在通常情况下,只要科学地设计动物实验,利用优质标准化的实验动物,在控制合格的饲养和实验环境中,由具有渊博知识和熟练技能的实验者操作,可以将生物危害限制到最低甚至杜绝。

目前实验动物从业人员普遍存在着对职业危害因素认识不到位的情况,各级管理部门应适时地组织学习防护的常识和自身防护的方法,充分认识职业危害,增强职业防护意识,减少乃至杜绝动物实验人员的不安全行为。实验动物从业人员上岗培训必须重视职业防护教育,树立全面性防护理念,工作中确立严格执行规章制度的职业道德,制订切实有效的职业防护措施。

各实验动物生产及使用单位要加强防护基础设施建设,做到硬件设施到位,防护用品充足,防护制度落实;制订从业人员意外受伤管理办法;建立实验动物管理实验人员健康档案;建立职业伤害报告系统,以便动物实验相关人员在职业伤害后能向有关部门报告,并得到及时的咨询和处理,动态观察职业危害的事件;同时收集这些数据,可定期进行分析发生职业危害的原因,及时调整防护对策,以减少实验动物饲养人员和动物实验人员的职业危害。

第六节　实验观察动物的日常管理

一、 普通级动物实验过程中的日常管理

对普通级动物实验过程中动物管理要满足以下两条要求:第一,动物来源和背景资料要清楚;第二,实验饲养环境要符合普通级标准并严格防疫管理。

1. 实验兔的管理要求

(1) 动物的接收、健康检查和新环境适应及观察:根据实验目的、方法不同将新购入的具有合格证的实验兔放到标准化的普通级动物实验室内,适应观察时间为 3～10 天。

(2) 实验兔在实验期间的日常管理

① 饲养密度:实验兔应单笼饲养,防止雄雌混居和咬伤。

② 每天保证动物有足够的自由采食饲料。但不宜过多,一般成兔以 150 g/日为宜。

③ 每天检查饮水装置,以防漏水和管道阻塞,保证有适量的新鲜自来水。如果不用自动饮水器,应根据需要给予足量饮用水,并及时换洗水瓶。

④ 粪便每天冲洗 2 次(如果是自动冲水架,应每天检查自动冲水的运行情况),尿碱应及时

清洗,室内地面每天打扫拖洗1次。饲养室每周全面清扫和消毒2次,保持清洁干燥的环境。

⑤ 在一批实验结束后,实验室应彻底清洗消毒。凡接触死亡兔或有害实验的食具、饮水具和用具、笼具都要单独洗刷消毒。

⑥ 动物室内用具物品应分别定位摆放,保持室内整齐清洁卫生。

⑦ 每天做好实验记录,记录每只动物一般状况,饲料食用量,排便排尿情况,饲养室内温度、湿度有无异常,坚持每天向实验负责人汇报,如遇动物死亡或明显异常情况,应立即向实验动物室负责人和该实验负责人报告。

2. 实验犬的管理要求

(1) 犬的接收、健康检查和适应观察:实验用犬应购自具有实验动物许可证的实验动物饲养繁殖单位。应附有质量合格证,体重、年龄、性别均符合实验要求。隔离检疫、适应需3～4周,隔离期间要与其他实验犬严格区分开以防传染病。新到的实验犬要有专人负责,经兽医检疫观察确系无传染病,进行体内外寄生虫驱除,根据需要注射狂犬疫苗和传染性肠炎疫苗免疫后再进行实验。禁止使用来源不清楚的犬作为实验动物,以保护实验人员的安全,保证实验的科学性。

(2) 犬手术后的护理:犬在手术后应单笼饲养,必须由实验人员和饲养员共同护理。首先要保证环境合格,特别注意保温。其次注意抗菌消炎。如系消化系统手术,术后24小时内禁食,可给予足量清洁饮水,24小时后可给予流质饲料,必要时补液以补充能量。

(3) 犬在实验期间的管理

① 饲养方式和密度:应符合国家标准,犬应单笼饲养操作和管理,条件不允许也可采用舍养,但一定要避免相互之间咬伤和交配。采用网栅上饲养,使动物能与粪便分开,以利于防疫和实验,特别是药理、毒理实验的犬应尽可能笼养。

② 成年犬:每天喂食2次,幼犬可以再加喂1次,犬的饲喂量见表6-3。每次喂食要保证新鲜和全价营养,喂后及时取出食具(连同剩余食物),洗刷干净。每周消毒2次。

表6-3 犬的体重与给食量关系

体重/kg	给食量/g
5～10	150～250
10～15	250～350
15～20	350～450

③ 饮水:每天供2次清洁饮用水,每次加水都要冲洗干净饮水器,每周消毒2次饮水器。特别在夏季一定要保证充足的清洁饮水。

④ 犬的笼具(舍):每天都要冲洗,特别是死角要冲洗干净,冲后要及时扫净积水,每周洗刷消毒2次。实验完毕后地面、笼具、用具要及时彻底清洗消毒。

⑤ 运动:实验犬如无特殊限制,每天都应在运动场地运动2次,每次1 h。

⑥ 犬实验室:室内物品要定位摆放整齐,用后要保持清洁,犬舍应每周全面消毒2次,地面每天以消毒液消毒1次,夏季应有防蚊蝇设施,尽量不使用杀虫剂,如使用应详细记录。

⑦ 每天做好记录:记录每只犬的精神状况、食欲情况、进食量、是否呕吐、呕吐物的性状、颜色、粪便性状、内容和颜色;鼻孔有无分泌物,分泌物性质;鼻端是否干燥;口腔是否流

涎,吞咽是否困难;有无口臭,牙周、口腔是否发炎;肛门和阴部周围是否清洁,有无发炎和溃疡;被毛光泽如何,有无脱落、皮疹、痂皮和溃烂;立卧坐姿有无异常,行走是否跛行、蹒跚或肢体麻痹。饲养室内温度、湿度有无异常。每天向实验负责人汇报。

3. 实验豚鼠的日常管理要求

(1) 豚鼠的接收、健康检查和适应观察:实验豚鼠应购自有实验动物许可证的单位,实验动物购进后要隔离检查、检疫。

(2) 豚鼠在实验期间的日常管理

① 饲养密度:豚鼠笼(盒)饲养,每笼(盒)5 只为宜,雌雄分开饲养,若用地池饲养可根据面积确定密度,一般不超过 10 只,但须满足国标要求。

② 饲喂:每天加豚鼠颗粒料 1 次,颗粒饲料应购自有饲料生产许可证的单位,必须考虑到豚鼠对粗纤维消化率较高的特点(38.2%),按标准配方来配制。每天更换 1 次新鲜饮水。

③ 豚鼠体内不能合成维生素 C,必须靠饮食来补充。根据豚鼠的体重每天加喂维生素 C 或多给予青绿饲料。

④ 垫料:豚鼠垫料应使用消毒的干草,每周更换垫料 2 次,术后应勤换垫料;经常进行环境消毒,防止感染。水冲式笼养,每天冲粪便不少于 3 次。

⑤ 消毒饮水具、食具:每天清洗消毒 1 次。动物实验室每周清洗消毒不少于 2 次,每天要清扫动物室。

⑥ 记录:每天做好实验记录,记录每只豚鼠的被毛、精神状态,活动情况,对外界反应、饮食情况,粪便性状、内容和颜色,有无分泌物等正常和异常情况。还应记录室内环境参数以及卫生管理状况。每天向实验负责人汇报。

4. 实验猪的日常管理要求

(1) 猪的接收、健康检查和适应观察:实验用猪应尽量选用小型猪或专门培育的实验用猪。应购自具有实验动物许可证的实验动物饲养繁殖单位。购进后一定要严格隔离检查,防止动物传染病和人畜共患病的发生,必要时注射防疫疫苗。隔离检疫时间一般为 7～21 天。

(2) 猪在实验期间的日常管理

① 饲养密度:一般来说猪应圈养,根据面积大小每圈 1～10 头,雌雄分开(去势后的猪可同圈)。单笼饲养便于实验操作、观察,但不利于活动及饲养。无论采用什么方式,每天都要在活动场地运动 2 次,每次 1 h。

② 饲喂:实验猪应喂标准的配合饲料(粉料或颗粒料)。每日给饲料 2 次,给料量为猪体重的 3% 左右,每次喂完食应及时取出食具洗净,每天保证新鲜足量的水,特别是夏季。

③ 垫料:猪圈为两个部分,一是露天活动场所,二是猪休息处,可加干草等作垫料,垫料每两天换 1 次,铺垫物要经过消毒以防感染寄生虫,地面一般为水泥地面,每天应清扫冲洗干净。

④ 消毒:由于猪的饲养环境控制较难,应加强猪实验环境的防疫消毒。猪圈入口处应设有人员进出的脚踏消毒槽或消毒垫,其消毒药液每周更换 2 次,圈舍每周消毒 3 次。食具、饮水具每天清洗干净,每周消毒 3 次,实验完毕应对实验用空舍按消毒程序进行彻底消毒。

⑤ 记录:每天按操作规程做好观察记录。

5. 非人灵长类动物的日常管理要求

(1) 非人灵长类动物的接收、健康检疫和适应观察：实验用非人灵长类动物应从获得实验动物许可证的饲育单位购入。禁止从民间或非合法生产单位购买。猴检疫适应期一般为1～2个月。新接收的猴需单笼饲养，防止疾病传染，重点检疫人畜共患病如痢疾、结核、B病毒、马尔堡病毒、猴瘟病毒等。具体检疫的程序有以下几方面。

① 及时编号做好记录：记录品种、产地、来源及数量。产地不同疫源也不同，因此做好记录，有助于重点检疫和防治。

② 妊娠鉴别：根据购进时间和外观体征，如妊娠则乳房呈粉色，乳头增大，腹部膨大，下腹部及腰背部较宽，直肠触诊子宫可确诊。

③ 结核菌试验：检疫是否感染结核。

④ 胸部透视诊断：胸部 X 光检查可确诊结核、肺炎和胸膜炎等疾病。

⑤ 常规体检：肝功能化验检查，血液指标检查，如血色素、血象、血沉等。通过望、触、听、嗅的方法检查体外有无外伤，呼吸、体温有无变化，口唇和口腔有无疱疹，行动有无异常，体检由有经验的兽医负责完成。

⑥ 粪便和寄生虫检查：可根据粪便的数量、形态、颜色，通过镜检和细菌培养来确诊疾病。通过体表检查，确定体外寄生虫感染情况。

购自正规实验动物饲养繁殖单位的非人灵长类动物，隔离检疫时间可相对缩短，适应时间应达到 1 个月，同时注意疫源和体内外寄生虫的检查和驱虫。由于运输等原因，动物体质比较弱，应注意改善饮食。

(2) 非人灵长类动物在实验期间的日常管理

① 饲养密度：急性实验用猴一般采用单笼网上饲养，笼底部应用托盘收集粪便和残留食物，两笼之间有一定距离或有隔板以免动物之间相互伤害。长期实验用猴必须饲养于房舍或大型笼具，有适当的运动空间。应特别注意善待非人灵长类动物，防止动物产生应激反应而影响实验结果。

② 饲喂：猴的饲料每天定量投入饲槽，每天 2 次，幼猴可再加投 1 次。每天给 1 次新鲜干净的富含维生素的水果或蔬菜，以补充猴体内不能合成的维生素 C。幼猴每天应投 2 次水果或蔬菜以防止发生坏血病，可装自动饮水器或普通饮水器，饮水器每天更换 2 次水，以保证水源充足、卫生。

③ 消毒：饮水具、食具应每天洗刷 1 次，每周清洗消毒 2 次，笼底的托盘，每天冲洗干净，每周消毒 2 次。实验室每周喷雾消毒 1 次，猴舍内的洗刷可据饲养密度、季节和实验性质的不同做调整，自动饮水装置每月消毒 1 次。

④ 观察：每天观察记录其精神状况，被毛光泽，活动情况、食欲是否正常，粪便的性状、内容物、数量、颜色，有无便秘、痢疾等，有无呕吐及呕吐物数量、性质、颜色，天然孔有无分泌物及分泌物性质、颜色，面部有无改变，有无贫血等症状，有无外伤及处理情况，各项用药处理情况等。

⑤ 管理：实验室内外物品定点摆放，用后及时清洗归放原处，所用物品、实验器械应远离笼舍，以免猴取走发生事故。注意检查猴舍是否锁严以防逃匿。

每天向实验负责人汇报情况。如发现异常应立即向兽医报告，以便及时采取相应的措施，并报告该实验负责人。

（3）特殊实验中非人灵长类动物的管理：在消耗过大的实验（如大型手术、移植、肾衰、病毒感染等）中，应注意补充足量的蛋白质和维生素，以保证实验的进行，同时注意保健卫生。猴不易包扎，因包扎后猴能撕咬开。一些大手术、骨折等实验，可做局部包扎后固定饲养，几天后拆除骨折固定器（或石膏）方能笼养或舍养。这时应做到单笼饲养，以免相互咬斗发生实验事故。

二、　清洁级动物实验过程中的日常管理

1. 大鼠、小鼠、地鼠、实验兔、豚鼠的日常管理要求

（1）动物来源：清洁级实验大鼠、小鼠、地鼠、实验兔、豚鼠必须购自具有实验动物许可证的实验动物饲养繁殖单位。动物的包装、运输应符合清洁级实验动物的要求，并索要和保存清洁级动物合格证备查。雌雄动物分开饲养，不同实验、不同处理的实验动物要分开饲养。同一间动物室不能饲养不同种属、不同级别的动物。

（2）日常饲养管理：必须饲养于屏障环境中，执行清洁级实验动物室操作规程。在进入清洁级动物实验室时，换上经过消毒的特制防护服、手套和口罩。所有接触实验动物的各类物品均按消毒规程消毒。饲料、饮水都要经过消毒处理，并补充消毒过程中损失的维生素。每天换水1次（自动饮水除外），加饲料2次，并检查有无缺料、变质、潮解。每周换垫料2次，更换的水瓶、饲养盒、笼底粪便收集器及掉落地下的饲料带出屏障系统，由洗刷消毒人员进行洗刷消毒、灭菌。饲养室内的架、台需每天擦拭干净，动物实验室每周全面消毒1次。按照设定的人流、物流、操作规程进行工作。每个清洁级实验动物室都要根据自己的结构和实际情况，本着系统消毒防疫，清洁污染完全分开，按规范化质量管理的原则进行日常的动物实验室管理。

（3）记录：每天观察记录实验大、小鼠精神状态，活动情况，被毛、粪便、食欲情况，死亡数量。如有死亡应立即通知实验负责人，之后通过污染通道传出动物实验饲养室，进行病理观察并详细记录。按时测定和记录动物实验室温湿度、气压、落菌数、氨浓度，如发现异常及时报告实验动物室负责人并查明原因。

（4）实验兔和地鼠的饲养室湿度要在标准范围内稍高些，这有利于实验兔呼吸道疾病的防治，有利于地鼠的发情与繁殖。豚鼠应注意防止维生素C缺乏症，补充维生素只能在饮水、饲料中添加，而不能采用添加蔬菜的方式。

（5）特殊实验要求：在普通正压的清洁级动物实验室不得进行大、小鼠传染病，人畜共患病病原体的实验研究，相应研究应在P级动物实验室进行。如有放射性、同位素等处理应有防护措施。药理、毒理、代谢实验，动物要采用笼养，使动物与排泄物分开，这一饲养方式也有利于动物卫生防疫。

2. 猪的日常管理要求

（1）动物来源：清洁级猪一般可购自SPF猪场，或直接在SPF猪场单设的动物实验室做实验。购入时应注意运输过程中可能的污染，应用防污染运输笼，微生物、遗传、营养等背景资料应翔实，一般应笼养，每笼1头。

（2）日常饲养管理：每天饲喂消毒过的饲料，上下午各1次，仔猪中午应加喂1次，供给消毒的新鲜水，每天擦拭消毒笼架、台架等，每次喂食后应将食具、饮水具传入污染走廊，笼底粪便收集器更换后也传入污染走廊，由洗涤消毒人员清洗消毒后备用。

（3）记录：猪应每天记录呼吸、脉搏、体温，食欲、食量，精神状态，运动情况，粪便的数量、形状、颜色。发现猪出现异常症状应及时通知实验负责人。

（4）特殊实验要求：特殊实验的要求与大、小鼠相同。

3. 鸡和鸽的日常管理要求

（1）动物来源：鸡一般购自 SPF 鸡场或购自实验动物饲养繁殖单位。实验动物购买者应索要动物的等级合格证和相应的背景资料，以备查验。新购入的动物要观察适应 3～5 天。饲养密度：鸡为每笼 1～10 只，鸽每笼 5～30 只，单笼饲养便于观察和实验。

（2）日常管理：鸡和鸽一般用饮水器饮水，每天饲喂 2 次。每天加饲料 2 次，更换食具 1 次，更换笼底粪便收集器 1 次，将更换的饮水具、食具、粪便收集器等传入污染走廊，由洗涤消毒人员处理后，再经消毒后传入清洁贮藏室备用。清洁级动物实验室卫生防疫管理不应低于清洁级实验动物室的标准和水平。特别是禽类实验动物在实验中和实验后的生命力下降较快，因此更应加强动物实验室日常的管理。

（3）记录：记录每只实验鸡或鸽的食欲、食量、体温、精神状况、粪便情况，根据实验设计而定观察指标。

（4）管理：所有实验用品、用具、器械等进入清洁区都必须严格消毒、灭菌，其特殊实验要求与大、小鼠相同。

4. 犬的日常管理要求

（1）动物来源：清洁级犬的来源要求与大、小鼠相同，新购进的犬应隔离观察适应 21 天后分组实验，一般为单笼饲养。

（2）日常管理：犬应每天喂 2 次，自由饮水，其食具每次喂后应同剩余食物一并取出，饮水具和笼底粪便收集器等传入污染通道后，由洗涤消毒人员处理后消毒备用，笼具应每月更换 1 次，架面、台面应每天擦洗消毒。

（3）记录：记录每只实验犬的呼吸、脉搏次数，体温、被毛和精神活动状况，有无呕吐及呕吐物的数量、颜色等，食欲、饮水情况，粪便颜色、数量、形态等，并及时向实验负责人通报。

三、 SPF 级动物实验过程中的日常管理

常用的 SPF 级动物有大鼠、小鼠、豚鼠、兔、鸡和犬。其饲养环境有两种。

1. 饲养设施环境达到 SPF 级动物实验室的标准。进入 SPF 级实验动物室的各类人员都要同进入 SPF 级繁育室一样，严格遵守操作规程，要经过一更、淋浴、二更，穿着无菌服，按固定路线进入 SPF 屏障环境，本着洁净与污染彻底分开的原则，严格按 SPF 级动物实验室的操作规程进行工作。并按固定线路将动物实验废弃物包装后一并带出，保持 SPF 级屏障环境标准。

2. 清洁级环境中设 SPF 级隔离器、层流柜或 IVC。动物饲养在隔离器、层流柜内。人员进入要按照清洁级动物繁育饲养室的操作规程经过一更、二更，换上全身隔离服，经风淋后进入清洁级动物室。SPF 级动物的选购、运输、饲养密度、管理、特殊实验要求和管理原则同清洁级，只是微生物控制级别更高。那种认为动物实验室的管理和环境控制要低于同级实验动物繁育室的观念是不科学的。因为实验中和实验后的动物更需要环境的控制和管理的加强。动物实验的所有用品、用具、器械，饮水具、食具、垫料等都应经过灭菌处理后，传入SPF 级设施中。采用在清洁级设施中加隔离器或层流柜的饲养方式，灭菌的物品应有双层

包装,即进入清洁级动物实验室除去一层包装,进入隔离器或层流柜时再除去一层包装。清洁级和SPF级动物饲养环境,按有关操作规程进行定期环境监测,并保留监测结果备查。

四、 无菌级动物实验过程中的日常管理

无菌动物的实验管理要求极为严格,操作和饲育难度比较大,故一般只应用于小鼠、大鼠、豚鼠等易控制的小型实验动物。其饲养和实验必须在无菌隔离器内完成。饲料、垫料、饮水、各种用具、器械都必须经过严格消毒后,按照规范程序传入隔离器内,无菌动物的运输、传递等过程难度都很大,多为繁育和实验在同一环境中进行,或是2个隔离器的对接来传递(饲育隔离器和动物实验隔离器)。饲喂和更换垫料的频度根据实际需要而定,原则是保证动物的舒适,符合国标的控制标准。无菌动物的运输应有专用的运输隔离器,无菌动物实验过程中应定期进行动物和环境的无菌检测,检测结果要保存并记入实验报告中。

无菌动物实验记录与SPF级动物实验的记录基本相同,每次实验完成后应彻底消毒隔离器和动物实验环境,更换隔离器的高效过滤器,通过测漏检查隔离器和高效过滤器密封情况。

❖　**思考题**

1. 试述实验动物繁殖生产的特点。
2. 简述医学研究使用实验动物的特点。
3. 开展动物实验预实验的目的是什么?
4. 影响动物实验结果的技术因素有哪些?
5. 动物实验过程中可能产生的物理、化学性危害有哪些?
6. 应如何防范动物实验中的生物危害?
7. 什么是实验动物生物安全应急响应?
8. 如何做好动物实验过程中的职业防护?

(邵义祥　朱顺星)

第七章 实验动物的饲养与管理

实验动物是进行一切动物实验的先决条件,丰富的实验动物品种资源可满足不同领域研究的需求,高质量的实验动物是获得准确、可靠、可重复实验结果的保证。而要获得高质量的实验动物,要护理好实验观察动物,就必须切实做好实验动物的饲养与管理。这就要求实验动物饲养和动物实验技术人员掌握实验动物饲养管理的基础知识,做到科学饲养、精心照料、规范管理。

第一节 实验动物饲料与管理

实验动物需要从饲料中摄取营养,其饲料中必须含有维持动物生命与健康及生长、繁殖、哺乳等所必需的足够量的营养。不同种类、不同品系的动物,营养需求不同;同一种类、同一品系的动物,不同生长发育阶段、不同生理状态、不同实验处理因素情况下,营养需求也不同。不同饲料原料或饲料配方的营养价值不同,同一饲料原料或饲料配方,由于加工方法、工艺的不同,其营养价值也不同。不同种类动物生物学特性不同,其采食习性也不同。针对不同种类、不同品系、不同生理状态、不同用途以及不同实验目的的实验动物,必须饲喂不同的饲料。因此,了解实验动物饲料相关知识,尤为必要。

一、 饲料原料的分类

实验动物饲料原料的分类,根据其来源、理化性状、消化率、生产方式、营养特性等可把饲料分为以下 8 大类。

1. 粗饲料　含粗纤维 18% 以上,每千克干物质的消化能不超过 10 465 kJ。例如:农作物在籽实成熟后,收获籽实所剩余的副产品。

2. 青绿饲料　富含叶绿素的植物性饲料,包括牧草、蔬菜类饲料、作物的茎叶、枝叶饲料及水生植物饲料等。

3. 青贮饲料　利用青贮技术,使青饲料处于厌氧条件下,利用乳酸菌发酵产生乳酸,使青饲料处于 pH 值 3.8~4.2 的环境中,从而较好地保存原有营养价值的青饲料。

4. 能量饲料　粗纤维含量不足 18%,或每千克干物质的消化能在 10 465 kJ 以上的饲料。在能量饲料中又以 12 558 kJ 消化能作为划分高低能量饲料的界限。主要有谷类籽实、块根、块茎类饲料及其加工副产品。

5. 蛋白质饲料　干物质中粗蛋白质含量达到 20% 以上的饲料,这类饲料也都具有能量饲料的特性。蛋白质饲料又可分为:① 植物性蛋白质饲料,如豆类籽实及其加工副产品,各种油料籽实及它们的油饼等；② 动物性蛋白质饲料，如乳品、骨肉粉、蚕蛹、鱼粉、酵母等。

6. 矿物质饲料　指对动物生命所必需的矿物元素。如食盐、贝壳粉、骨粉等。

7. 维生素饲料　维持动物正常生理机能所必需的低分子有机化合物。由于需要量极微，多作为营养物质添加剂使用。

8. 饲料添加剂　指配合饲料中加入的各种微量成分。包括氨基酸、维生素制剂、微量元素、抗生素、抗氧化剂、驱虫药物、防霉剂等。

二、 配合饲料的分类

配合饲料是指由多种饲料按一定比例配合而成的混合饲料。配合饲料有如下几种分类方法。

（一）根据所含营养成分进行分类

1. 配合饲料　根据饲养动物的营养需要将多种饲料原料按饲料配方经工业化生产的均匀混合物。

2. 浓缩饲料　以蛋白质饲料为主，混以矿物质和添加剂预混料配比而成。不能直接饲喂动物。须按说明与能量饲料或粗饲料混合后才可使用。

3. 添加剂预混料　由营养物质添加剂(如各种氨基酸、维生素等)和非营养物质添加剂(如促生长剂、粘合剂、防霉剂等)按各种饲料配方需要加上必要的载体配制成各种添加剂预混料，分别包装，在配料时按比例加入。

4. 代乳饲料　指能够替代自然乳的全价配合饲料。

（二）按饲料的物理形状或加工工艺分类

1. 粉状饲料　各种主副原料粉碎后按规定配方进行混合，不再进行成型加工的粉状饲料。

2. 颗粒饲料　全价配合饲料经颗粒饲料机加工形成的各种直径规格的颗粒状饲料。

3. 膨化饲料　全价配合饲料以饲料膨化机加工后形成的颗粒状饲料。

4. 液体饲料　以特殊工艺加工形成的液态饲料。

（三）按所饲喂的动物种类及生理阶段进行分类

1. 按所饲喂的动物种类分类　可分为大鼠料、小鼠料、豚鼠料、兔料、猪料、狗料等。

2. 按生理阶段分类　可分为育成料、繁殖料、维持料等。

（四）按饲料的用途或功能分

在开展动物实验的过程中，往往因实验的需要而专门加工制作并饲喂受试实验动物实验用饲料。如缺锌饲料、高胆固醇饲料、致肝癌饲料、蛋白质缺乏料等。

三、 实验动物饲料的配合

在饲养实验动物时，应根不同动物对营养的需求来选择饲料，确定合理的饲料配方，以保证动物能从饲料中获得足够的营养。

1. 配合原则 首先应满足所饲喂动物的营养需要,尽量选用营养丰富、来源充足、价格合理的原料进行配合;尽量选用多种饲料原料,以使各种营养成分互补,充分考虑不同种类动物的消化特点,注意饲料的适口性。应考虑饲料是否需要经灭菌处理,是否需要添加其它营养成分,还应考虑饲料的贮存时间。

2. 配合步骤

(1) 掌握动物的营养需要标准;

(2) 确定参与配合的饲料种类;

(3) 初步确定一个比例;

(4) 按其比例计算饲料配方中所含有的主要营养物质量;

(5) 与需要标准进行对比;

(6) 调整、补充;

(7) 抽样、分析。

3. 方法举例 以小鼠饲料配合为例。

(1) 查小鼠生长繁殖营养需要标准:粗蛋白质≥20%,粗脂肪≥4%,矿物质≤8%,其中钙1.0%~1.8%、磷0.6%~1.2%,纤维素≤5%左右。钙磷比为1.2∶1~1.7∶1。

(2) 根据当地饲料来源确定参与配合的饲料种类(见表7-1)

表7-1 饲料中养分的含量

饲料原料	组成百分比/%	饲料中养分含量						折算后饲料中养分含量					
		总能/kcal	粗蛋白/%	粗脂肪/%	粗纤维/%	钙/%	磷/%	总能/kcal	粗蛋白/%	粗脂肪/%	粗纤维/%	钙/%	磷/%
小麦	30	3.85	11.0	2.4	1.8	0.03	0.44	1.16	3.3	0.72	0.54	0.01	0.03
碎米	20	3.84	8.3	2.3	1.7		0.30	0.77	1.66	0.46	0.34		0.06
大麦	15	3.77	10.2	2.1	6.2	0.06	0.15	0.57	1.53	0.32	0.93	0.01	0.02
玉米	15	4.02	10.2	4.3	1.8	0.05	0.21	0.60	1.53	0.65	0.27	0.01	0.03
豆饼	10	4.06	35.9	6.9	4.8	0.19	0.51	0.45	3.59	0.69	0.08	0.02	0.05
鱼粉	5	4.80	65	5.3		4.8	3.10	0.24	3.25	0.29		0.24	0.16
骨粉	5					48.79	14.06					2.44	0.70
合计	100							3.79	14.86	3.11	2.56	2.73	1.15

(3) 初步确定其比例,见国标 GB 14924—2001。

(4) 按初步确定的比例,参照饲料营养成分表,计算饲料中所含的主要营养物质量(见表7-1)。

（5）检查是否符合小鼠的营养需要，很显然，配方中的粗蛋白、粗脂肪末达标，而钙、磷远远超过了标准。

（6）调整、补充、增加蛋白质饲料，减少骨粉。调整后的组成比例及养分含量见表 7‑2。

（7）抽样分析：饲料样本经实际检测，结果为：水分 7.6%，粗蛋白质 21.33%，粗脂肪 3.27%，粗纤维 2.51%，无氮浸出物 57.07%，灰分 5.6%，其中钙 1.14%、磷 0.77%，钙磷比为 1.48∶1，基本达到要求。

表 7‑2　饲料配方调整后的组成比例及养分含量

饲料原料	比例/%	总能/kcal	粗蛋白/%	粗脂肪/%	粗纤维/%	钙/%	磷/%
小麦	35	1.35	3.85	0.84	0.63	0.01	0.15
碎米	20	0.77	1.66	0.46	0.34		0.06
豆饼	15	0.67	5.39	1.04	0.72	0.03	0.08
大麦	10	0.38	1.02	0.21	0.62	0.01	0.02
玉米	10	0.40	1.02	0.43	0.18	0.01	0.02
鱼粉	5	0.24	3.25	0.27	—	0.24	0.16
骨粉	2	—	—	—	—	0.98	0.29
血粉	2	0.09	1.54	0.05	—	0.03	
奶粉	1	0.06	0.24	0.27	—	0.02	0.01
合计	100	3.96	17.97	3.57	2.49	1.33	0.79

此系×××学院实验动物中心小鼠饲料的配方，经过多年的饲养实践证明是比较适合的。由于血粉来源不确定，奶粉价格较贵，后来在配方中减去了血粉和奶粉，将鱼粉增至 8%，同时在配合饲料时，添加适量的微量元素和多维素，饲养实践证明此配方适合于饲喂封闭群大、小鼠。考虑到动物性蛋白质饲料可能遭到沙门氏菌的污染，造成动物沙门氏菌的阳性或假阳性，必须进行严格灭菌。

随着实验动物生产的社会化、商品化、专业化进程的推进，规模较小的实验动物生产繁殖单位应购买检测合格的商品化实验动物饲料用于饲养实验动物，只有这样实验动物质量才有保证，动物实验结果才不受干扰。

四、实验动物饲料的质量控制

1. 饲料的质量管理

饲料的质量管理包括了饲料的配方设计、优选，原料的选择、采购与贮存，饲料的配合、加工与制粒，成品的贮运直至饲喂的全过程。各个环节均应严格管理把关，才能确保饲料的质量。

饲料的原料要精心选择，保证新鲜、无生物性及化学性污染物质，如细菌毒素、微生物毒素、杀虫剂、虫害、植物性有毒物质、营养成分分解物质、亚硝酸盐类、重金属等。

不使用异味、霉变、虫蛀原料，菜籽饼，棉籽饼，亚麻仁饼等作为饲料原料。

饲料加工的环境条件、生产设备、生产工艺、生产人员、操作规程都应按实验动物管理机构的规定和要求去执行,避免意外污染的发生。

　　饲料生产过程中要有专门的质量管理人员进行监督,从饲料原料的粉碎,配合饲料的准确称量混合,制粒直至分装,均要严格执行操作标准和工艺要求。

　　配合饲料中不得掺入抗生素、驱虫剂、防腐剂、色素、促生长剂以及激素等添加剂。

　　2. 影响饲料品质的因素

　　饲料的营养价值会受到外界环境因素的影响而遭受破坏,这些因素包括光线、空气、热源、熏蒸消毒剂、辐照、运输与贮存条件等。

　　(1) 光线:饲料中多种成分经光照射后会起化学变化而破坏分解。常见者如核黄素、叶酸及维生素 B_{12},因此制作、贮存、运送时应将饲料放在阴暗处以减少营养成分的破坏。

　　(2) 空气:饲料制作过程中如搅拌过度,会增加营养成分如维生素 A 的氧化,添加抗氧化剂有助于减缓氧化的过程。

　　(3) 加热处理:饲料经干热和蒸汽处理会导致营养成分的变化,甚至产生有毒的物质和抗养分吸收的物质。一般而言,破坏的程度与温度及时间成正比,例如加热不当时氨基酸在蛋白质中会形成键结,或氨基酸与脂肪和碳水化合物键结而形成不可消化的物质。多数维生素在高温下也会破坏,特别是维生素 B_1、维生素 B_6、维生素 A 和维生素 C。加热处理对饲料的物理性状也会有影响。如颗粒饲料凝结成块、变硬、焦化,产生异味而降低适口性。另外加热处理不当,会导致饲料发霉,脂肪酸氧化,适口性下降。清洁级、SPF 级实验动物配合饲料应进行 121℃ 20 min 高压消毒灭菌。饲料经高压灭菌后的成分变化见表 7-3。

　　(4) ^{60}钴辐照处理:以谷类为主的饲料通常采用 ^{60}钴辐照处理,其承受 5 Mrad 的照射,通常不会出现营养物质的破坏,维生素 B_1、维生素 B_6、维生素 E 可能会受到轻微的影响,而蛋白质成分几乎不受任何影响。饲料中若有水汽存在,经照射后会产生 OH^- 自由基,不仅使维生素氧化增加,动物吃下后,也会对动物组织器官造成损害。饲料经 3 Mrad ^{60}钴辐照灭菌后的成分变化见表 7-3。

表 7-3　饲料经灭菌后的成分变化

项　　目	高压灭菌	放射线(^{60}Co)
色泽	颜色变深	几乎无变化
颗粒(小鼠、大鼠料)	硬度增加 1.20~1.6 倍	几乎无变化
颗粒(豚鼠、大鼠料)	硬度增加 0.7~0.9 倍	由软变硬(90%~95%)
一般成分	几乎无变化	几乎无变化
饲料消化率	劣~无变化	几乎无变化
粗蛋白质消化率	劣~无变化	几乎无变化
粗脂肪消化率	无变化	几乎无变化
维生素 A 残存率/%	53~100	50~100
维生素 E 残存率/%	90~100	52~100
维生素 B_1 残存率/%	15~40	75~96
维生素 B_2 残存率/%	85~100	83~100

项　目	高压灭菌	放射线(^{60}Co)
维生素 C 残存率/%	22～82	90～100
大鼠（生长）	几乎不变	几乎不变
大鼠（繁殖）	很少变化～无变化	几乎不变

（5）熏蒸：较常使用的饲料熏蒸消毒剂是环氧乙烷气体，经其处理的饲料营养成分变化不大，但必须放在室温环境中充分地通风，以免药剂残留，影响动物生理特性。否则残留的物质被吸收后，要在动物肝脏中被代谢分解，其可能对肝脏造成毒性。

（6）运输：运输过程造成饲料损害的原因有：因挤压造成粒状饲料的破碎，包装破损和运输环境不良导致营养成分的丢失、变质或污染。可选用硬质容器、塑料袋、厚纸袋包装。硬质容器可防止饲料被压碎；塑料袋可隔潮，但饲料本身必须干燥，以防长期存放而长霉；厚纸袋通气性好，最好混合使用上面的包装材料。国外有采用冷藏、充氮运输车运送饲料的，在封柜前将氮气充入货柜。

3. 商品化饲料的标签要求

商品化饲料必须附有标签，以确保使用单位了解所购饲料的有关内容，包括：配合饲料名称，饲料营养成分分析保证值和卫生指标，主要原料名称，使用说明，净重，生产日期，保质期（注明储存条件及储存方法），生产企业名称、地址及联系电话等。还可以标注商标、生产许可证、质量认证标志等内容。标签不得与饲料的包装物分离。

第二节　常用实验动物的饲养管理

要获得高质量的实验动物，各实验动物生产使用单位除有良好设施、良好的兽医监护外，还应实施严格规范的饲养管理。

一、常用小动物的饲养管理

（一）小鼠

1. 饲养管理

（1）小鼠喂给颗粒状饲料，饲料中蛋白质含量应在18%～22%，可增加0.1%～1%的鱼肝油。小鼠对维生素 A 的过量敏感，尤其是妊娠小鼠会出现繁殖紊乱、胚胎畸形。小鼠喜吃淀粉含量高的饲料，碳水化合物比重可稍大些。不同品系小鼠对饲料组成要求有一定差别。

（2）小鼠属于杂食性动物，胃容量较小，有随时采食习性，夜间更为活跃。一周喂水、料2～3次即可，但应经常检查料斗、水瓶是否有足够量的饲料、饮水。各种动物的饲料、饮水摄取量和粪尿排泄量如表7-4。随着小鼠生长发育和繁殖阶段不同，饲料消耗量及要求有所不同，对开眼和断奶鼠，应加喂营养较高的颗粒料或饲料。哺乳期可加喂葵花籽，生产用种母鼠还可加喂大麦芽（3～5 g/d）和加有鸡蛋的饲料。配种的雄鼠不宜过肥。

表 7－4　各种动物每日的饲料、饮水需要量及粪尿排泄量

动物品种	饲料需要量	饮水需要量	粪便量	尿 量
小鼠　（成熟龄）	2.8～7.0 g	4～7 ml	1.4～2.8 g	1～3 ml
大鼠　（50 g）	9.3～18.7 g	20～45 ml	7.1～14.2 g	10～15 ml
豚鼠　（成熟龄）	14.2～28.4 g	85～150 ml	21.2～85.0 g	15～75 ml
兔　（1.4～2.3 kg）	28.4～85.1 g	60～140 ml/kg(体重)	14.2～56.7 g	40～100 ml/kg(体重)
金黄地鼠　（成熟龄）	2.8～22.7 g	8～12 ml	5.7～22.7 g	6～12 ml
小型猪　（成熟龄）	227～907 g	1～1.91 L	0.9～1.8 kg	0.9～1.91 L
狗　（成熟龄）	226.8 g	25～35 ml/kg(体重)	118～340 g	65～400 ml
猫　（2～4 kg）	113～227 g	100～200 ml	56.7～227 g	20～30 ml/kg(体重)
红毛猴　（成熟龄）	113～907 g	200～950 ml	110～300 mg/kg(体重)	110～550 ml

注:引自山内忠平.实验动物的环境与管理[M].沈德余,译.上海:上海科学普及出版社,1989.

（3）每周更换垫料和清洗鼠笼1～2次。保持室内卫生,定期彻底清洗。室内每天选用0.1％新洁尔灭、0.1％消毒灵等消毒液湿抹笼架、墙壁和拖地。也可使用吸尘器吸尘后再进行湿抹和拖地。

2. 繁殖

（1）留种:种鼠要求健康、活泼,亲代具有较强的生殖能力、泌乳能力,封闭群窝产仔在11只以上,生长发育快,个体大,断奶重在12 g以上,头部宽广,颈长适中,背宽平直,躯干匀称,腹紧胸满,四肢短而有力,生殖器官正常等,一般在2～3胎的仔鼠中选后备种鼠。封闭群的生产群留种时,同窝中一般只留单一性别作扩繁种用。近交系应按品系要求选留。

（2）建立卡片档案:离乳时,雌雄即应分开饲养,不同饲育室盒中的待发群雄鼠不要轻易合群,以防打斗。

（3）保证种鼠营养,采取繁殖雌雄鼠长期同居的生产方式:生产群种母鼠要保证足够的营养,及时调整哺乳仔鼠的数量,雌雄长期同居,可利用雌鼠产后发情,增加生产胎次。

（4）供实验用的待发鼠群要注意品系、日龄、体重等资料的完整。动物一旦发出,不得再返回动物室收养。

（5）小鼠的繁殖方式:根据近交系、杂交一代、突变系、封闭群的不同要求采用不同方式配种。种群和扩大繁殖群要分开。

（二）大鼠

1. 饲养管理

（1）大鼠喂给颗粒饲料,饲喂方法同小鼠。喂料量随不同生长发育阶段如妊娠、带仔、交配的需求做适当调整。

（2）每周可添加一次葵花籽、多维素片。每日检查动物的活动情况,并详细记录。

（3）保持室内安静、干燥,避免强光刺激,每日光照12～13 h。饲养室内湿度控制要特别注意,不能高湿,更不能低湿。大鼠肝脏微粒体酶活性极易受某些化学药物影响,使用杀虫剂、消毒剂要谨慎。

（4）大鼠病原体多是通过气溶胶携带传播,过度拥挤、通风不良、氨浓度过高等,易导致

大鼠呼吸道感染,特别是支原体病的发生。

(5) 大鼠的皮屑、毛、血清等作为人的变应原会影响饲养人员。

(6) 认真做好饲养管理的工作记录,如生产繁殖情况,环境、微生物检测情况,卫生消毒情况,供应使用情况等。

2. 繁殖

繁殖方法基本同小鼠。种鼠从 2～3 胎、窝产仔 10 只以上的仔鼠中选留。断奶后,雌雄分开饲养。随时淘汰吃仔的母鼠。雄性种鼠可使用 1 年左右。

(三) 豚鼠

1. 饲养管理

(1) 豚鼠可喂给颗粒饲料,由于不能合成维生素 C,需经常补给新鲜蔬菜如甘蓝、胡萝卜等,补给青草和干草,保持不断,任其自由采食,每日上、下午各喂 1 次。随豚鼠各发育阶段调整喂饲量,饲料质量要严格控制,不轻易更换。食具也应注意不要随意调换。

(2) 经常保持新鲜饮用水,维生素 C 也可按 0.2～0.4 mg/L 加入饮用水中,但不能加于含氯水中。垫料可用刨花,也可以用玉米芯或粗的锯末,一定要及时做好清洁卫生工作。

(3) 饲养室内环境力求恒定,变化要小,注意防暑、防湿、防止贼风。笼养时笼底要平整光滑,以免弄伤腿脚。要保持饲养室内安静。

2. 繁殖

繁殖一般采用 1 雄与 10 个以下雌性豚鼠长期同居交配法,亦可采用 1 雄 1 雌定期同居交配法。种鼠从 2～4 胎仔鼠中选留,平均繁殖年限 1.5 年。离乳后,雌雄鼠分开饲养,防止由于性成熟早而出现早配现象。做到适时配种,太早、太迟、过胖的豚鼠均易发生难产。

(四) 地鼠

1. 饲养管理

(1) 可用小鼠饲料喂地鼠。每周加喂含 20% 鸡蛋的玉米粉软料 1 次,青绿饲料每周 3 次或每日 1 次。种雄鼠和幼鼠饲料的蛋白质含量应不低于 20%,注意补充维生素,给予充足的清洁饮水。

(2) 可用笼养和池养,垫料每周更换 1 次。妊娠后,笼内加入集材。仔鼠离乳后,雌雄分开饲养,种鼠最好从春夏季出生的 2～3 胎仔鼠中选择。保持室内安静,空气流通,相对湿度在 50%～60% 较好。

2. 繁殖

交配时将发情雌鼠放入雄鼠笼内,交配完毕后取出单养。也可采用长期同居方式,但要注意雄鼠易被咬伤。

(五) 兔

1. 饲养管理

(1) 兔应饲喂颗粒状饲料。家兔饲料配方中除需要蛋白质、维生素、矿物质外,还应有适量的粗纤维饲料,粗纤维不得少于日粮的 11%,可补喂苜蓿草、新鲜青饲料,也可把脱水蔬菜、苜蓿粉加入颗粒料内。添加饲料以一昼夜吃完为度,防止暴食。随兔发育不同时期而调整饲料量及添加物。切忌突然更换饲料,如要更换亦应采取渐进的方法。

（2）饮水要充足,可使用自动饮水器或水瓶。要经常检查饮水装置有无堵塞或漏水。食盆、饮水装置要定期清洗、消毒。

（3）饲养可用悬挂式兔笼,人工或自动冲洗清扫装置,但干养的环境优于湿养。待产母兔单笼饲养,需提供筑巢用材,供给充足的饮水,防止吃仔。

（4）保持环境清洁、干燥。每日照明 14 h。仔兔对温度要求较严,要做到冬暖夏凉。

2. 繁殖

（1）种兔选择上,除近亲交配外,同窝仔兔应只留一种性别,初期可同性别 2～4 只同笼饲养,性成熟时 1 笼 1 只。繁殖时,即使是近交系也不用同胞兄妹交配,而用其他近亲交配方法(见本章第八节)。

（2）要经常交换雄种兔来防止种兔退化。配种可用人工授精,也可把发情雌兔送入雄兔笼中,每笼可饲养实验用兔 4 只左右。

（3）繁殖的兔应尽可能打上永久性的耳号,以便于谱系记录、选种选配、生产力比较等,需长期饲养的慢性实验用兔也应打上耳号,以利于分组和检验的开展。

二、 常用大动物的饲养管理

（一）狗

1. 饲养管理

（1）狗可采用散养和笼养。生产群、待用狗可散养,需要向阳、有运动场的房舍。一般每厩不超过 10 条,要按大小、强弱分群饲养。仔狗和实验用狗可笼养。

（2）狗吠声大,需要独养在一个独立区域,为了排除吠声对周围环境的干扰,在不影响实验的情况下,可采用除吠手术,能大大减少吠叫的程度。

（3）狗的饲料多样,可用颗粒饲料,也可喂煮熟的米饭、窝头等。应注意各种营养成分的配合。喂量以体重而定,以吃饱不致肥胖为度,每日喂食 2 次。饮水保证充足,自由饮用,每只狗每天每千克体重约需水 100～150 ml。

（4）要加强临床观察,1 月龄时驱蛔虫 1 次。8 周龄、10 周龄和 13 周龄各注射 1 次三联苗(犬瘟热、犬肝炎、犬细小病毒性肠炎),并于 3 月龄注射狂犬病苗。

（5）保持环境卫生清洁,注意冬暖夏凉。每天打扫粪便,进行地面冲洗,刷洗食盆和水盆。经常刷、梳狗身,除去浮毛和污物。夏天可用水给狗洗澡。

（6）做好隔离检疫工作,新购入狗需有检疫和注射狂犬病、犬瘟热、犬细小病毒等疫苗的证明,隔离饲养 21～28 天,此期间做临床观察和血液检查,并驱虫、注射狂犬病苗。

（7）要认真做好工作记录,尤其是防疫档案,配种记录,疾病诊疗记录必须健全。

2. 繁殖

（1）种狗应选短毛,均衡型狗,按雄∶雌=1∶(4～6)留种。雌雄分开喂养,交配应在雌狗见红(阴道出现血性分泌物)后 11 天进行,把雌狗放入雄狗运动场。配种前不宜喂食,否则易呕吐。为提高受孕,可次日或隔日重复配种一次。

（2）雌狗妊娠后期(约 50 天左右)即需放入产房单独饲养。要保暖,可加垫草。雌狗生产前外阴和乳房肿胀,体温下降 0.5～1℃,躁动不安,产前不食或少食。生产过程 4～12 h,

两狗生产间隔 1 h 左右,超过 6 h 可能难产,应注意人工撕破胎衣,清除胎儿口、鼻黏液,防止窒息。

(3) 新生仔狗可自己吮奶,奶不足应人工哺乳,20 日龄时开食。未人工哺乳的仔狗 40 日龄开食,小狗喂养应细致。4 个月以内,1 天加喂 4 次;4～6 个月每天喂 3 次。

(二) 猫

1. 饲养管理

(1) 人工饲养可喂颗粒料、商品罐头或煮熟的米面,其中动物性饲料应占 30％～40％。可用牛肉、鼠肉,特别注意补给维生素 A、D 和 B。猫能耐高脂肪饲料,一只成年猫每天饲喂 150 g 饲料,固体饲料每天喂 1 次,熟料一天喂 2 次。食物最好不更换,变换食物常可导致食量减少或拒食。猫不能采用自动饮水设备,每天至少向水盆中添加 1 次水。

(2) 猫可笼养或舍养,但无论哪种方式饲养,猫都应有活动场地和有板状底面的休息处,并设置排便盆,放上吸湿性强的垫料,猫有排便后掩埋粪便的习惯。环境要求清洁干燥。猫对异常气体和蒸气、酚类消毒药、吩噻嗪敏感,要避免产生异常气体和使用这些刺激物。日常饲养中,注意临床观察。

(3) 对新入场猫要做隔离检疫,至少 21 天以上。

2. 繁殖

雌猫发情时会持续发出求偶呼叫,此时可进行交配。在小猫断乳后 4～6 周,雌猫会发情并且怀孕率高,要抓紧配种。离乳后的小猫要雌雄分开饲养,小猫也可群养。8 年以上的猫不能用于繁殖,应及时淘汰。

(三) 非人灵长类

1. 饲养管理

(1) 饲养猕猴的方法主要有两种,笼养和舍养。检疫驯化群、隔离群、急性实验群用笼养,繁殖群和慢性实验群可舍养。饲养笼要配有锁或门闩固定系统,笼底下设废物盘,并使动物不能碰到。合理安置料斗和饮水器。舍养房分内、外室,内室可避风、雨、防寒,外室供活动。

(2) 饲喂食物多种多样,由谷类主食和瓜菜等组成,但也需一些动物性食物,如蛋类、鱼粉、牛奶等。饲料中应含有足够的维生素 C 和矿物质。成年猴 450～500 g/d 饲料,其他谷物 150～200 g,瓜菜 300 g,食物要煮熟或加工成饼干,每日定时定量分 3 次以上投喂,要保证饭菜饲料质量、卫生,满足饮水,饮水量 350～400 ml/d。

(3) 保持环境清洁卫生。定期消毒笼舍、食具。注意关门上锁,防止猴外逃。勤观察,随时挑出老、弱、病猴,可从齿序变化和体重变化估计年龄,调整猴群。捕捉猴时,可用捕猴网、挤压笼,小心谨慎,防止被猴咬伤、抓伤。

(4) 隔离检疫对新入场猴是必需的。在完全隔离情况下进行检疫期至少 1 月以上。人和猴有很多危害严重的共患病。因此,不仅要检查猴,还要定期对工作人员进行健康检查,每年至少一次。平时被猴抓、咬伤要特别注意及时处理和治疗。工作时佩戴必需的防护用品,尽量避免将手表、手机等易引起猴好奇的物品带入饲养室。

2. 繁殖

（1）舍养时，1 只雄猴配置 3～12 只雌猴。笼养时，则待雌猴月经后第 11～17 天，性皮肤肿胀最明显时转入雄猴笼，经过观察相合后，任其自行交配，交配后分笼饲养。

（2）交配后及时通过观察雌猴体征，月经、奶头变化，直检或激素试验，超声检查进行妊娠诊断。母猴分娩多在夜间，分娩时非遇难产不需人工护理。母猴通常有很好的带仔性，但单笼饲养时，产第一胎的母猴带仔性往往较差。

（3）仔猴 3 月龄开始采食，需增加饲喂量。6～7 月龄可完全采食成年猴食物。母猴缺奶或不愿带仔时需要人工哺乳，喂给大米粥或加糖牛奶，特别注意室温维持在 20℃ 左右。

（四）小型猪

1. 饲养管理

（1）小型猪的饲养管理与普通猪的饲养管理方法基本相同，但要求有所不同。首先，小型猪的饲养目的主要是用于实验研究，有明确的质量等级标准，饲养中要求通过限食措施来达到防止过肥、过重的目标。要根据遗传学控制要求采取相应的繁殖生产方式，保持其品种品系特性，满足实验的需要。

（2）饲喂猪可用混合饲料或固体饲料，饲喂要定时定量按体重 2%～3% 给喂，每日喂食 1～2 次。仔猪自由采食，生长期料含蛋白质 16%，脂肪 3%，粗纤维 5.5%；维持期料含蛋白质 16%，脂肪 2%，粗纤维 14%。有些小型猪品种，尤其是有肥胖特性的需采取限食措施。对供实验用小型猪，应在每天采食量大于 1 kg 时，开始限食。微型猪 2 月龄后开始限食，每天 0.5 kg，饮水要充分供给，最好用自动饮水器。

（3）保持清洁卫生的环境，每天更换垫草 1 次，定期进行预防注射。所有实验用猪应驱虫。

2. 繁殖

小型猪多采用围栏饲养。室内最少 8 h 低度光照，新生仔猪需保暖，24 h 光照。繁殖用猪雌雄分开饲养，每只雄猪可配 5～7 只雌猪。有条件时可采用人工授精方法繁殖。仔猪断奶后约 1 周，母猪会再度发情，要适时配种。妊娠母猪产前进入产房，单圈饲养。

第三节　实验动物饮水与管理

水是动物体内各种器官、组织的重要组成部分，是饲料消化、营养物质吸收的溶剂。水对动物体的正常物质代谢有特殊作用，是动物最重要的营养物质之一。因此，饮水管理是实验动物饲养管理的重要环节。

一、总则

1. 实验动物的饮用水应符合卫生部门颁发的人饮用水的质量和卫生指标。

2. 微生物质量等级不同的动物应供应与其级别相适应的饮用水，这些饮用水通常都采用高压、过滤、酸化等灭菌处理措施。

3. 实验动物饮用水应由新鲜、纯净的水源直接提供,而不要由贮存桶贮存后间接供给动物饮用。

4. 实验动物的饮用水需先经处理,以除去可能的污染源,如微生物、有机物和化学性污染物。

二、饮水量

各种动物饮水量主要受动物的生理阶段、饲料性质及环境温度的影响。幼年动物、哺乳动物饮水量较多。蛋白质代谢后除产生水分外还产生尿素,正常情况下尿素会随尿液排出体外,喂饲高蛋白饲料时,如不能供应动物充足的水,动物体内尿素无法有效排出,会导致动物细胞中毒。饲料中的矿物盐及粗纤维的含量高时,饮水量也会增加;环境温度升高时,动物的饮水量明显增加。

三、饮水设备

实验动物的饮水方式决定其饮水设备。各种动物有所不同。大鼠、小鼠、沙鼠及金黄地鼠一般使用 250 ml 饮水瓶,灌满水后任其自由吸饮,豚鼠一般使用饮水盆,兔多采用自动饮水器自由吸饮,猫、狗等较大动物较多使用饮水盆。现在越来越多的单位使用自动饮水装置,满足动物自由饮水需要。

饮水设备应符合以下要求:① 无毒、无味;② 流水通畅;③ 不漏水;④ 便于动物吸取;⑤ 保持饮水不被污染;⑥ 便于清洗,耐化学或高温消毒。

四、饮水卫生

饮水卫生直接关系到实验动物的健康。不同级别的实验动物,其饮水的卫生标准是不一样的。对普通级动物来说,符合卫生标准的城市居民饮用水即可供其直接饮用。对于清洁级及其以上级别的实验动物来说,其饮用水必须经过高温高压灭菌处理。亦可应用酸化水(pH 2.5～3.0)。

给水设备必须按各级别实验动物的管理要求定期清洗消毒。饮水应每天更换,不要将饮水瓶由一个鼠盒随意移到另一个鼠盒上。

第四节　实验动物垫料与管理

实验动物垫料是一种可影响动物健康和动物实验结果的可控制的环境因素。可供使用的垫料很多,可根据所饲养动物的种类及等级选用不同类型的垫料。

一、垫料的基本要求

1. 容易获得,易于运输,便于储存,价格便宜;

2. 无灰尘、无污染,无芳香烃类气味,对人和动物无害;

3. 干燥,有良好的吸湿性,舒适,便于做窝,具有良好的保温性;

4. 没有营养,不被动物食用,容易清理并处置。

二、 垫料的类型与使用垫料的类型、特性及使用注意事项

表 7-5 垫料的类型、特性及使用注意事项

垫料名称	使用方式	吸湿性	尘埃	可否焚烧	注意事项
锯木屑	直接 间接	很好	极多	可	灭菌后使用,储存时防止污染,使用新鲜松木锯屑应避免尘埃
软木刨花	直接 间接	好	较多	可	通常用于啮齿类和其他哺乳类小动物
硬木刨花	直接 间接	极好	较多	可	多用于猫窝
玉米芯	直接 间接	极好	多	可	可粉碎成不同的颗粒使用
脱脂棉	直接	较好	无	可	用于高等级的啮齿动物
尿不湿	直接	较好	无	可	用于高等级的啮齿动物
煤渣	间接	极好	较多	否	对减少动物舍内气味很有益
次级棉	直接	极好	少	可	可能会把幼仔缠在一起
碎稻草	直接 间接	较好	极多	可	可铺垫在圈内
碎纸片	直接 间接	极好	少	可	作为啮齿类动物的垫料很好

三、 垫料卫生

垫料是实验动物最直接的生活环境,必须按照各种动物对垫料的要求提供。使用前要除尘灭菌。

污秽的垫料应勤予清除并换以新垫料,以保持动物的清洁、干爽。更换的频度视动物的大小、密度、粪尿排出量、垫料的脏污程度,一般每周更换 2 次,如发现垫料被水浸湿,鼠盒内有死鼠,必须及时更换垫料。在有些情况下垫料更换不应过度频繁,例如怀孕后期、哺乳初期等阶段。

清理垫料应在污物走廊或处理间进行,清理出来的垫料必须及时焚烧处理。

第五节　实验动物的卫生管理

在实验动物的管理工作中,卫生、消毒与灭菌所占工作量最大,是饲养管理的重要内容。因为,实验动物饲养不同于普通养殖业,它有一个高的卫生标准,以保护动物和工作人员免遭微生物感染。

一、 清洁卫生

为了保持实验动物饲养室整洁、防止疫病的发生,应制定严格的清洁卫生制度,有专人负责,定期检查,搞好场内外清洁卫生管理。

1. 环境卫生　结合植树绿化场区,种植花草,填平水坑,清除污物、垃圾,消灭蚊、蝇滋

生地。特别注意肥料堆积处,焚尸炉、化粪池周围,饲料加工车间周围的卫生。经常宣传保持环境卫生,禁止随地丢弃污物,禁止随地吐痰。

2. 动物房的卫生 小型实验动物笼架应当和墙壁保持一定距离,尤其是墙角处,以免造成死角,妨碍打扫卫生。定期或勤清除墙壁、四角的浮尘及异物;定期用 0.1%新洁尔灭、或 1:1 000 消毒灵喷洒墙壁与地面。中、大型实验动物应每天用高压水龙头冲洗厩舍地板,清除粪尿;铺垫草的厩、窝应勤换垫草,至少每周将整个垫草全部清出 1 次,用水仔细冲洗厩、窝。爬行类、水生动物、野生动物的饲养房舍应按动物种类灵活掌握。

3. 笼架与笼盒 国外实行笼架与笼盒整套置换法,即将清洗与消毒过的一套笼盒与笼架推入动物房,将小型动物置入清洁的笼盒内;肮脏的笼架与笼盒推到清洗消毒房内用清洗机进行清洗。如实验动物场不备有上述设备,至少要有与使用笼盒等量的周转笼,以便更换洗涤。

在清洗消毒房内首先将笼盒里的旧垫料清除,浸入 83℃以上的热水中 10 分钟,使污物软化,移入混有洗涤剂的温水池中彻底洗净四壁及底部,再用自来水仔细冲洗,将洗涤剂完全除去。应当注意,如做过病原菌感染试验的笼盒,必须先进行消毒灭菌,然后才能清洗。笼盒上不应残留任何清洁剂或消毒剂的痕迹,以免影响实验动物健康与试验结果。笼盒至少每周更换 1 次。

4. 饮水瓶、料斗、饲槽等附属设备 在使用前必须消毒,定期更换清洗,至少每周进行 1 次。户外饲养的动物,最好在运动场顶部架设铁丝网,以免飞禽与野生动物侵入饲槽。每周至少将槽内残余饲料饲草清除 1 次,用消毒药消毒饲槽内外,尤其注意 4 个底角,最后用清水清洗干净备用。

5. 工作人员的清洁卫生 凡进入动物饲养区的职工,必须根据动物的级别按规定洗手或洗澡,消毒手臂,穿戴工作衣帽与工作鞋或胶靴、防护手套等。衣着必须整洁,定期清洗消毒。

二、 消毒与灭菌

1. 概念

(1) 灭菌(sterilization):杀灭所有活微生物称为灭菌。

(2) 消毒(disinfection):驱除或杀灭有害微生物称为消毒,常不包括细菌芽孢。消毒比灭菌范围狭窄,它不能杀死最顽固的微生物如细菌芽孢。消毒剂不能用于灭菌。

2. 方法

主要的灭菌方法有热灭菌法、冷灭菌法和 ^{60}Co 辐照灭菌法。热灭菌法的温度、时间见表 7-6。

表 7-6 热灭菌法

灭菌法	温度/℃	时间/min
温热高压灭菌法	121	15
	126	10
	134	3

灭菌法	温度/℃	时间/min
干热烤箱灭菌法	160	45
	170	18
	180	7.5
	190	1.5
预真空高压灭菌法	121	3
氧化乙烯灭菌法	45～60	120～240
低压蒸汽加甲醛灭菌法	70～80	120

辐照灭菌的效果取决于辐照灭菌的总剂量,辐照灭菌的剂量是3～5 Mrad。

主要的消毒法有化学药液浸泡法,清洗、熏蒸消毒法和热消毒法,80℃的热消毒药水清洗是良好的消毒方法。表7-7是实验动物室常用的消毒药液简表。

表7-7 实验动物室常用消毒药

药 液	浓 度	方 法
苯酚	2%～3%	喷雾、湿抹
来苏儿	3%～5%	喷雾、湿抹、浸泡
漂白粉	0.1%～1%	喷雾、浸泡、湿抹
过氧乙酸	0.01%～2%	喷雾、湿抹、浸泡
福尔马林	12.5～25 ml/m³	熏蒸
新洁尔灭	0.1%～0.5%	喷雾、湿抹、浸泡
农乐	1∶300	喷雾、湿抹
氯胺	3%	与粪便搅拌
石灰乳	20%	与粪便搅拌

3. 动物房舍消毒

(1)空舍消毒:动物全部移出动物房后的消毒称之为空舍消毒,其程序大致如表7-8。

(2)福尔马林熏蒸消毒方法:消毒前应用2%烧碱水进一步洗涤墙壁、地面、天花板、通风管道外壁,洗去脏垢、消除油污,最后打湿墙壁、地面和天花板,屏障动物房用灭菌溶液灌满传递渡槽箱,除洗澡间最外的一个门以外,打开各个房门,以便在熏蒸时熏蒸的气体能充满各个房间,特别是整个洗澡间,用塑料薄膜或塑料板加胶带纸密封动物房外部的进气口、排气口,在内更衣室放置一套灭菌工作服以便熏蒸消毒后第一次进入屏障动物房时使用。熏蒸消毒溶液的量是每立方米容积10%的甲醛溶液35 ml,用电炉加热,或每立方米容积福尔马林溶液15 ml,高锰酸钾7.5 g,熏蒸时将福尔马林徐徐倒入高锰酸钾中,熏蒸消毒的温度应不低于25℃,相对湿度80%以上,采用电炉加热的要掌握好加热时间,及时切断电源。熏蒸至少保持24小时,然后,打开进气口的密封,启动空调机和进气风机,几分钟后移开排气口密封的封帽,启动排气扇,至少排气两天后人才能进入动物房喷洒30%的浓氨水,每立方米2~5 ml可迅速中和空气中的甲醛。如果动物房属于一个大建筑的一部分,熏蒸消毒前应发出警报,并充分估计熏蒸可能渗漏到其他房间的危险。

表7-8 空舍消毒程序

第 X 天	消 毒 方 法
0	动物全部清理转移出舍
1	清除粪便,如粪较干,宜先喷3%~5%来苏儿溶液,不使粪尘飞扬
2	大量高压水冲洗,必要时用2%热烧碱水
3	干燥
4	全面消毒,用0.05%~0.2%新洁尔灭或3%~5%来苏儿
5	干燥
6	对死角、排水沟和地面作再次消毒
7	干燥
8	用水喷湿动物房的地面、墙壁和一切用具,动物房室温在25℃以上,密封整个动物房,按15 ml/m³福尔马林加7.5 g高锰酸钾熏蒸
9~10	熏蒸24 h后换进新鲜空气
11	等待新动物进舍

4. 饲料和物料的灭菌 饲料有3种灭菌方法,即高压、熏蒸和辐照。高压灭菌时饲料盛于金属网里,深2.5~5.0 cm,这样气流能迅速贯穿饲料,常采用121℃,15~30 min,如采用预真空高压灭菌,时间可缩短到2~3 min,温度愈高、时间愈长,愈易发生饲料的焦化与营养成分的破坏。有几种灭菌指示剂能指示高压灭菌的效果,灭菌指示剂封装于安瓶瓶中,位于每件包裹的中央。

采用环氧乙烷灭菌,熏蒸后饲料必须通风3天,以清除饲料中的气味,有人怀疑环氧乙烷在熏蒸过程中会产生有毒物质,因此本法未被广泛使用。

饲料灭菌的最佳选择是^{60}Co γ射线辐照,高穿透性的射线能有效地摧毁微生物,也不会在饲料中留下残留,并且对营养成分破坏极小。SPF动物的照射强度是2.5 Mrad,而无菌动物、悉生动物通常采用5 Mrad的剂量,有一种黄色或橘黄色的剂量指示剂标签贴在包装箱的正、背两面上,当黄色的标签变成暗红色时,指示包装袋里的饲料已收到了2.5 Mrad的剂量,对于无菌动物与悉生动物的饲料往往在第1次辐照以后再贴上2张(正、背面各1张)标签,做第2次辐照。包装饲料时每袋装12.5 kg饲料,用塑料袋包装,最好真空封口,包装用双层塑料袋,第1个袋密封后再套第2个袋,最后置于纸袋、塑料袋或纸箱中,并贴上指示剂标签。用γ射线灭菌的饲料必须控制含水量,因为经过辐照,含水量越高,水分子离解成活性很强的氢离子和氢氧根离子就越多,致使饲料中的维生素极易遭到破坏。

其他物料如垫料、笼架、鼠盒和其它供应品等均采用高压灭菌,屏障动物房多采用通道式双门高压灭菌器,不能采用高压灭菌的物料可采用药液浸泡法消毒,屏障动物房通常通过药液渡槽将不能高压灭菌的物料传入屏障内。

5. 水的灭菌 通常在普通自来水中加入次氯酸钠,使游离氯达到15 ppm。另一种水的处理方法是在水中加入盐酸,使酸化水的 pH 值达到 2.5～2.8。第 3 种方法是用多孔的 5 μm、1 μm 陶器过滤器做两次过滤。第 4 种方法是用紫外线照射灭菌,为了达到良好的灭菌效果,许多动物室常将两种方法结合起来使用。

6. 空气的灭菌 空气采用空气过滤器灭菌,空气过滤器分粗效、中效和高效 3 级过滤器。只有通过高效过滤器后的空气才能达到灭菌效果。SPF 级动物饲养设施,悉生、无菌级动物饲养隔离器,必须采用空气灭菌设施。

7. 房舍、设施消毒效果的评定 用灭菌 PBS 湿棉拭子从房舍的墙壁、天花板、地面、进(出)风口、笼架等共取 60 个样品,每个棉拭子涂擦面积约 25 cm^2,每个样品均浸于 5 ml 心肌浸出液培养基,搅拌、稀释后接种于血琼脂培养基上,37℃培养 48 小时,计算菌落数目,按菌落数进行消毒评分。

0:未分离到菌落

1:1～10 个菌落

2:11～30 个菌落

3:31～100 个菌落

4:>100 个菌落

5:太多,无法计算

计算棉拭记分的平均数,按下述标准评定动物房消毒的成绩。

0～1.0:优秀

1.1～2.0:良好

2.1～2.5:尚好

2.6～3.0:中等

>3.0:差

屏障动物房消毒成绩必须达到优秀才是合格。评分时要说明消毒剂种类与消毒方法。

8. 消毒与灭菌效果的影响因素

(1)污染物的影响:粪便、脏垢、油污常使消毒药液不能直接作用于微生物,从而降低消毒的效果,彻底消毒前必须先洗净脏垢、油污,特别要注意清洗死角。

(2)饲料包的大小:位于饲料包中间的部分在灭菌时,湿热蒸汽不易透入,往往达不到灭菌的温度。

(3)药物浓度:浓度低、杀菌时间延长。有些药物如季铵化合物,应注意其活性部分的比例。

(4)温度的影响:一般而言,温度较高时消毒剂较有效,例如福尔马林在 15℃ 以下效果差,但氢氧化钠例外,浓度 1‰ 在 5℃ 时反比 15℃ 时效果好,过氧乙酸和酚化合物在 −20℃ 仍有效,但必须应用抗冻剂。

(5)酸度(pH)的影响:环境酸度的微小变化对消毒药的活性影响很大,如氯胺 T 在 pH6～7 环境中具最佳活性;二氯异氰尿酸钠在 pH6～10,季胺化合物在 pH9～10 的碱性环境中最有效。因此,要根据环境酸碱度选用恰当的消毒剂。

(6)中和物质的影响:如阴离子清洁剂能降低氨化合物的活性,四醛化合物消毒之前最好用阳离子清洁剂,氨能中和福尔马林等。其他如硬水、肥皂、多种去污剂等也会使消毒剂失效。

（7）药品抗微生物的范围：消毒药常有一定的抗菌谱，化学消毒剂易杀灭革兰阳性菌，如葡萄球菌；难以杀灭革兰阴性菌，如假单胞菌；更难杀灭抗酸杆菌，如结核杆菌；最难杀灭细菌芽孢，如破伤风杆菌的芽孢。

三、 防虫、防野鼠

屏障环境实验动物房，在设计时应考虑到动物房的昆虫和野鼠的控制，并备有防虫防鼠的设备，如采用无外窗、全封闭的房舍，尽量少开与外界相通的门，对外的门加设一道纱门，并安装自闭装置，在进门处设有防鼠挡板，所有的下水口都有存水弯和密封盖。开放环境的动物房如狗舍、猴舍，动物房内总有各种昆虫进入。在运送垫料、垫草、饲料、动物时往往会带入昆虫或钻入野鼠，这些昆虫、野鼠往往传播寄生虫与某些动物传染病。因此定期在动物房地板的四边、墙角等处喷杀虫剂、灭鼠剂，搞好环境卫生。选择杀虫剂、灭鼠剂时必须考虑动物安全和实验的项目，选择不干扰实验的药物，关好动物不让动物与药物相接触，也不让药物有污染饲料和饮水的可能。

四、 废弃物的处理

使用过的垫料是实验动物场固体废弃物（包括垫料、动物排泄物、动物尸体、纸张及其他物品）中数量最大的废弃物。废弃物的量涉及废弃物处理费用的高低，减少废弃物的量是解决废弃物污染问题的最佳途径，可依据最大动物饲养空间估算废弃垫料的生产量，以安排贮存空间、运送工具和人力。其次，废弃物清理、搬运、收集、储存及处理应建立一套工作规范，一切操作按有关法令规定执行。

设置负压式废弃垫料收集装置，避免垫料在清理过程中随空气散布。工作人员穿戴防护装备，不同污染程度的废弃垫料，应以不同方式处理，一般性无害的废弃垫料，是指单纯动物实验所清除出来的垫料，可直接进行最终处理，常用方法包括堆肥和苗圃处理、焚烧、经下水道排放或视作一般废弃物掩埋。以焚烧的方式处理废弃垫料符合环保要求，但花费高。经下水道排放，每年定期处理窨井中沉淀下的污泥，处理的方法是按窨井容积加入 5％生石灰，搅拌 24 小时后，用污泥泵将污泥抽入贮槽车中，运到农田作肥料。废弃垫料以掩埋方式处理，需注意的是有传染性或放射性物质污染的垫料，必须经灭菌后方可掩埋，或及时焚烧处理。在清理时要注意避免气溶胶（aerosol）形成，工作人员要配备防护措施。放射性废弃垫料要以印有黄色放射性物质标志的塑胶袋包装，于特定的容器中暂时贮存，待容器装满后由专门人员收集处理。在清理过程中避免产生气溶胶，工作人员需穿戴防护装备。

废弃物的传送、清运，时间上应避开动物设施繁忙时间，一般而言可选择在上午或下午某一固定时间，每日清运一次。运送废弃物的手推车四周应设藩篱围封，清运过程要防止泄漏、翻倒等意外事件发生，清运人员应穿上连身的塑胶衣服、胶靴及戴手套。

五、 动物尸体的处理

动物尸体是实验动物设施产生主要废弃物之一。动物房舍中必须设置容量充足的冷藏设备以暂时贮存尸体。无害性动物尸体，是指未投药、未感染病原微生物或放射性物质的动物尸体，可以直接做深掩埋处理或焚烧。感染性的动物尸体应该用装载生物危害物质的塑胶袋妥善包装,经蒸汽高温高压灭菌后,再以一般处理无害性动物尸体方法如置入冷冻库冷冻保存,尸体由冷冻库取出后需先解冻再予焚烧以避免燃烧不完全及浪费燃料。解冻时亦须在适当的场所,以避免解冻水造成污染。放射性动物尸体,应以装载放射性物质的塑胶袋妥善包装,利用专用烘箱,以 60～70℃将尸体水分烘干,为避免烘干过程产生恶臭,可利用微波炉加热使水分分离。经干燥后的动物尸体可按废弃放射性材料处理方法处理。

动物尸体解剖室是产生危害性物质来源处之一。组织固定液(譬如福尔马林)和动物身上的病原微生物如果没有适当的防护措施,不但可能会直接危害工作人员,亦可能泄漏出污染环境,所以尸体解剖室须设置负压式解剖台。排气亦需经过滤处理去除微生物或化学物。各种有机无机废液以适当容器回收。在动物房舍内其他的实验室如组织病理室、血液生化室、微生物室等,情况相同。

六、 微生物病原的控制

接种人类病原微生物的动物实验,使实验动物感染致病或对实验结果产生严重干扰的微生物实验,如猴的结核杆菌和 B 病毒,小鼠脱脚病病毒、仙台病毒等具有风险性的动物实验。其动物饲养房舍都应是负压、封闭式的,以防止室内污染物质直接散播到外界。这些被隔离的动物房舍所排放的空气必须经高效能空气过滤装置过滤后方可排放。

为防止动物于离开动物设施送往实验室的途中,如在走廊、电梯上被不相关的人员暴露于有感染微生物或过敏原的环境之中。为了维护动物本身及实验人员的健康必须尽量避免将动物带离动物房舍,因此在设计动物实验室时要考虑设置动物处理室,让研究人员在动物房舍有工作空间,减少动物往返运送的机会。如动物必须离开饲养室,应使用设有滤网的运送箱或有空气过滤帽的笼盒,同时使用专用走道或电梯。要切实遵守标准操作规程,避免人为因素造成病原微生物扩散。

第六节　实验动物的记录管理

记录管理是指在饲育管理过程中与实验动物繁殖生产、供应使用有关的数据资料及各种情况的文字反映。

一、 记录管理的必要性

认真记录实验动物饲养管理过程中的各种情况及有关数据,是进行科学管理不可缺少的环节。记录的内容包括实验动物的品种、品系、引种情况、繁殖情况、生长发育情况、供应使用情况、卫生防疫情况、异常情况、生产报表、环境控制以及质量监测等方面。记录管理最有效的方式是各类卡片、报表的如实记载。完善记录资料的优越性在于:

1. 有益于总结经验　通过各种记录资料的积累、查阅、统计、整理与分析,可以了解饲养管理的状况,总结吸取有益的经验,克服管理工作中的不足。

2. 保持品系特性　各个实验动物品种品系都有各自的遗传学特征,有各自的繁殖措施,为保证近交系不被污染、封闭群避免近交、突变系保持特点、特殊品系能够世代延续,完整的记录资料是不可少的。

3. 有利于提高科学饲养管理水平　饲养管理过程中,记录的各种数据都是第一手资料,真实可靠。长期积累的数据分析结果可提供参照,可以上升为理论,指导实践,反映饲养管理水平的高低,有利于促进饲养管理水平的不断提高。

4. 有利于开展学术交流和科技合作　各单位的实验动物饲养管理相关资料可进行横向比较与交流,有利于相互取长补短,有利于推广新的饲养管理技术、新的经验,也有利于国际、国内实验动物科技界的交流与合作。

二、 记录的内容

为了全面准确地了解实验动物饲养管理的基本情况,记录应尽可能全面、细致、准确、及时,应包括如下情况。

1. 环境质量状况　温度、湿度、照明、噪音、气味等。

2. 动物繁殖情况　种群数量、配种数、产仔数、离乳日期数量、留种情况、待发群数量、规格、性别。

3. 谱系资料　动物的来源、品系、代数、双亲号、仔代号。

4. 动物生活状况　实验动物的饮食、外观、排粪、排尿、生病、死亡、淘汰等情况。

5. 动物供应情况　供应品种、品系、性别、时间、规格、数量。

6. 动物生长发育情况　品种、品系、日龄、体重、身长、胸围等。

7. 生产消耗情况　饲料、垫料、笼盒、工具、低值易耗品、药品、试剂。

8. 人员往来情况　进入饲养室或实验室的人员、时间、事由。

9. 消毒灭菌情况　笼器具、饲料、垫料的消毒灭菌情况,房舍的消毒方法、时间、耗材。

10. 实验动物微生物质量定期检测情况　检测动物的品种、品系、标号,抽检的房舍、动物数量、检测结果、检测人。

11. 工作记录　工作人员变动、病事假、健康状况,更换垫料、安全检查、工作报告、报表等。

12. 其他情况　停电、停水、仪器设备运行状况、故障时间、原因、维修情况等。

三、 常用实验动物记录卡片

实验动物记录卡片种类很多,各个单位、各个实验室、每个人都应根据自己的管理特点和要求制定相应的卡片,以利于饲养管理。通常使用的卡片有:

1. 配种卡　多用于较大的雄性种用动物,如兔、狗、猪等;

2. 大动物繁殖卡　多用于较大的雌性种用动物,如兔、狗、猪等;

3. 小动物繁殖卡　多用于雌性大、小鼠,沙鼠等繁殖记录;

4. 近交系繁殖卡见表7-9。

表 7 - 9　近交系繁殖卡

名　称：　　　　　　　　编　　号：　　　　　　　　繁殖号：
代　数：　　　　　　　　出生日期：　　　　　　　　配种日期：
双亲号：　　　　　　　　身份号：

生产日期	产仔数	离乳日期	离乳数	子代身份号

注：① 颜色—繁殖卡的颜色有白、绿、黄、红 4 种
② 名称—指品系名称
③ 编号—笼盒的数字编号，每一代次笼号按 1、2、3……的顺序编排
④ 代次与胎次—代次按 F_1、F_2、F_3……顺序编排，胎次以大写字母 A、B、C、D……表示，F_4B 即近交系第 4 代，第 2 胎的个体
⑤ 繁殖号—代次号＋胎次号＋编（笼）号，如 F_4D12 表示第 4 代第 4 胎，笼号 12 的繁殖对
⑥ 亲代编号—系繁殖对♂、♀的父母编号，核心群的♂、♀应为同胞兄妹
⑦ 出生日期—繁殖对♂、♀的出生日期
⑧ 配种日期—繁殖对♂、♀的同居日期
⑨ 身份号—与配偶双方的个体号
⑩ 子代身份号—留种子代的繁殖号加个体号

5. 试验观察卡（表 7 - 10）。

表 7 - 10　试验观察卡

品系：　　　　　　　　试验日期：　　　　　　　　组别：

试验处理情况	
观察项目	
观察要求	
情况记载	

四、 常用实验动物记录表格

1. 实验动物生产报告单（每周）　包括动物品系、总数、配种数、产仔数、断奶数、发出数、待发数、淘汰数、死亡数、饲料消耗量等内容。

2. 实验动物生产月报表　包括现有动物状况：配种总数、本月配种数、怀孕数、生产数、留种数、待发数；全月产仔数、断奶数、发出数、待发数、淘汰数、死亡数、饲料消耗量等。

3. 生长发育情况登记表　包括窝仔数、窝重、各日龄段体重。

4. 实验动物供应情况统计表。

5. 代养试验观察动物登记表　包括动物品种、数量、实验内容、开始时间、结束时间。

6. 品系繁殖情况汇总表　包括品系名称、编号、繁殖号、胎号、产仔情况、子代去向。

7. 温、湿度记录表　记录每日温、湿度情况。

第七节　繁殖生产计划与生产指数

实验动物是一种特殊的商品,生产不足会影响科研使用,生产过剩会造成大的浪费,既不能存放仓库,又没有广阔的市场,难以向市场推销。因此,实验动物生产供应与使用的合理衔接,是实验动物生产管理的重要环节。

同时由于实验动物对生活环境的高度依赖,科研使用的规格要求严格,可供利用的时间较短,保持质量标准的特殊要求,决定了我们必须科学地、有效地组织生产,及时地、合理地加以利用。因此生产的组织安排显得尤其重要。

一、生产计划

1. 生产计划的制订原则

(1) 不同种类、品种、品系分别制订生产计划。

(2) 根据教学、科研、销售计划制订生产计划。

(3) 要保证种群的正常淘汰、更新和后备。

(4) 要留有余地。

2. 生产计划的内容

(1) 供应计划:统计各个品种品系、级别实验动物的逐月(最好以 10 天为一单元)供应数。

(2) 配种计划:根据供应数制订各品种、品系的配种时间、数量。

(3) 计划的落实:所制订的生产计划一定要及时落实到相应的责任人,付诸实施。

3. 生产计划实例

我们以小鼠生产为例来说明生产组织的过程。

为保证小鼠按计划生产,按时足量供应,在确定了需要小鼠的日期及所用小鼠的体重规格后,即可大概计算配种日期。

计划配种日期＝使用日期－需要天数

需要天数＝基数(大、小鼠为 26 天)＋所要求小鼠体重的成长时间(由各单位饲养水平决定)。　注:(基数＝妊娠天数＋性周期)

配种数(♀)＝计划使用数÷6(根据各单位的受孕率、繁殖成活率以及使用时的选择比例来决定)。

例:明年 3 月 25 日需要 18～22 克体重的小鼠 500 只应在何时配种? 配多少对?

如所要求体重 18 克～22 克小鼠成长所需的时间为 28 天,则 28＋26 天＝54 天即为需要天数。

则计划配种日由 3 月 25 日倒推 54 天,即 1 月 31 日。

计划配种数＝500÷6＝84 对,即至少配 84 对。

种鼠繁殖 5～6 胎后即予淘汰,近交系小鼠繁殖 3～4 胎后,繁殖成绩明显下降。

必须注意,不论生产计划的有无和多少,各单位都应根据本身规模,确定每月新配、淘汰的基数,以使种群得到不断的更新。

以上是指封闭群小鼠的生产管理。至于近交系及其他一些特殊的品系则应根据它们各自不同的特点采取不同的饲养管理措施并组织生产。

二、 生产指数

生产指数能从不同的角度反映一个单位的实验动物饲养管理水平的高低以及实验动物群体的生产水平。有以下几项指数。

1. 受胎率 $=\dfrac{妊娠雌性动物数}{配种雌性动物数}\times100\%$

2. 群体产仔能力 $=\dfrac{动物实际产仔平均数}{标准窝产仔数}$

3. 成活率 $=\dfrac{断奶时成活仔数}{实际产仔总数}\times100\%$

4. 死亡率 $=\dfrac{断奶后死亡数(到发出使用时为止)}{断奶时成活数}\times100\%$

 或:$\dfrac{购进后动物死亡数(到发出使用时为止)}{购进动物总数}\times100\%$

5. 使用率 $=\dfrac{某待发群体实际使用数}{某待发群体总数}\times100\%$

6. 日饲料消耗 $=\dfrac{每天饲料消耗总量}{饲养动物数}$

7. 每只动物的饲料成本 $=$ 平均饲养天数 $\times$ 日饲料消耗 $\times$ 饲料单位价格

定期综合分析记录资料及生产指数,可为实验动物饲养管理者及动物实验者提供较为详尽可靠的基础资料及背景材料,从而有利于试验结果的分析和讨论。

第八节 不同遗传背景实验动物的繁育生产

实验动物是人工培育专门用于科学实验的动物群体。为保证其遗传学质量,不同遗传背景的实验动物,其繁育体系和方法有所不同,必须严格遵循。

一、 封闭群的繁育方法

1. 随机交配的意义和应用

所谓随机交配是指:在一个有性繁殖的生物群体中,任何一个雌性或雄性的个体与任何一个不同性别的个体交配的概率都相同。对于一个随机交配的群体而言,其基因频率和基因型频率总能保持恒定。

为了尽量保持封闭群动物基因的异质性及多态性,避免随繁殖代数增加导致近交系数的过快上升,应对封闭群动物采取随机交配的繁育体系。

2. 随机交配的方法

将群内雌雄动物分别编号,按照数字表或其他随机方法进行配对,但要排除近亲配对,尽可能不安排 3 代以内近亲交配。留种时,每对均要按要求保留雌雄动物,以保持一定的群体数量。

3. 封闭群动物的维持与生产

(1) 引种原则:作为原种的封闭群动物遗传背景必须明确,来源清楚,有较完整的资料,引种数量要足够多,小型啮齿类封闭群动物引种数目一般不能少于 25 对。

(2) 繁殖方法:为了保持封闭群动物的遗传基因的稳定,封闭群应足够大,并尽量避免近亲交配。

对于繁殖生产的核心群,应根据种群大小选择适宜的繁殖交配方法。每代交配的雄种动物数目为 10~25 只时,一般采用最佳避免近交法,也可采用循环交配法;每代雄种动物数目为 26~100 只时,一般采用循环交配法,也可采用最佳避免近交法;每代交配的雄种动物数目多于 100 只时,一般采用随选交配法,也可采用循环交配法。具体方法如下。

① 最佳避免近交法　核心群的每个繁殖对,分别从子代留 1 只雄性动物和 1 只雌性动物,作为繁殖下一代的动物种群。动物交配时,尽量使亲缘关系较近的动物不配对繁殖,编排方法尽量简单易行。对于生殖周期较短、易于集中安排交配的动物,可按下述方法编排配对进行繁殖:假设一个封闭群有 16 对种用动物,分别标以笼号 1,2,3,…,16。设 n 为繁殖代数(n 为自 1 开始的自然数),交配编排见表 7 - 9。

表 7 - 9　最佳避免近交法的交配编排

$n+1$ 代笼号	雌种来自 n 代笼号	雄种来自 n 代笼号
1	1	2
2	3	4
3	5	6
⋮	⋮	⋮
8	15	16
9	2	1
10	4	3
⋮	⋮	⋮
16	16	15

对于生殖周期较长的动物,只要种群保持规模不低于 10 雄 20 雌,交配时尽量避免近亲交配,则可以把繁殖中每代近交系数的上升控制在较低的程度。

② 循环交配法　适用于中等规模以上的实验动物封闭群,既可以避免近亲交配,又可以保证动物对整个封闭群有比较广泛的代表性。可按下述方法进行循环交配:先将核心群分成若干个组,每组之间以系统方法进行交配(见表 7 - 10)。如:一核心群有 80 对种用动物,先将其分成 8 个组,每组有 10 对。各组内随机留一定数量的种用动物,然后在各组之间按以下排列方法进行交配。

表 7－10　循环交配法组间交配编排

新组编号	雄种动物原组编号	雌种动物原组编号
1	1	2
2	3	4
3	5	6
4	7	8
5	2	1
6	4	3
7	6	5
8	8	7

③ 随选交配法：当核心群数目在 100 个繁殖对以上，不易用循环交配法进行繁殖时，可用随选交配法。即从整个种群随机选取留种用动物，然后任选雌雄种用动物交配繁殖。

二、近交系动物的繁育方法

1. 近交系数

近交系数是用以计算在一定近亲交配形式下各代减少杂合基因的百分率从而了解不同代次基因纯化程度。全同胞兄妹交配，每进一代杂合基因减少 19％；亲子交配，常染色体的杂交基因减少 19％，性连锁基因纯合率增加 29％；亲堂表兄妹交配，每进一步近交率仅上升 8％；半同胞交配形式近交系数上升率为 11％。由此可见，交配亲体的亲缘关系越近越好。

Falconer(1960)的研究认为头几代的近交系数不恒定，全同胞兄妹交配，前 4 代近交系数上升率分别为 25％,17％,20％和 19％，以后每代上升率是恒定值为 19％。

Falconer 提出近交系数计算的公式：$F_n = 1 - (1 - \Delta F)^n$。$F$ 表示近交系数，n 表示近交代数，ΔF 表示每进一代的近交系数上升率。前 20 代全同胞兄妹或亲子交配的近交系数变化见表 7－11。

表 7－11　前 20 代全同胞兄妹或亲子交配的近交系数变化

世代数	近交系数
1	0.250
2	0.375
3	0.500
4	0.594
5	0.672
6	0.734
7	0.785
8	0.816
9	0.859
10	0.886
⋮	⋮
20	0.985

2. 选择繁育方法的原则

近交系繁育的基本原则是保持近交系动物的同基因性及基因纯合性，因为在所有的交配方式中,采用全同胞兄妹交配、亲子交配的方式近交系数上升最快,但是实际生产中全同胞交配的方式简单易行,所以要采用严格的全同胞兄妹交配方式进行繁育。

作为繁殖用原种的近交系动物必须遗传背景明确,来源清楚,有较完整的资料(包括品系名称、近交代数、遗传基因特点及主要生物学特征等)。引种动物应来自近交系的基础群。

3. 近交系繁育的基本方法

常采用以下 3 种方法:

(1) 单线法:每代通常选用 3～4 对种鼠,但仅有一对向下传递,生产的种鼠个体均一,选择范围小,由于只有单线的子代,有断线的可能。

(2) 平行线法:有 3～5 根平行的向下传递线,每根线每一代留 1 对种,选择范围大,但线与线间不均一,易发生分化。

(3) 选优法:每代常有 6～8 对种鼠,通常选择 2～3 对向下传递,系谱常呈树枝状。向上追溯 4～6 代通常能找到一对共同祖先。它兼有以上两个体系的优点。

3 种繁育方法见图 7-1。

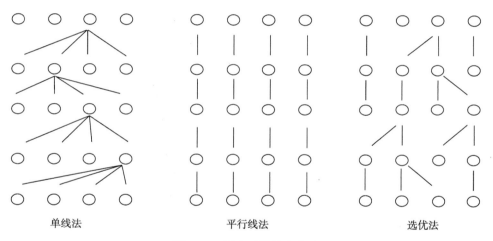

单线法　　　　　　　平行线法　　　　　　　选优法

图 7-1　近交系的繁育方法

4. 近交系的红绿灯繁育体系

近交系动物常采用红绿灯繁育体系(图 7-2)。在红绿灯繁育体系中,近交系动物可分为基础群(foundation stock)、血缘扩大群(pedigree expansion stock)和生产群(production stock)。

(1) 基础群:基础群的目的是为了保持近交系自身的传代繁衍和为扩大繁殖和生产提供种用动物。基础群应严格以全同胞兄妹交配方式进行繁殖,设动物个体记录卡,包括品系名称、近交系代数、动物编号、出生日期、双亲编号、离乳日期、交配日期、生育记录等,要建立繁殖系谱。

(2) 血缘扩大群:血缘扩大群的种用动物来自基础群,使用全同胞交配方式进行繁殖,设个体繁殖记录卡。

(3) 生产群:生产群的目的是生产供应实验用近交系动物,其种群用动物来自基础群或血缘扩大群。一般以随机交配的方式进行繁殖,设繁殖记录卡,随机交配繁殖代数一般不超过 4 代。

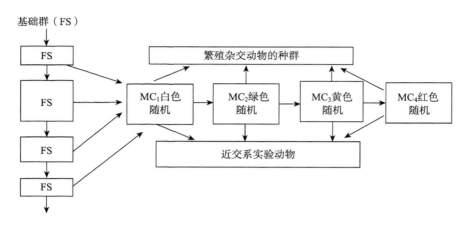

图 7 - 2　红绿灯繁育体系

三、 杂交群的繁育方法

杂交群动物主要是利用其杂交优势,以利于实验研究。通常都是使用杂交一代动物,或称子一代动物,或简称 F_1。动物亲代来自两个不同的近交系,杂交一代动物全部作实验用,一律不留种,否则后代会发生性状分离。除非为了特殊研究目的而要繁殖 F_2、F_3······或者是多元杂交动物,而有目的地留种。

应选择具有优势遗传特性的品系或具有试验要求的品系进行杂交,生产出杂交群供生产、试验用。杂交一代群体应用在单克隆抗体中十分具有优越性。由于 BALB/c 小鼠的繁殖性能差、抗病力弱,将雄性 BALB/c 小鼠与远交群小鼠 KM、ICR 或 NIH 的雌性小鼠杂交,所产生的杂交一代保留了 BALB/c 小鼠的特性,接种淋巴细胞杂交瘤,可产生大量腹水。该方法利用了 KM、ICR 或 NIH 雌性小鼠繁殖能力强的优点,产生的杂交一代还具备生长发育快、体型大、抗病力强等杂交优势。

四、 特殊类型近交系动物的繁育方法

1. 同源突变近交系的保种和生产

同源突变近交系简称同源突变系,是某个近交系在某基因位点上发生突变而分离、培育出来的新的近交系。它有别于通常所说的近交系亚系分化,因为这里的突变相当明确地改变了原近交系的遗传组成,而且研究者更关注突变基因的研究。

如果原近交系和发生突变的亚系长期分开保种,两者之间的基因组成就会产生越来越大的差异。为了避免发生此类情况,在保持突变基因个体的同时还要保持正常基因的个体,生产中必须通过纯合体和杂合体的同胞交配,才能保种同源突变近交系。

2. 同源导入近交系动物的保种和生产

同源导入近交系简称同源导入系,是通过杂交与互交(cross-intercross)、回交(back-cross)等方式将一个目的基因导入某个近交系的基因组内,而培育出来的新的近交系。

将近交系动物与新发现的有突变性状的动物进行交配,F_1 中选择有突变基因的个体,

再与近交系回交,继代以此类推下去,最终突变基因导入近交系内。级进交配的导入率以 $1-(1/2)^n$ 表示(n 为回交系数),F_1 导入率为 $1/2$,F_2 为 $3/4$,F_3 为 $7/8$。实际上,第 8 世代以后原来的近交系相应的基因位点基本上被突变基因所代替。

如果突变基因是显性,继代级进交配中容易选择突变个体,但如果突变基因为隐性,必须通过测交才能确认其基因型。例如,C57BL/6 系对 FRIEND 病毒(一种小鼠白血病病毒)抵抗力强(基因型为 F^{rv}/F^{rv}),而 DDD 系对该病毒易感(基因型号为 F^{sv}/F^{sv})。若要将 DDD 系的易感基因导入 C57BL/6 系中,首先将 C57BL/6 与 DDD 系进行交配,F_1 与 C57BL/6 系进行回交,然后对 F_2 进行病毒易感性检测,并确定基因型。其方法是,将病毒接种于所有的同窝仔鼠,若一窝仔鼠均易感,其双亲基因为 F^{sv}/F^{sv}。若易感受性与抵抗性各占 $1/2$,其双亲基因型为 F^{sv}/F^{rv}。若所有仔鼠均具有抵抗性,其双亲为 F^{rv}/F^{rv}。除了上述导入白血病病毒基因小鼠以外,常见的还有导入组织相容性基因小鼠、导入抗癌基因小鼠、导入抗肠炎菌基因小鼠等。

对该类动物进行保种和生产时,必须不断利用回交、测交,同时进行基因型测定,保留实验所需的个体。

为目的基因提供背景的近交系称为配系(partner strain),提供目的基因的品系称为供系(donor strain)。配系必须是近交系,而供系可以是带有目的基因的任何一种基因类型的动物。在基因导入过程中,与目的基因紧密连锁的其他基因可能随目的基因一起导入近交系的基因组中,这些随之带入的基因称为乘客基因(passenger gene)。因此,同源导入近交系不仅是目的基因与原近交系不同,而且是带有目的基因的一小段染色体的不同。因此在实际应用中,有必要注意可能存在的乘客基因。

同源导入近交系与同源突变近交系的不同之处在于与原来那个近交系比较,前者是一个染色体片段的差异,后者是一个位点单个基因的差异。

3. 分离近交系的保种与生产

分离近交系是以近交系本身为背景的品系,其繁殖仍保持兄妹交配,只是兄妹双方在已知位点上有一个强制杂合子的繁育体系。

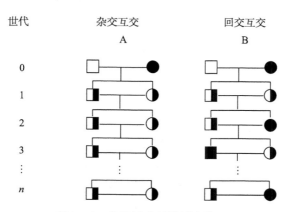

图 7-3　分离近交系的繁育体系

分离近交系的保种与生产包括强制性杂合子互交的兄妹近交(图 7-3A)和强制性杂合子回交的兄妹近交(图 7-3B)两种繁殖体系,□、○、+/+ 表示纯合子、非转移子,D/+、 r/＋表示杂合子、转移子,■、●、D/D、r/r表示纯合子、转移子,显示了特性。两种繁育体系都可用于共显性有活力、显性有活力、隐性有活力的突变中,只有互交体系可用于隐性致死性突变中。两个体系除了一个控制位点外,其他完全和兄妹近交系一样。在回交体系里,开始是杂交产生 F_1,F_1 互交产生 F_2,自 F_2 起都是纯合子和杂合子的兄妹交配,因而称为有强制性杂合子回交的兄妹近交。在互交体系里,自 F_1 起每一代都是杂合子与杂合子的兄妹交配,因而称为有强制性杂合子互交的兄妹交配体系。

无胸腺裸鼠因为有 nu 基因,在 SPF 条件下公鼠具有繁育能力,而母鼠繁育能力差,乳腺先天发育不良,不能哺育幼仔。为了获得较多的裸鼠后代,裸鼠采用分离近交系的繁殖体系,每一代都是带有强制性杂合子的兄妹回交,即每一代选留有毛的杂合子 nu/＋母鼠与纯合子 nu/nu 裸公鼠配种繁殖(图 7-4)。

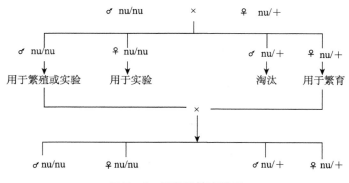

图 7-4 裸鼠的繁育体系

以上 3 种近交系的遗传组成特征极为相似,相互之间有时难以区分,只好用培育过程的不同加以区分。例如:当一个已育成的近交系某个基因位点发生突变后,如果保持这个突变基因的杂合状态,则其遗传组成特征和分离近交系是一样的,只是培育方法不同。又例如通过遗传育种手段培育的同源导入近交系,当该品系所带有的特殊基因需要采取分离近交系的繁殖方法进行保种繁殖时,则也接近于同源突变系的遗传特征,有时也要采取分离近交系的繁育措施。不同的突变系各有特点,因其突变多为病态,其生活力较差,对饲养管理要求严格,繁殖保种较为困难,如裸鼠、肥胖症小鼠、糖尿病小鼠、肌肉营养障碍症小鼠、侏儒症小鼠等。必须采取确当的繁殖保种措施,才能进行生产。

五、 遗传工程小鼠繁育方法

遗传工程小鼠保种繁殖均采用 r/＋或 D/＋×＋/＋,即每一代都是带目的基因 r、D 杂合子小鼠,向背景品系的小鼠回交,每一代都必须做目的基因检测,由于背景品系的近交系是在高度遗传监视下的标准化品系,所以每一代遗传工程小鼠的回交都可视为其背景品系的纯化。这样的繁育体系也不会因为目的基因的纯合使某些遗传工程小鼠生活活力下降,丧失生活能力,甚至死亡而断线。在转基因小鼠中,由于转入目的基因通常呈共显性,处于杂合子状态下即会得到表达。在基因剔除小鼠中,如果剔除的是隐性基因,用杂合子互交,每一代可以得到 1/4 带隐性目的基因的遗传工程小鼠。由于 C57BL/6 小鼠是继人类基因组计划后第二个完成测序工程的哺乳类动物,目的基因只有导入到 C57BL/6 小鼠上,才能有一个稳定的已知的遗传背景,所以遗传工程小鼠的背景品系多选用 C57BL/6 小鼠。背景品系不同,遗传工程小鼠目的基因的表达可能不同,选用作遗传工程小鼠背景品系的其他品系还有 CBA、DBA/2、BALB/c、129、FVB 等。

❖　**思考题**

1. 实验动物配合饲料如何分类?

2. 试述小鼠饲养管理要点。

3. 试述豚鼠饲养管理要点。

4. 实验动物饮水设备应符合哪些要求?

5. 实验动物垫料符合哪些基本要求?

6. 影响消毒灭菌效果的因素有哪些?

7. 试述及时详实地记录实验动物饲养管理相关资料的意义。

8. 封闭群动物繁殖生产的注意事项有哪些?

9. 试述近交系动物采用红绿灯繁育体系的意义。

(邵义祥　蒋荧梅　景　瑾)

第八章　实验动物福利

随着人类社会的进步和发展,尤其是随着人类文明程度的不断提高,如何正确对待动物尤其是实验动物的生命,如何科学、合理、人道地使用实验动物,如何维护实验动物福利等一系列问题引起了人们的深思。实验动物福利伦理问题日益引起社会的关注。

第一节　实验动物福利的定义及概况

我们理性地、客观地回顾医学发展史,就不得不承认:动物,尤其是实验动物为人类社会发展、为人类健康事业做出了巨大贡献,做出了巨大牺牲。没有实验动物作为人类的替难者,生命科学,包括但不限于生物医学、药学、兽医学等,绝不可能发展到当今的水平。只有深入理解实验动物福利与科学研究的辩证统一关系,在饲养管理与科学研究中坚定关爱动物、善待动物的理念,积极开展实验动物福利研究,推广福利研究成果,健全实验动物福利保障体系,全面与国际惯例接轨,才可以实现实验动物福利与科学研究及人类社会发展双赢的和谐局面。

一、 动物福利的概念

所谓动物福利,即人类应该合理、人道地利用动物,要尽量保证那些为人类做出贡献的动物享有最基本的权利。通俗地说,就是在动物饲养、运输、宰杀过程中要最大限度地减少它们的痛苦,不应该虐待它们。

动物福利也可以简述为"善待活着的动物,减少动物死亡的痛苦"。

Hughes 将饲养于农场的动物福利定义为"动物与它的环境相协调一致的精神和生理完全健康的状态"。

动物福利是动物在整个生命过程中动物保护的具体体现,其基本原则是保证动物的康乐(well-being)。动物康乐也就是指自身感受的状态,即"心中愉快"的感受。包括使动物身体健康,体质健壮,行为正常,无心理的紧张、压抑和痛苦等。从理论上讲,动物康乐的标准是对动物需求的满足。动物的需求包括 3 个方面,即维持生命的需要、维持健康的需要以及生活的舒适的需要。动物福利的目的是为了动物的康乐,是保证动物康乐的外部条件,而动物康乐的状态又反映了动物福利条件的状况。搞好动物福利的前提是提高对动物福利的认识,从各个环节去保证为动物创造符合动物要求的生存、居住、生活条件,维护动物的健康。

国际上公认人工饲养的动物应享有 5 项自由:

不受饥渴的自由；

生活舒适的自由；

不受痛苦伤害和疾病威胁的自由；

生活无恐惧的自由；

表达天性的自由。

这也是国际社会一致认同的保障动物福利的 5 条标准，是基本原则。根据这一基本原则，目前世界上已有 100 多个国家建立了完善的动物福利法规。

只有当人们认为动物和人类一样有感知、有痛苦、有恐惧、有情感需求的时候，动物福利理念才能得以建立。人类对于动物的利用和动物福利是相互对立统一的两个方面。动物福利过高，会使生产者或者动物的主人负担过重，造成不必要的浪费。强调动物福利并不是片面地一味地保护动物，而是要求我们在利用动物的同时，改善动物的生存状况，杜绝极端的利用手段和方式。

提倡动物福利所要达到的主要目的有两个：一是从以人为本的思想出发，改善动物福利可最大限度地发挥动物的作用，即有利于更好地让动物为人类服务；二是从人道主义出发，重视动物福利，改善动物的康乐程度，使动物尽可能免除不必要的痛苦。

二、国内外动物福利的历史与现状

1. 国外历史与现状　　早在 1776 年，英国一个叫劳伦斯的人从法律角度提出：没有人因为残忍地虐待动物而受过处罚，他唯一的罪行是侵犯了另一个人的财产。1800 年，英国第一个确保动物免受虐待的立法《牛饵法案》被通过，可被视作动物福利的最早立法。英国最早的动物福利法案，也是把动物仅仅看作是财产，而没考虑动物本身应该享有的"权利"。1822 年，被称为"人道的迪克"的理查德·马丁提出"反对虐待以及不恰当地对待牛的行为"的法案在英国国会获得通过。两年后，在伦敦一家咖啡屋里，牧师亚瑟·布鲁姆召集成立了世界上第一个动物福利组织"反虐待动物协会"（PSPCA）。协会里的专职监察员薪水很低，但工作却非常认真，他们不停地向公众宣传动物福利知识，向学校提供教材，对虐待动物的人提起公诉。1840 年，英国女王维多利亚给该协会冠以"皇家"头衔。

英国于 1911 年制定了《动物保护法》，其后，又陆续出台了很多专项法律，比如野生动物保护法、动物园动物保护法、实验动物保护法、狗的繁殖法案、家畜运输法案等。这些法律在保证动物不受虐待方面规定得非常细致，鼓励饲养动物的人以最好的措施对待动物，对于没有达到法律规定的，别人可以用这些标准起诉你。英国有关动物保护的法律有 10 多个，而且不断修订，法律对残忍地虐待动物的人判处刑罚，动物的主人未尽到责任而造成动物不必要的痛苦，也要被惩罚。对于饲养以供食用的动物，法律也规定要由专职人员实行"无痛感的"宰杀。因此，英国在动物福利立法方面有以下显著特点：一是最早；二是最多；三是影响最大；四是非政府机构参与执法。

欧盟国家有专门保护动物福利的法律法规，并且欧盟委员会食品安全署还专门设有负责动物福利的部门，并成立了欧洲动物福利协会。1974 年，欧盟经济共同体制定了宰杀动物的法规，要求动物在无痛苦状态下走向"生命终点"。1976 年通过的《保护农畜欧洲公约》，1979 年制定的《保护屠宰用动物欧洲公约》等。后者规定"各缔约国应保证屠宰室的建造设计、设备及其操作符合本公约的规定，使动物免受不必要的刺激和痛苦"。缔约各国的法规必须与国际公约相配，这也对欧洲国家的动物福利立法有相当大的促进。2004年欧盟委员会又公布了一系列新的法规建议，对动物的不间断运输时间及休息时间做了修改。

东亚的一些国家和地区也有各类动物福利法规。日本在原有《动物虐待防止法》(1949)之外，于1980年制定了《实验动物饲养及保管基准》(1980年总理府告示第6号)，2006年修订为《实验动物饲养保管及苦痛减轻的基准》(2006年环境省告示第88号)。韩国国民喜欢食用狗肉，但韩国也制定了自己的动物保护法，并对狗肉的食用加以限制。我国香港地区更是早在20世纪30年代就制定了防止虐待动物规例，以后逐年制定动物保护法规。这些法律对动物福利的规定深入而细致，不仅有效防止虐待性饲养、宰杀，也大大促进了各类动物的基本利益。我国台湾地区1998年制定了动物保护法及施行细则，旨在增加动物福利，防止对动物造成不必要的痛苦。

2. 国内动物福利的历史与现状

我国是人口大国、农业大国，对于动物福利问题过去一直没有足够关注，就是在当今社会，也存在某些与动物福利原则相背离的现象。

(1)动物福利认识不足：在我国，虐待动物的事件时有发生，如"活猪注水""硫酸伤熊""虐猫事件"等，严重伤害了人与动物和谐的自然关系，破坏了国人的形象，也体现出一部分人道德关怀的缺失，动物福利意识的淡漠。随着对这些事件背后成因的大讨论和我们自身的反躬自省，现在人们越来越能意识到动物与人一样是能知冷暖、知疼痛、有喜怒哀乐情感的鲜活的生命体，越来越多的人主动参与相关动物保护部门的活动，打击猎杀野生保护动物的犯罪和虐待饲养动物的违规失德行为。

(2)开始重视动物福利：1988年，我国出台了《野生动物保护法》，明确了野生动物的法律地位。2003年1月1日起，《北京市公园条例》正式实施，规定对于在公园中惊吓、投打、伤害动物的游客或工作人员处以50～100元不等的罚款，构成犯罪的要依法追究刑事责任。2006年9月20日，国家科学技术部发布了《关于善待实验动物的指导性意见》，对实验动物的饲养管理、运输、应用提出了较为详尽的指导性意见，并提出了相关管理措施。北京市实验动物管理委员会办公室在国内率先制定了实验动物伦理审查指南，于2005年12月发布施行。在2015年科学技术部基础研究司起草的《实验动物管理条例》修订草案(征求意见稿)中，已首次将"动物福利"的概念正式列为一章，将有望成为我国动物福利法的开端。

(3)落实动物福利有利于经济发展：我国已加入WTO，而WTO的规定中有明确的动物福利条款。本世纪以来出现的疯牛病、禽流感、SARS等恐慌性事件表明，不遵照动物福利标准而一味地追求利益和满足人类的欲望，动物制品就会出现问题，公共卫生会不断出现新问题，进而影响进出口贸易和人类健康。欧盟曾销毁一批从我国进口的肉食品，就是出于动物福利原因。在动物保护和人道主义温情的背后，动物福利的贸易壁垒作用其实已经初露端倪。现在欧盟一些国家以自己的动物法案为屏障，阻止一些来自发展中国家的动物食品或动物原材料商品进口。这是一种特殊的贸易壁垒。

3. 动物福利理念的内涵

(1)动物福利是人性化的理念，体现关爱动物、保护动物、珍惜生命的境界。动物福利理念是建立在动物是和人类一样有感知、有痛苦、有恐惧、有情感需求的前提下。

(2)动物福利理念建立在人类文明、道德、伦理的基础上。

（3）保护动物就是保护人类自身。

（4）重视动物福利不等于人类不能利用动物，不意味着人类不能再宰杀、利用一些动物或不能再做任何动物实验。

（5）通过科学技术的不断发展，寻求被利用的动物的替代品或替代方法，努力减少动物的使用数量，优化动物实验等，即"3R"原则。

三、 我国推行动物福利所面临的问题

1. 动物福利的执行问题　动物保护执法需要非常多的专业知识，动物福利是一门联结许多领域的学问，其中包括兽医学、动物学（实验动物学）、畜牧学和应用动物行为学，因此动物保护政策与法令的设计及监督，应由国内具有相关专业的专家从不同角度来共同完成。同时动物福利也需要环保、外经贸以及社会学、伦理学等许多领域的专家共同探讨。国外在执法方面是委托动物保护协会来做的，如果国内也这样做，那么动物保护协会是否拥有执法的权力呢，是不是要另外设立兽医警察呢，还是委托各个单位自查呢？

2. 动物福利的花费问题　动物福利是一种肯定性的"权利"。动物要享有福利，就需要付出高昂的成本，假如动物有明确的所有者，且在其所能控制的范围内，就能享受到充分的福利，比如宠物；经济动物、观赏动物能够享受到一定的福利，但其所有者对动物福利的承受能力受经济实力的影响。

3. 动物福利与我国国情　动物福利不仅涉及动物保护，还涉及国际贸易和生命科学研究，并且与社会自身的发展有关。由于越来越多的国家尤其是发达国家已经开始将动物福利与国际贸易紧密挂钩，动物福利潜在的贸易壁垒作用不可小视，如果不给予足够重视，我国肉制品、中药等商品在国际贸易中将会遭遇巨大障碍，我国药物研发及开辟国际市场同样会面临巨大障碍。然而，一味迎合发达国家的要求则会大幅增加生产成本，加剧竞争的不平等，降低我国农牧产品、医药产品的国际竞争力。目前我国对于肉用的畜禽饲养时主要从如何降低成本、提高利润来考虑，很难考虑到给它们适度的空间和自由等条件。过分强调动物的感受和情感，又与我们的国情相矛盾。因此动物福利是与经济社会发展程度紧密相连的。

四、 实验动物福利

实验动物福利是指人类保障实验动物健康和快乐生存权利的理念及其提供的相应外部条件的总和。

实验动物福利的重点是善待实验动物，即要求在饲养管理和使用实验动物的过程中，采取科学合理的有效措施，使实验动物享有洁净、安静、舒适的生活环境，受到良好管理与照料，避免不必要的伤害、饥饿、不适、惊恐、折磨、疾病和疼痛，保证其能够最大限度地实现自然行为。

实验动物福利是动物福利的一部分，它主要是将动物福利的范畴限定在用于科学实验的动物范围内，分为动物实验与实验动物饲养管理两个层面。在实验动物科学形成初期，在科学研究中动物实验仅仅作为解决问题的一种手段或方法，动物只是作为活的教材或试剂，对动物的痛苦、死亡往往漠不关心。随着社会的发展和进步，这种态度越来越不适应人与自然和谐发展的需要，而动物中心论者更是强调动物的内在价值，强调动物权利的诉求，因此动物实验的伦理道德审查是必然要求。当然根据人权高于一切的原则我们仍需要充分地利用

实验动物,但应该本着"3R"的原则,通过优化设计,合理、人道和尽可能少地利用实验动物,减轻动物的不安和疼痛,给予良好的术后护理,实验结束或实验过程中获取标本应采取安乐死的方法等等,以充分地保证那些为人类做出贡献和牺牲的动物享有最基本的权利。就实验动物的饲养与管理而言,是为实验动物创造舒适、惬意、安宁的生存空间和运输条件,保证实验动物获得优质的食物和饮水,保持良好的心理状态和生理状态,进而保证实验动物研究结果的准确性和重复性,同时有针对性地培育出人类疾病的动物模型,减少实验动物无谓的牺牲。

提出实验动物福利问题,实际上是在饲养管理和实验过程中对实验动物的一种保护,强调的是对各种有害因素的控制和环境条件改善,并非那种禁止一切实验的极端"动物保护"。那种否认实验动物具有科研价值的说法是不尊重事实的,彻底摒弃动物实验的主张也是不理性的。但是滥用实验动物,重复一些毫无新意或进行一些毫无科学价值的动物实验,或者在动物实验中,无视实验动物的痛苦与生命价值的行为显然也应该遭到唾弃与禁止。

实验动物福利是在其整个生命过程中对实验动物实施保护的具体表现,其基本原则是为了保证实验动物的康乐。在兼顾科学问题探索的基础上,要在可能的基础上最大限度地满足动物维持生命、维持健康和保持舒适等方面的需求,要着力研究动物生活环境条件、动物的情感、"3R"等实验动物福利的内容。

提供实验动物维持生命延续的营养和生存条件,利用现代兽医学手段和合格的实验动物设施来保证动物健康是实验动物学科历来关注和研究的重点,但是对如何改善和提高动物的舒适度和康乐程度则被忽视。实验动物福利就是要让研究者重视后者的作用,并给予研究和提高。

提倡实验动物福利的主要目的是:① 改善实验动物福利有利于提高科学实验的准确性和可重复性,当动物在康乐的福利条件下进行实验时,实验动物的作用可得以最大限度的发挥;② 重视实验动物福利,改进动物实验中那些与动物福利相违的地方,使实验动物尽可能免遭不必要的痛苦;③ 在极端的"动物保护"与极端的"人类利益"之间找到平衡点。不是片面地保护动物,而应该在兼顾科学合理的利用实验动物的同时,充分考虑实验动物福利状况,并反对那些极端的利用手段和方式。

实验动物福利的实行将有利于科学研究,有利于国际间的交流与合作。所以应针对我国实际国情,制定可操作性强,符合我国经济发展需要、实验动物工作发展需要和推动科学进步的、与国际接轨的动物福利实施细则或指导原则。

第二节　减少、替代和优化

一、"3R"理论的形成与发展

"3R"是 Reduction(减少)、Replacement(替代)和 Refinement(优化)的简称。

Reduction 是指为获得特定数量及准确的信息,尽量减少实验动物的使用数量。是在科学研究中,使用较少量的动物获取同样多的试验数据或使用一定数量的动物能获得更多数据的方法。

Replacement 是指使用低等级动物代替高等级动物,或不使用动物而采用其他方法达到与动物实验相同的目的。

Refinement 对必须使用的实验动物,应尽量降低非人道方法的使用频率或危害程度。是通过改进和完善实验程序,减轻或减少给动物造成的疼痛和不安,是提高动物福利的方法。主要是利用镇痛药、新诊断或治疗技术、环境丰富化和建立更为人道的实验终止机制来降低动物的痛苦。

在各种实验中以动物作为人类替身是科技发展史上的一大进步,并且也减少了一些医学伦理纷争和不必要的麻烦。随着科学技术的发展,实验动物的使用量猛增,尤其是在生物科学研究领域中,使用实验动物数量的增长引起了社会各界的极大关注。1954 年,来自动物福利大学联合会(UFAW,原称伦敦大学动物福利社,创建于 1926 年,于 1938 年改组为 UFAW)的 Charles Hume 教授发起了一项关注动物实验人道主义的科学研究计划。W. M. S. Russell(动物学家)和 R. L. Burch(微生物学家)被指定承担这项工作。1959 年,在大量研究工作的基础上出版了《人道实验技术原理》(The Principles of Humane Experimental Technique)一书,他们在书中第一次全面系统地提出了"3R"的理论。

英国的多个动物福利组织在 1976 年发起了"动物福利年运动"来纪念《防止虐待动物法》颁布 100 周年。动物实验改革委员会(CRAE)也随即成立。1983 年,CRAE、医学实验中动物替代法基金会(FRAME)和英国兽医协会(BVA)共同组成联盟,拿出了一揽子计划,并积极游说政府将有关"3R"方面的内容也写入 1985 年的白皮书。1986 年动物条例得以重新修订,并在英国议会通过。同时,著名的生理学家 David Smyth 在总结他对"3R"的调查研究基础上,发表了他的著作《动物实验替代方法》(Alternatives to Animal Experiment),书中对"替代"的定义被广泛接受。

美国也不断重新修订《动物福利法》和《人道饲养和利用实验动物的公共卫生方针》,从而使得"3R"在动物实验方面的应用更加具体化。动物实验替代研究中心(CAAT)于 1981 年在霍普金斯大学公共卫生学院应运而生,并一直在国际化学药品的开发和安全性评价方面,在建立减少和替代整体动物技术研究领域占有重要的席位。它提出并践行了一些非常有意义的计划,其中包括:宣传"3R"并将"3R"的研究成果应用于实践的信息教育计划,推动"3R"方面研究的资助计划,替代方法的验证计划,鼓励体外毒理学的研究计划等。通过几年的努力,CAAT 在指导和组织共同发展替代方法和动物保护法以及在替代方法的验证都取得了很大的成就。1986 年美国国会提出了关于在研究、检验和教育中动物代替物应用的技术评估报告。1993 年 CAAT 作为东道主举办了第一届生命科学中替代物和动物应用世界大会,共有来自 24 个国家的 725 人(代表了科学界、企业、政府和动物保护组织)出席了大会,取得了很好的效果,普及了"3R"知识。

荷兰动物应用替代法中心(NAC)成立于 1994 年,是一个推动动物实验替代物的研究、验证、认可和应用的国家级信息中心。1996 年在荷兰的 Utrecht 举行了第二届生命科学中替代物和动物应用世界大会,来自 35 个国家和地区的 800 多名学者出席了此次大会。大会期间以各种形式进行了 400 多篇论文交流。1997 年荷兰制定的动物实验法中就包含了"3R"方面的主要内容,如:在进行任何一项科研项目时,如果能用体外法或其他非动物代替方法则不得使用动物;开展动物实验的科研人员必须在实验动物科学相关部门接受包含动物实验伦理道德和替代法内容的教育和培训;当进行会给动物造成可感觉疼痛实验时,必须麻醉,仅当麻醉会影响到实验结果时,才可被省略等多项内容。

日本在"3R"方面研究起步也较早,从1984年就开始了实验动物替代方面的研究。1989年正式成立了动物实验替代方法研究会,并每年都召开一次学术研讨会,在动物实验替代的研究和应用方面做了许多实质性的工作。

"3R"在欧洲发展较快。1986年和1989年欧洲通过了使"3R"更为具体的动物保护法。在此期间,成立了毒理学实验替代法的研究小组。1993年成立了由15个国家参加的欧洲替代方法验证中心(EURLECVAM,总部设在意大利)。在其有关文件中明确规定:如果在1998年1月1日以后,用于化妆品成分检测的动物实验,其替代方法还没有得到充分验证,就禁止再用动物做实验,其产品不得在欧洲出售。2000年4月欧盟曾宣布,自2000年7月1日起,禁止用实验动物进行化妆品原料和化妆品的安全性检验。但在6月28日宣布将日期推至两年后,即2002年7月1日。2002年11月欧盟再一次做出明确的规定,从2009年起禁止利用动物进行化妆品的测试。这表明虽然在化妆品检测领域替代方法存在着重重困难,但是欧盟却坚持"3R"原则毫不动摇。

二、 我国"3R"研究的现状

1. 政府开始关注"3R"研究

1997年,第一次完整地把"3R"的基本含义写入的正式文件是由国家科技部、卫生部、农业部、国家中医药管理局联合发布的《关于"九五"期间实验动物发展的若干意见》,将之作为国际实验动物发展的新方向给予了高度关注,并把实验动物替代研究列为实验动物基础性研究的重要分支,予以重点资助。1999年,"北京市实验动物专项资金科研课题申请指南"将实验动物替代研究方向作为六大重点支持的领域之一,指出:实验动物替代研究是"3R"的重要组成部分,在国际上广泛地开展,是今后实验动物科技工作的必然发展方向。因此,专项资金"鼓励开展单细胞生物、微生物或细胞、组织、器官,甚至计算机模拟替代整体动物实验的研究课题"。2001年科学技术部发布的《科研条件建设"十五"发展纲要》中,明确指出要"推动建立与国际接轨的动物福利保障制度",并将之纳入"全面推行实验动物法制化管理"的体系中去。希望在此纲要的指导下,替代研究的有关立法工作得以推进。在有关国家政府对"3R"研究保持谨慎关注态度的情况下,我国有关管理部门对替代研究基本保持积极支持的态度。2006年,科技部印发《关于善待实验动物的指导性意见》,明确提出倡导"减少、替代、优化"的"3R"原则,科学、合理、人道地使用实验动物。

2. 学术团体倡导"3R"研究

实验动物替代研究工作的开展在我国还是近几年的事情。为更好地了解国际上"3R"研究领域的进展,在有关部门的支持下,我国1996年选派实验动物科技专家参加了第二届生命科学动物实验替代方法世界大会,这是我国第一次参加这样的国际交流。通过这次参会,我国实验动物科学界比较全面系统地了解了"3R"的科学概念、研究内容以及研究成果,为我国后来启动"3R"研究工作起到了奠基的作用。同时这次会议也让国内科学工作者与一些国际上从事"3R"研究的机构和专家建立了联系,建立了高效的信息和资料获得渠道,使我们能够第一时间了解到国际上的最新研究进展。1997年,北京实验动物学会率先成立了实验动物替代法研究会,定期组织学术讲座,介绍国外动物实验替代方法的概念、研究内容、验证体系、研究机构、研究成果和应用以及对生命科学研究的意义。北京实验动物学会主办的《实验动物科学与管理》杂志和中国实验动物学会主办的《中国实验动物学杂志》上都设立了"3R"专栏，详细介绍国外"3R"研究及在各学科中的应用。许多学者利用各种媒体和学术交流机会，呼吁"爱护动物、保护动物""善待动物、坚持科学实验""善待和科学使用实验动物，为人类健康服务"，表明我国实验动物科学"3R"研究已经有了良好的开端。

3. 科研人员致力于"3R"研究

为了达到某种实验目的，同时降低实验成本或简化实验过程，科研人员尝试着利用细胞培养技术、免疫学方法等来替代动物实验，结果发现这样不仅减少了动物的使用量，优化了实验程序，而且在受控实验条件之下，使实验方法的标准化程度得以提高。目前已经建立了一系列的动物实验替代方法：

（1）在脊髓灰质炎活疫苗神经毒力实验中，因为只有灵长类动物对3个型的脊髓灰质炎病毒敏感，所以口服脊髓灰质炎疫苗的神经毒性试验都使用猴子。由于猴子价格高，而且所用的猴子并非都是来自实验用猴子，可能造成污染，对疫苗质量的检定工作造成一定的困难，现在已经培育出携带人脊髓灰质炎病毒受体（PVR）基因的转基因小鼠（PRVTg21）替代猴。中国医学科学院医学生物学研究所参与了这项国际合作研究。实验结果证明：PRVTg21转基因小鼠对Ⅱ型、Ⅲ型脊髓灰质炎病毒有足够的敏感性，毒力不同的疫苗，通过小鼠的临床表现和组织病理检查可以鉴别出来，且与猴体神经毒力试验结果相吻合。转基因小鼠完全可以用作评价脊髓灰质炎活疫苗毒力试验的模型。脊髓灰质炎疫苗的神经毒力主要与病毒基因组中472位的U—C有关。利用脊髓灰质炎病毒基因组位点突变或返祖的检测法（maprce test），可以准确测定出1个碱基位点突变量。它的应用可以大大减少在疫苗质量检定中的灵长类动物使用量。这一方法已通过国际合作的验证，写入中国生物制品规程。

（2）我国学者利用圆片状聚酯载体作固定床，在连续灌注的细胞培养器内，让杂交瘤细胞滞留在载体的间隙中，并在其中生长、繁殖和分泌McAb。这种方法极大地解决了科学研究和人类疾病诊断治疗需要大批量生产McAb的问题，也符合动物福利的要求。同时这种方法可获得高密度的细胞，抗体产量提高一倍。不仅减少了动物的使用量，而且避免因使用动物所造成的鼠源性蛋白和病毒污染的可能性，确保了人用鼠源性McAb质量，保证人用药安全有效。

（3）生物技术药物中的外源性病毒污染是影响其推广应用的一个潜在性问题。现有种种迹象表明，这种污染的可能性还是存在的。目前，在我国生物制品生产中使用的虽然是清洁级及以上实验动物，但是由于生物因素的复杂性和生产过程中多因素的影响，也存在制品污染的可能。为加强质量控制，保障民众健康，我国学者建立了细胞-免疫学检测技术、分子生物学检测技术，如应用光敏生物素探针检测人用鼠源性杂交瘤细胞、单抗制品的小鼠白血病病毒和流行性出血热病毒；应用RT-PCR检测活疫苗及其生产基质中仙台病毒等。这些方法的建立和应用，缩短了检定周期，提高了敏感性，也降低了检定工作中的动物使用量。在兽用活疫苗质量监控方面，意大利科学家应用RT-PCR方法，检测鸡胚、鸡群和细胞培养物中的IBV病毒，从而保证疫苗的质量。对于人用疫苗（如麻疹疫苗）治疗检定来讲，也是可以采取这种方式的。原先对TBE病毒的定量检定常采用小鼠实验，奥地利免疫学和生物医学研究中心的科学家利用Vero细胞，建立了空斑实验。将病毒接种、吸附后，羧基甲基纤维素-细胞培养液半固体混合液覆盖，4天后去除覆盖物，用结晶紫染色法显示蚀斑的形成。

通过计算得出结果,此方法重复性好,不易受其他因素干扰,敏感性提高了 400 倍,每年可减少 16 000 只成年小鼠和 10 000 只乳鼠的用量。

(4)为探讨治疗幽门螺杆菌 HP 感染的抗体被动免疫法,我国学者利用 HP 蛋白抗原免疫鸡,其后 3~12 天收集产的卵。取出卵黄液,再经稀释、离心等处理方法,获得抗体 IgY,可以标记异硫氰酸荧光素(FTTC)、辣根过氧化物酶(HRP)、生物素(Biotin)等,用于免疫学实验。这种方法提示口服抗体制剂可能成为 HP 感染免疫治疗的方法之一。通过这种免疫方法,既减少动物用量又可获得大量抗体,同时也减轻了常规免疫给动物造成的痛苦,使实验方法得到优化。在梭状芽孢杆菌疫苗的检定中,德国科学家利用 MDCK 细胞建立的中和实验可替代小鼠的中和实验。

(5)为测定破伤风抗毒素效价,中国生物制品规程规定的小鼠试验法是将待检的抗毒素做数个稀释度,与毒素混合,作用 1 小时后,注射小鼠。连续观察 5 天,并记录发病和死亡情况。这种方法不仅费时费力,而且有接触毒素的危险,需要使用大量的小鼠。为此,有学者建立了测定破伤风抗毒素效价的 ELISA 法。通过实验比较,结果表明,在一定的毒素浓度范围内,两种方法具有很好的线性关系。ELISA 法具有快速简便的优点,尤其是用于大量样品的检测。同时该法在破伤风类毒免疫原性测定方面也是一个可选择的替代方法。

(6)在《中国药典》和《中国生物制品规程》中,确定了热原检测的兔法和内毒素法。为寻找更为理想的体外实验方法,我国学者利用 THP-1 传代细胞与血清学方法相结合,测定内毒素的浓度与细胞分泌 $IL\alpha-6$、$TNF\alpha$ 等细胞因子之间的关系。通过实验条件的摸索和改进,获得的初步结果表明,在 0.32~200 EU/ml 的范围内,内毒素与细胞分泌 IL-6、$TNF\alpha$ 等细胞因子呈线性关系(相关系数 $r > 0.98$)。

(7)在教学实践中,一些特定的替代方法在教学中是行之有效的,如利用电视录像和计算机进行演示,替代过去需用动物进行的教学活动。将动物解剖、组织学等课程的教学内容事前录制下来,通过录像,学生们了解和掌握动物的解剖特点,也可以达到教学目的,减少教学中动物的使用量。当然,对于外科手术等操作训练,停留于录像、示教是无法提高学生动手能力的,这类动物实验无法替代,但可以通过不断优化提高利用率,通过倡导福利原则减少动物的痛苦。

总而言之,替代研究的主要方法包括:低级动物代替高级动物、小动物代替大动物,用组织学实验代替整体动物实验,用分子生物学方法替代动物实验,人工合成材料替代动物实验,利用数学及计算机模拟动物各种生理反应替代动物实验,用物理、化学和信息技术方法代替实验动物的使用。

这些研究工作,达到了减少动物使用量、优化实验程序和替代动物实验的目的。这些技术的应用虽然限于研究范畴,或研究试用阶段,但已呈现良好的发展势头。

第三节　动物实验的伦理审查

如前所述,在动物实验为人类的医疗、科技发展乃至生活提供了大量的实验数据和利益的同时,动物保护主义也开始出现,并迅速发展起来。动物保护主义者们通过各种手段来表达他们保护动物的意愿,其中不乏激进的行为。然而,对于国人来说,大多对动物权利、动物保护缺乏了解。因此,在动物权利的问题上,更加需要了解和思考。

一、"3R"原则的伦理论证

(一)道义论的角度

道义论认为,对行动对错的评价不能诉诸行动的后果,而是应该根据规定伦理义务的原则或规则。从道义论的角度出发,既然我们认为动物是有权利和道德地位的,那么,作为权利的主体,动物就拥有它们所应该拥有的权利,而人类则有义务确保它们拥有这样的权利。与此同时,为了尽量减少比人类道德地位低下的动物的痛苦,人类应该采用人道的方法在实验中使用动物、处死动物,使用动物的细胞、组织及器官达到减少动物用量的目的。这也正是"3R"原则所倡导的理念。在减轻动物痛苦的基础上,我们也应该尽量提供给动物以接近它们自然生活环境的条件,让它们能够在自然、平和的环境中生活。这样,我们不仅能在保持动物良好的状态下进行实验,而且也能够得到更为准确的数据和效果。

(二)后果论的角度

后果论认为,判断人的行动在伦理上对错的标准是该行动的后果。一个行动在伦理上是否正确,要看它的后果是什么,后果的好坏如何。在动物实验中推行"3R"理论,能尽量减少动物的痛苦也能得到尽可能准确的实验结果(reduction)。众所周知,在实验中,使用的动物质量越好,动物用得就越少,成本就会越低。而且,在动物实验过程中,提供给动物越好的生活条件,它们的心理、生理状态就会越好,这样,得出的实验结果就会越准确。那么,从这一点出发,在动物实验过程中,"3R"理论给我们带来的不仅是对动物的关怀,也会使实验数据更为可靠。国外在"3R"方面的研究已经达到了较高的水平,而我国在这方面则与他们有着很大的差距。这主要体现在:对"3R"原则的了解很不够,对"3R"原则的研究和应用没有良好的环境,不能将"3R"原则应用到相关的科学研究中。

二、动物实验伦理的定义

动物实验伦理是在保证动物实验结果科学、可靠的前提下,针对人类的科研活动对实验动物所产生的影响,从伦理方面讨论保护实验动物的必要性。它是人类对利用实验动物进行动物实验时所持有的道德规范和道德观念的理论体系,它所关注的是人类对与自己生存和发展密切相关的实验动物的生命抱有什么态度的问题。因此,它作为实验动物、动物实验科学和伦理学相结合的产物,也是我们常说的传统伦理学体系的一个组成部分,是传统伦理学在生命科学这一特殊领域中的具体体现。

三、动物实验伦理审查组织

动物伦理审查是指按照实验动物福利伦理的原则标准,对使用实验动物的必要性、合理性和规范性进行的专门检查和审定。

目前,全球最大的动物福利保护与推动组织之一,1965 年成立的国际实验动物饲养管理评估和认可协会(AAALAC International,Association for Assessment and Accreditation of Laboratory Animal Care International)是一个私营的,非政府的公益性机构,通过自愿认证和评估计划,促进在研究、教学、测试中负责任的对待所用动物,以提高生命科学研究价值。全球已有近千家制药和生物技术公司、大学、医院和其他研究机构获得了 AAALAC International 认证,展示了他们对"负责地护理和使用动物"的承诺。到 2012 为止,亚太 11 个国家中有 91 个获得认证的机构,我国共有 41 个。这些机构自愿设法获得和保持 AAALAC International 的认证,由此不仅遵守了当地的、国家的和超国家的管理动物研究的法律,而且也遵守了《实验动物护理和使用指南》(Guide for the Care and Use of Laboratory Animals)中国际公认的标准[由国家研究委员会(National Research Council)于 2011 年公布]。

根据《实验动物饲养管理和使用手册》(Guide for the Care and Use of Laboratory Animals)的规定:每所研究机构的最高负责人必须成立一个研究机构的动物管理与使用委员会(IACUC,Institutional Animal Care and Use Committee),由其监督和评定研究机构有关动物的计划、操作程序和设施条件,确保研究机构在执行各项实验动物项目时,以人道的方式来管理及使用实验动物,保证其符合《实验动物饲养管理和使用手册》《联邦动物福利法规》(AWA,American Animal Welfare Act)和《公共卫生服务政策》(PHS,Public Health Service Policy)的各项规定,当然也是要符合地方动物福利保护规范的。

审查机构为独立开展审查工作的专门组织。可称为"实验动物福利伦理审查委员会""实验动物管理和使用委员会"(IACUC)等不同称谓,可简称"伦理委员会",均应具有审查的职能。由 IACUC 负责审查动物实验研究以确保动物福利的观念已成为学术界的一种共识,随着近年来实验动物福利关注度的提高,以及国内科学研究水平与国际接轨程度的增加,越来越多的教育及科研机构开始采用 IACUC 审查制度来保障科研活动过程中的动物福利。

1. IACUC 主要由以下几个成员构成

委员会主席:负责统筹安排整个机构动物福利相关事宜,负责监控动物福利保护法律法规落实情况,负责协调委员会与其他部门的关系,一般由职务较高者或者具有一定威望的内部人员担任。

项目审核负责人(AP manager):负责审核机构内所有项目申请书(AP,animal protocol)中试验设计和动物操作是否符合动物福利要求,并签署意见(是否准予执行)。

项目审核委员:一般由 4～5 人组成,负责项目申请书的初审,并参与项目申请书的终审讨论。

兽医:要求必须是受过动物医学专业训练的专门人才,并具有丰富的实验动物健康和疾病预防、治疗经验,可提供适当的医药管理措施而确保动物的健康福祉。兽医人数一般是2～3 名,其中一个是国内外具有较高专业水平及声望的专家,能够提供有效的技术支撑,不负责具体事务。专职兽医负责日常动物福利巡查以及疾病防控和治疗。

非研究人员:其主要关注领域为非科学研究范畴,对项目申请书提供非专业人员的意见,对项目的可行性提供参考意见。

公众人士:在公众中享有一定号召力的人士,民众意见领袖人物,可将社会大众所关注之议题融入管理制度中,促进科学研究与社会大众需求的交流。

研究人员:项目申请人或主要负责人,应积极参与 IACUC 的运作,可将其对执行科学研究之特殊需求提到委员会中进行讨论。并定期按照 IACUC 的要求进行汇报和整改,认真执行和维护动物福利。

委员会秘书：负责管理项目申请书收集、分发、审核、归档，并监督申请书执行情况和整改情况。负责召集委员会，并做好会议记录，对会议决议进行传达。负责协调委员会内部工作分工。

伦理委员会每届任期 3 至 5 年，由组建单位负责聘任、岗前培训、解聘和及时补充成员。

伦理委员会应制定章程、审查程序、监督制度、例会制度、工作纪律和专业培训计划等，负责向上级管理机构报告工作。伦理委员会的决定实行少数服从多数的原则，但少数人的意见应记录在案。

2. IACUC 的主要工作内容

伦理委员会根据实验动物有关法律、规定和质量技术标准，负责管理权限内实验动物相关的福利伦理审查和监督，受理相关的举报和投诉。

主要工作职责内容包括：

（1）机构内部所有设施的日常运作和管理；

（2）向机构内所有实验室汇报动物设施和动物使用情况；

（3）每 3 个月召开一次会议，讨论设施使用情况，审批动物照料和使用标准方案（animal care and use protocol）；

（4）动物饲养管理工作人员以及实验人员的考核和培训。

三、 伦理审查依据的基本原则

1. 必要性原则

审查动物实验的必要性。实验动物的饲养、使用和任何伤害性的实验项目必须有充分的科学意义和必须实施的理由为前提。禁止无意义滥养、滥用、滥杀实验动物。制止无意义或不必要的重复性动物实验。

2. 动物保护原则

对确有必要进行的项目，应遵守"3R"原则，对实验动物给予人道的保护。在不影响项目实验结果的科学性的情况下，尽可能采取替代方法，减少不必要的动物数量，降低动物伤害使用频率和危害程度。

3. 动物福利原则

尽可能善待动物。保证实验动物生存期间包括运输中尽可能多地享有动物的 5 项福利或自由，保障实验动物的生活自然及健康和快乐。各类实验动物管理和处置要符合该类实验动物的操作技术规程。防止或减少动物不必要的应激、痛苦和伤害，采取痛苦最少的方法处置动物。

4. 伦理原则

尊重动物生命和权益，遵守人类社会公德。制止针对动物的野蛮或不人道行为；实验动物项目要保证从业人员的安全；动物实验方法、手段和目的应符合人类公认的道德伦理标准和国际惯例。

5. 利益平衡性原则

以当代社会公认的道德伦理价值观，兼顾动物和人类利益；在全面、客观地评估动物所受的伤害和人类由此可能获取的利益基础上，负责任地出具实验动物项目福利伦理审查结论。

6. 公正性原则

伦理委员会的审查和监管工作应该保持独立、公正、公平、科学、民主、透明、不泄密、不受政治、商业和自身利益的影响。

7. 合法性原则

项目目标、动物来源、设施环境、人员资质、操作方法等各个方面不应存在任何违法违规或不符合相关标准的情形。

8. 符合国情原则

福利伦理审查应遵循国际公认的准则，也应遵循我国传统的公序良俗，符合我国国情，反对各种激进的理念和极端的做法。

四、 项目申请书（AP，animal protocol）的提交和审核

负责开展动物实验项目的人员按照要求填写完成 AP 后，由课题组负责人（PI，principal investigator）审核并签字，将纸质版和电子版在 IACUC 会议召开前 30 日内提交到 IACUC 办公室。IACUC 办公室将收到的 AP 分发给委员会成员，兽医和审核负责人在 15 日内完成 AP 的初步审核和修改。秘书将修改后的意见反馈给项目负责人，实验人员修改后将 AP 再次提交给 IACUC 办公室。IACUC 召集所有人员进行会议审议每一份 AP，并形成决议。秘书将评议结果反馈给 PI 和实验人员，要求按照决议进行修改，然后提交到办公室审核，给出最终决定。准予执行的 AP 将授予 AP 号码，并在 IACUC 秘书处存档。没有通过审批或需要做大量修改的 AP 需在下一次会议重新讨论。

1. AP 批准后动物实验方案审查

审查的目的：发现动物实验者实验中存在的问题，创造实验者与 IACUC 的交流平台，保障动物福利。

审查人员：一般包括 IACUC 主席、委员、兽医和秘书。

审查时间：不定时，一般在实验开始 6 个月后。

审查项目：审查人员将批准后 AP 上所列项目与实验室目前所开展项目进行比较。

2. 动物实验过程的审查

（1）审查的主要内容

① 开展实验的所有人员有没有列在批准后 AP 中；

② 实验室开展的实验有没有列在批准后 AP 中；

③ 实验室使用的麻醉剂、镇痛药、止痛药、抗生素或者其他用药有没有在批准后 AP 中列明，有没有增加品种，有没有按照批准后 AP 所写方法进行使用；

④ 有没有实行或者有没有记录批准后 AP 中所列的促进动物福利的措施；

⑤ 存活性手术有没有在无菌（SPF）条件下进行；

⑥ 有没有采取安乐死的方法，安乐死方法与批准后 AP 所列是否一致；

⑦ 实验室人员是否得到足够的训练来开展批准后 AP 中所列的相关实验；

⑧ 动物日常护理、术后护理的文档是否记录完整；

⑨ 实验环境对人和（或）动物是否存在安全隐患；

⑩ 是否使用过期物品（如药物、试验试剂、缝线、灭菌用品等）；

还有正在使用的设备是否准确，有没有及时校准以消除误差等。

（2）审查方式

① 兽医不定时去实验现场跟踪审查；

② 实验人员 PPT 汇报，审查人员对照《AP 考核项目列表》和 AP 进行审查；

③ 审查实验者的实验记录；

④ 审查实验者的笼位（繁殖笼和库存笼）、繁殖记录、动物领取记录、麻醉药和镇痛药的领取和使用情况。

（3）审查流程

在实验开始 6 个月后由 IACUC 开展审查工作。

首先确定要审查的 AP 名单，通知 PI 及项目负责人准备审查 PPT，其次兽医审查各个 AP 麻醉剂、镇痛剂领取情况，IACUC 秘书统计 AP 使用笼位、动物领取记录，接着召开 AP 审查会议，IACUC 委员审查，然后向 PI 及实验人员反馈审查结果，最终实验人员提交小或者大修改（minor or major amendment）。

（4）审查结果

① 审核合格，实验继续进行；

② 如果存在一些小问题，则责令提交小修改（minor amendment），实验继续进行；

③ 如果发现一些严重的问题，则将该 AP 所有实验暂停，AP 所有人员门禁卡权限暂时关闭，责令提交大修改（major amendment），审核通过后实验继续；

④ 如果发现严重违背了动物福利原则，责令其终止实验，重新提交 AP。

审查人员共同讨论并宣布审查结果。随后发送给 PI 书面版审查结果。审查结果保存至动物房管理办公室 IACUC 秘书处存档。审查人员对需要修改的内容进行跟踪，查看是否得到落实。PI 如果对审查结果有异议则可以通过邮件或者书面文件的形式向 IACUC 办公室进行质疑，在下一次的 IACUC 会议上该 PI 将被邀请参加并讲解其疑问，与委员会成员进行交流，最终由委员会投票表决其审查意见。

（5）终结报告

① 如果 AP 顺利按期完成了相关实验，应当及时提供 AP 完成报告，并终止该 AP。

② 如果到期后 AP 所涉及的实验并未完成，应当提前上交 AP 延期申请，以保证实验的延续性。

③ 如果在执行过程中发现课题设计存在风险或问题，可行性不足，则及时提交 AP 中止申请。

五、 动物福利伦理监督

伦理委员会对批准的动物实验项目应进行日常的福利伦理监督检查，发现问题时应明确提出整改意见，严重者应立即做出暂停实验动物项目的决议。项目结束时，项目负责人应向伦理委员会提交上述 AP 终结报告，接受项目的伦理终结审查。

有下列情况之一的，不能通过伦理委员会的审查：

① 申请者的实验动物相关项目不接受或逃避伦理审查的；

② 不提供足够举证的或申报审查的材料不全或不真实的；

③ 缺少动物实验项目实施或动物伤害的客观理由和必要性的；

④ 从事直接接触实验动物的生产、运输、研究和使用的人员未经过专业培训或明显违

反实验动物福利伦理原则要求的；

⑤ 实验动物的生产、运输、实验环境达不到相应等级的实验动物环境设施国家标准的；实验动物的饲料、笼具、垫料不合格的；

⑥ 实验动物保种、繁殖、生产、供应、运输和经营中缺少维护动物福利、规范从业人员道德伦理行为的操作规程，或不按规范的操作规程进行的；虐待实验动物，造成实验动物不应有的应激、疾病和死亡的；

⑦ 动物实验项目的设计或实施不科学，没有科学地体现"3R"原则、5 项福利自由权益和动物福利伦理原则的；

⑧ 动物实验项目的设计或实施中没有体现善待动物、关注动物生命，没有通过改进和完善实验程序，减轻或减少动物的疼痛和痛苦，减少动物不必要的处死和处死的数量。在处死动物方法上，没有选择更有效的减少或缩短动物痛苦的方法；

⑨ 活体解剖动物或手术时不采取麻醉方法的，对实验动物的生和死处理采取违反道德伦理的、使用一些极端的手段或会引起社会广泛伦理争议的动物实验；

⑩ 动物实验的方法和目的不符合我国传统的道德伦理标准或国际惯例或属于国家明令禁止的各类动物实验。动物实验目的、结果与当代社会的期望、与科学的道德伦理相违背的；

⑪ 对人类或任何动物均无实际利益并导致实验动物极端痛苦的各种动物实验；

⑫ 对有关实验动物新技术的使用缺少道德伦理控制的，违背人类传统生殖伦理，把动物细胞导入人类胚胎或把人类细胞导入动物胚胎中培育杂交动物的各类实验；以及对人类尊严的亵渎，可能引发社会巨大的伦理冲突的其他动物实验；

⑬ 严重违反实验动物福利伦理有关法规、规定及伦理审查原则的其他行为的。

六、 伦理审查的申诉和答复

对实验动物福利伦理审查决议有异议时，申请者或被检查者可以补充新材料或改进后申请复审。

伦理委员会接到复审或申诉申请后，一般要求应在 10 个工作日内给予书面答复。

第四节　动物实验过程中的福利原则

一、 动物福利指导

正如前面所述，减少、替代、优化（3R）原则或称为"3R"理论已经成为多数国家政府、科学界普遍接受并致力推动的基本原则，是动物福利原则的重要组成部分。也是所有相关学术团体和广大科研工作者在动物实验过程中应该遵从的重要原则。

Kelly 在 1986 年就提出了若干解决动物福利问题的一些途径，如：优化实验程序以降低动物所经受的痛苦或应激水平；采用更合理的实验设计来减少实验所需的动物数量；改善实验动物的居住环境以更适合它们的生存需要，而不仅仅是为了给实验者提供便利；对研究项目的价值、实施时间的长短进行仔细地考查,并且恪守人道的操作手段;在教育领域,研究者们应研究出新的教学方法,不必对动物造成痛苦就能使得学生们学会关键的行为规律。

　　Huntingford 针对捕食以及攻击行为研究中的伦理道德问题也进行了讨论,他认为对这样的实验必须进行特别的关注,以保证在伤害程度最小的基础上获得最多的信息。并提出以下建议:

　　① 避免不重要的研究。很多情况下,如果研究者只是对他们感到好奇的现象进行研究,其结果对行为理论并无明显的贡献。

　　② 尽量在每次研究中获得尽可能多的信息。这需要良好的实验设计,以及细心地收集数据。

　　③ 将伤害减至最小。首先要选择合适的物种:利用无脊椎动物而不是脊椎动物,利用鱼类而不是鸟类或哺乳动物进行实验可较少地导致涉及伦理道德的问题;其次要选择合适的实验环境;此外,还应该尽可能减少样本的数量,减少冲突情境(如捕食、攻击)的持续时间。

　　这样我们才能更好地处理获得实验信息与导致痛苦之间的权衡问题。

　　此外,Vandenbergh 总结了动物行为研究对改善动物福利的贡献,并强调了优化动物的物理以及社会生活环境的必要性。Martini 等提议建立一套系统评估动物在各种实验环境下的疼痛和应激水平的方法,并由经验丰富的专业人员来进行。

　　英国的动物行为研究协会(Association for the Study of Animal Behavior)以及动物行为学会(Animal Behavior Society)各自成立了道德与动物管理委员会,这些委员会为行为研究以及教学中动物的使用建立了指导方针。《动物行为》(Animal Behavior)杂志的编辑将依据这些指导方针来评估来稿的可接纳性。如果来稿的内容与方针的条款或精神抵触,在向道德或动物管理委员会咨询之后,编辑有权拒收。这些指导方针作为法律规定的补充,在研究者进行有关动物福利的决策时,为他们提供了一个道德的基准体系。2000 年颁布的指导方针的具体内容包括以下 8 个方面。

　　1. 管理

　　研究者应对用于研究以及教学活动中的动物饲养管理以及福利负有责任,在给杂志投稿时,所有的作者必须确保他们遵守了当地的法律规定。各个研究机构要设立实验动物伦理福利管理组织,对本单位所开展的各项实验设计方案中涉及实验动物部分要进行审定和批准。如饲养条件、处置方法和处死方法等是否符合实验动物的相关法规等。如果管理委员会专家不同意实验方案,该方案就不能得到批准,也就无法实施。

　　2. 对物种以及非动物的替代方法的选择

　　研究者应选择最适用于该研究的物种。这种选择通常需要有关该物种的自然历史以及系统发生水平的有关知识。此外还需了解那些动物个体先前的经历,例如它们是否有笼养的经历等。当研究或教学涉及那些可能导致动物的痛苦、不安或应激的操作过程或饲养环境时,研究者应该使用那些最不可能受到伤害的物种。对于行为研究来说,采用动物作被试对象是必要的,但是有时也可使用先前研究的录像或计算机模拟等代替方法。

　　3. 样本的大小

　　研究者应使用最少量的动物来实现研究目的,特别是那些对动物有伤害的研究更应如此。通常可通过先导研究(pilot study)、良好的实验设计,以及合理的统计方法来尽量减少实验的所使用样本的大小。

4. 研究手段

(1) 野外工作：对野外动物的研究应将对动物个体的干扰减至最小。捕获、做标记、无线追踪、对血液或组织取样等生理研究或现场实验不仅在当时给动物带来影响，而且有可能产生持续作用，例如降低生存繁殖的可能性。研究者应当对这些干扰结果详加考虑，尽可能不使用造成干扰的技术手段，例如通过那些自然特征，而不是人为地做标记来标识动物。当某项实验需要将动物从群落中暂时或长期地迁出时，研究者应尽可能减小对被迁出的动物以及其亲属（如它们的后代）的伤害。被迁出的个体以及它们的家属必须得到妥善的安置与照料。

(2) 攻击、捕食以及种内残杀：在这样的研究中，虽然导致伤害的是其他的动物而不是实验者本人，但研究者也不能逃脱责任。当必须设置这样的竞争环境时，研究者应仔细考虑所采用的方法，应尽可能减少被试的数量，并尽可能缩短实验时间。此外，在达到预定的水平之后终止攻击，以及为被试动物提供防护栏和逃离路径也可减少对动物的伤害。

(3) 厌恶刺激以及剥夺：厌恶刺激或剥夺可导致动物的痛苦。为减小这种伤害，研究者应保证确实没有其他的替代方法来驱动（motivate）动物，而且这种剥夺或厌恶刺激的程度不应高于达到实验目的所需的必要水平，并且应考虑一些替代的方法，例如使用动物非常偏爱的食物或其他奖励方式，而不是采用剥夺的方法激励动物。

(4) 社会剥夺、隔离以及拥挤：将动物置于过度拥挤的环境下，或造成社会剥夺或隔离的实验设计会给动物带来极大的应激。由于这种应激的程度因物种、年龄、性别、繁殖环境、发育历史以及社会状态的差异而有所不同，为了减少这样的应激，必须对动物的自然社会行为以及它们先前的社会经历加以考虑。

5. 有害环境

为了获取有关人类或动物的某些知识，有时必须将动物置于有害环境下进行研究，这些环境包括疾病、寄生虫，以及将动物置于农药或内稳态应激源（homeostatic stressors）下。处于有害环境下的动物可能会受到伤害或致死，因此必须时常对它们进行监视，有可能的话，一旦它们出现痛苦的症状，就应该进行治疗或人道地处死。如果条件允许，研究者还应设计实验来考查有害环境被撤除（例如将移走而不是添加农药作为实验手段）后带来的结果。

6. 动物的获得

当研究者有必要通过购买或由他方捐赠来获得动物时，只能选择有良好声誉的供应者。如果动物是从野外捕获的，必须尽可能地采用无痛苦以及人道的手段，而且必须遵从有关法规。除非是动物保护行动中的一部分，否则不能将濒危动物个体或群体带出野生环境。可能的话，研究者还应保证那些负责购买、捐赠或野外抓获动物的人在途中给予了动物足够的食物、水、通风条件以及生活空间，并且没有施以过分的应激。

7. 动物的安置以及饲养管理

研究者的责任范围还包括未进行研究时动物所居住的环境，并且对于野生动物或在笼养环境下出生的野生物种个体来说，应得到特别的关注，从而提高它们居住的舒适度以及安全感。笼养动物的生活方式与自然生存条件有极大的不同，为了动物的福利以及生存，研究者应考虑为它们提供诸如自然的原材料、庇护所、栖木、洗浴环境等设施；在不导致伤害的情况下，为社会性的动物提供一些交往的同伴；以一种折中的频率来清扫笼子，既能保持必要的清洁程度以防止疾病,又不能因清扫而过于频繁地搬弄动物,将其置于不熟悉的环境、气味之中,导致过度的应激。

此外,研究者在常规的照料以及实验中还必须考虑到人与动物之间的相互关系。依据不同的物种,饲养的历史以及相互影响的特点,动物可能将人类知觉为同类、捕食者以及共生者(symbiont),对动物照管人员进行特殊的训练有助于动物习惯于照料者和研究者,并减少应激。此外,在常规管理以及实验过程中训练动物与操作者和实验者进行协作也可降低动物的应激水平。

8. 对动物的最终处置

当使用笼养动物的研究项目或教学实践结束后,如地方法规允许,有时可将动物们分配给同事以进一步的研究或饲养。不过,动物被分配后,研究者必须保证这些动物没有被重复地用于带来应激或痛苦的实验,并且它们应继续得到高标准的照料。除非是某单个实验中不可避免的一个组成部分,否则动物绝不能接受一次以上的重大手术。如果不受国家、省或地方法律禁止,在实际并且可行的情况下,研究者可将那些野外捕获的动物释放,特别是涉及自然保护时更应如此。不过,研究者们应当首先评估一下,将动物释放到野外是否会对被释放的动物以及在该区域现存的种群造成伤害。应在动物被捕获的地点将其释放,并且只有当它们在自然条件下的生存能力没有受到影响,而且对现有种群不构成健康或生态方面的威胁时才能释放它们。如果在研究结束后动物必须被处死,那么必须尽可能地人道并且无痛苦;在动物的尸体被丢弃之前,必须证实它们确已死亡;应向兽医咨询适用于该特定物种的安乐死的方法。

虽然大多数无脊椎动物不在动物研究的立法保护范围之内,但这并不意味着它们不会感觉到疼痛、不适以及应激。研究者在使用这些动物时也必须在实验设计中充分考虑到这一点,要尽可能减少它们的痛苦。

二、 实验中的动物福利

1. 方案制定

制定实验方案前应进行充分调研,遵从"3R"原则,并需要得到 IACUC 的许可后方可开展实验。在能够满足实验需要的前提下,尽量减少动物使用量,寻找可替代的方法,优化实验方案,以此来减少对动物的杀戮。

IACUC 谨慎评估计划中是否有对动物造成疼痛和应激的操作项目,了解是否有采取增进动物福利的措施;确认研究人员在实验设计时事先设计规划出动物实验操作结束的时间点,吻合人道实验终止时机;监督具有危害性物质的使用,如放射性物质,致病性微生物,生物毒素,具危害性化学物质和重组 DNA 材料;同时,IACUC 需要了解基因修饰动物模型中突变基因是否会产生严重的个体生理机能异常,是否有措施可以改善该异常对动物的影响。

2. 动物观察

实验人员进出动物室必须遵守屏障系统进出流程的规定,填写完整进出记录,做好隔离防护工作,动作要轻,观察时不准敲打笼具或大声喧哗,否则易惊扰动物,同时也会影响观察结果的准确性。触碰动物时尽量避免直接用手抓取动物,尽可能每次只对一个饲养笼进行处理,在处理完一笼动物后,应当用 70% 的酒精或者 2% 过氧乙酸进行手部消毒后再进行下一笼操作,避免交叉感染。只允许操作 IACUC 批准后的 AP 规定的动物,禁止触碰和移动他人的动物。

3. 动物抓取

必须经过兽医或者实验动物学专业人员指导后方可进行动物抓取操作,抓取动物要轻柔,本着善待动物及科学操作的理念进行实验。这样既可减轻动物因被抓取造成的不安和疼痛,又可减少实验人员被抓、咬的危险。动物保定必须使用专业的器具,禁止使用未经 IACUC 允许的任何可能对动物造成伤害和痛苦的工具。

4. 动物给药

实验人员给药技术应熟练,尽量选取对动物伤害最小的给药方式达到实验目的,尽量减少因给药而带给动物的痛苦。如动物静脉给药时,扎两针以上和扎一针所带给动物的疼痛,前者是远大于后者的。此外,要有善待动物的理念,如大鼠灌胃完毕可左右轻晃几下,从而增加舒适感,减少不安。如果药物会对动物造成严重伤害,应当在条件许可的情况下给予止痛和镇静措施或者进行恰当及时的护理,尽可能减轻动物的痛苦。

5. 动物取血

动物取血操作必须按照操作规程进行,并由接受过正规训练的专业人员进行。清醒动物取血应尽量减少其疼痛,取血部位严格消毒,止血完毕再将动物放入笼中,防止被其他动物撕咬。若在应激状态下取血,不但会增加动物的疼痛,严重时还会造成取血部位的组织损伤,影响指标检查测定等。如果取血量很大的时候,动物必须麻醉,并根据采血量的不同使用不同的采血方式。

6. 动物麻醉

应根据实验需要选择适宜的麻醉剂,麻醉量应合适,过低量会给动物造成疼痛,过高量会造成动物死亡。因每一批次的麻醉剂效果可能存在差异,必须用 1~2 只动物进行剂量测试,一般推荐先注射计算总量的 2/3,视麻醉深度再决定是否补充麻醉剂。必须在动物失去知觉后才可以进行手术操作。麻醉后的动物要注意保暖,所有手术操作尽可能在热台或者宠物电热毯上进行,防止休克。手术操作必须专心,时刻警醒自己面对的是一个生命体。所有的科研人员必须在动物苏醒后方可离去,并补充少量食物和充足的饮水。术后要勤于看护,防止打架引起伤口开裂或者感染,一旦发生类似情况必须及时报告 IACUC 兽医,在兽医的指导下进行处理。

7. 仁慈终点

动物实验过程中,在得知实验结果时,及时选择动物表现疼痛和痛苦的较早阶段为实验的终点。

8. 动物安乐死(euthanasia)

安乐死也称安死术,是人道地终止动物生命的方法,最大限度地减少或消除动物的惊恐和痛苦,使动物安静、快速地死亡。

由于实验方案设计的需要,动物实验过程中有时可能要处死动物。实验结束,也不可避免地要处死动物进行病理组织学检查。在处死动物时,实验人员不得嬉笑打闹,更不可采用极端手段将动物处死,应实施安乐死,给予动物一个人道的终点。安乐死的操作应当遵循《美国兽医学会动物安乐死指南,2013 版》[American Veterinary Medical Association(AVMA)Guidelines for the Euthanasia of Animals:2013 Edition]所规定的原则进行,主要推荐

使用 CO_2 窒息法，具体可以参考以下步骤：

① 动物依然留在原先生活的笼子里面，不同笼子的老鼠不可以混合放置；

② 笼子上的换气过滤网不许拿掉；

③ 将 CO_2 气体管子轻轻地放进笼子里面；

④ 打开 CO_2 气阀调到刻度 15 充气；

⑤ 维持充气直到动物停止呼吸，并继续保持 1 分钟；

⑥ 关闭气体阀门，逐个检查动物，确认死亡后将动物尸体移到指定的存放地点。

在实际操作中也可以参考南京大学模式动物研究所的小鼠安乐死方法：对于大于 14 日龄的小鼠，通 CO_2 30 秒后，继续闭合盒盖，让其再窒息 30 秒，观察彻底死亡后，送到指定存放地点；7～14 日龄的小鼠，由于小崽对 CO_2 耐受，通 CO_2 60 秒后，继续闭合盒盖，让其再窒息 10 分钟，观察彻底死亡后，送到指定存放地点。

另外，也可以在 IACUC 批准后适当使用物理方法安乐死，具体操作如下：

脱颈椎，可接受但不推荐的安乐死方法，除非实验需要，需在项目申请书（AP）中说明，经 IACUC 审核通过后方可使用；

断头，可接受但不推荐的安乐死方法，小于 7 日龄的仔鼠可用此方法，除非实验需要，需在 AP 中说明，由 IACUC 审核通过后使用。

动物安乐死需注意事项：

① 避免造成存活动物的恐惧感：安乐死过程中动物凄惨的叫声，恐惧及惊吓中动物产生的激素，或者操作中产生的噪音等，会引起存活动物的焦躁和不安，这些因素会影响存活动物的身心平衡与福祉，干扰实验结果。因此，动物安乐死时，最好选择远离其他存活动物的非公共场所。

② 确认动物死亡：所有动物的安乐死，最终必须确认动物是否已经死亡。操作人员必须检查所有动物的心跳是否完全停止，瞳孔是否放大。要注意仅仅停止呼吸不能作为判断动物死亡的依据，因为动物往往先停止呼吸，数分钟之后才停止心跳，在使用 CO_2 时必须注意。

"魂归自然，功留人间"，这是某大学实验动物科学部给为医学而献身的动物所题碑文。很多生物医学专业的博硕士研究生在毕业论文致谢中都会特别感谢为课题作出牺牲的所有实验动物。这种方式除了具有纪念意义外，更多的应是教育和警示作用。作为实验动物工作者，我们要用行动来关心、善待实验动物，这既是动物应有的福利，也是保证实验结果准确的前提之一。

第五节　饲养管理过程中的福利原则

实验动物福利原则不仅体现在实验过程中，更多的是体现在日常饲养管理过程中，只有在饲养管理的各个环节高度重视并遵循实验动物福利原则，提供所有实验动物适当居住环境、至少的行动自由、食物、饮水和适当的健康和福利照顾，才能真正地落实实验动物福利事项。

1. 饲养人员

饲养人员应具备一定资质,经过相关培训合格后上岗。饲养人员应了解所饲养动物的生理学特点及生活习性等,本着善待动物和科学管理的理念来饲养动物,要随时观察实验动物的福利及健康情况。

2. 设施

动物笼架、笼具的尺寸应符合国家标准,以保证动物基本的活动自由及舒适的休息。此外,还应根据实验需要选用不同的笼具。

3. 环境条件

饲养室的温度、湿度、照度、噪音、氨浓度及垫料等应符合国家标准。尤其是垫料,除要注意消毒灭菌外,还要控制其物理性能,细小颗粒状的锯末及粘满尘土的垫料均可导致动物患异物性肺炎。

4. 饲料及饮水

饲料应保证动物营养需要,并符合各级动物的卫生质量要求,同时应保证有充足的新鲜水。不达标的饲料及不合格的饮水都会引起动物体质下降。

5. 检疫、防疫和治疗

新入室的动物应由兽医进行检疫,大动物(如犬)应定期洗澡、驱虫。实验中发现患病动物应及时进行隔离、诊断并给予相应治疗,以保证动物的生存权利和实验的正常开展。

6. 动物习性

任何品种,品系的实验动物,如啮齿类和非啮齿类动物都喜欢玩,这是动物的天性,我们要为动物提供一个适合动物特性的玩的条件,这一点我们许多人从没有去思考过。如啮齿类大小鼠有终生长牙的特性,我们的习惯做法就是给予足够的料块,任意啃咬,既浪费粮食,又破坏动物的生存环境,也增加了工作量,浪费资源;动物喜欢光暗或角落,我们却让它暴露而无处藏身;犬喜欢运动,特别喜爱运动物体,我们把它们长期装在笼内,无活动空间。因此,动物实验中实验动物应在愉悦的环境中接受人们给予的刺激,不能让动物在恐惧、紧张、害怕等状态下接受试验,以免影响试验结果。

7. 动物运输

欧美发达国家对实验动物的运输都有法律规定,如加拿大动物管理委员会制定的《实验用动物管理与使用指南》中,规定运输动物时必须对它们的健康产生最小的干扰,对所有的小动物最好采用一次性使用的容器,无论如何用过的容器不应重复使用。运输动物的容器具有足够的空间,通风,保证能自由活动,便于观察。关于运输不同品系动物对动物有哪些影响,采取什么样的措施解决都有参考价值的提示。而在我国,专业化、标准化的运输一直未实现,至今国内实验动物的运输仍处于不规范的状态,人们并没有为动物的旅行提供一个尽可能舒适的运输环境条件,长期以来,实验动物在转运过程中,均处在很恶劣的环境条件下(拥挤,温、湿度不可控等),不能保证动物在运输过程中不受污染或其他伤害。动物运输车及运输箱材料不规范,箱体设计不合理,未考虑动物生理的需求,不能保证动物安全转运。应采用专用的、规格适宜的动物运输箱,在局部地区可保证微生物控制高等级大小鼠的安全运输。在保证温度适宜、有氧环境的前提下,应尽可能缩短运输时间。如夏季运送动物,宜选用夜间、航空运输为佳,否则气温过高、缺氧易造成动物途中死亡。

8. 应急预案

如遇饲养环境(如送风、温、湿度等)异常、动物逃逸或患疑似疾病时,应有相应的应急预案,以保证动物的生命安全。

❖ **思考题**

1. 国际上公认动物应享有哪 5 项自由?
2. 什么是动物实验中的"3R"原则?
3. "3R"研究有什么现实意义?
4. 何为实验动物福利?
5. 重视实验动物福利的意义何在?
6. 动物实验伦理审查的基本原则有哪些?
7. 什么是仁慈终点?
8. 什么是动物安乐死? 动物安乐死需注意哪些事项?

(王庆华　邵义祥)

第九章　人类疾病动物模型概论

实验动物为医学的进步和发展做出了巨大贡献,正是实验动物在医学研究中的广泛应用,使得许多曾经对人类健康和生命造成很大威胁的疾病得到了有效治疗、预防和控制。但也有一些人类重大疾病尚未找到有效的根治办法,仍有一些新的人类疾病不断产生,已有的疾病治疗、预防控制的方法和技术还需要不断改进和提高,人们对健康长寿的需求也不断增长。这就需要不断深入进行生物医学研究和探索,以揭示生命的奥秘,分析各种疾病发生发展的生理机制、分子机制和遗传相关性。而在生物医学研究中,大约 1/3 的实验动物是用作人类疾病动物模型研究,建立并借助人类疾病动物模型是深入研究的最有效手段和途径。因此,了解人类疾病动物模型的基本概念、意义、分类、制作原则和注意事项,将有助于人们更好地开展相关的研究与探索。

第一节　人类疾病动物模型概念

选用人作为实验对象来推动生命医学的发展是十分困难的,临床所积累的经验在时间和空间上都存在着局限性,许多实验在道义和方法上受到种种限制,而动物模型就可以克服这些不足,自古以来人们就发现和认识到这一点,通过应用动物模型完成了许多医学实验工作。

无论现代医学、祖国传统医学还是蒙医、藏医等发展之路都凝集着动物模型的功绩。祖国医学从秦汉时期《神农本草》至李时珍的《本草纲目》,直到现代的中医学,历经数千年,可谓是我国最早的动物模型成长之路,这些漫长岁月朴实的实验医学之路,除人类亲身的实验之外,无不浸透着动物模型之贡献。医学史上许多科学家采用动物模型获得重大发现,医学上许多微小的进步也与动物模型分不开。

一、人类疾病动物模型的定义

人类疾病动物模型(animal model of human diseases)是指在医学研究中建立的具有人类疾病模拟表现的动物实验对象和材料。

用于生物医学研究的与人类或其他动物疾病类似的动物,称为疾病动物模型。

应用动物模型是现代医学认识生命科学客观规律的重要实验方法和手段。通过动物模型的研究,进而有意识地改变那些自然条件下不可能或不容易排除的因素,更加准确地观察模型的实验结果,并将研究结果推及人类疾病,从而更有效地认识人类疾病的发生、发展规律并研究防治措施。

人类疾病动物模型的研究,本质上是比较医学的应用科学。研究人员可利用各种动物的生物特征和疾病特点与人类疾病进行比较研究。长期以来,生物医学研究的进展常常依赖于使用动物作为实验假说和临床假说的基础。人类各种疾病的发生发展是十分复杂的,疾病的发病机制和预防、治疗机理是不可能也不允许在人体上试验研究的,但可以通过应用动物复制出人类疾病的动物模型,对其生命现象进行研究,进而推论到人类,以便探索人类生命的奥秘,控制人类的疾病和衰老,延长人类的寿命。

二、 人类疾病动物模型的意义

以人作为实验对象来研究疾病发生机制,推动医学的发展存在局限性,或根本不可行。临床积累的经验不仅在时间和空间上都存在限制,而且许多实验在道义和方法上也受到制约。借助人类疾病动物模型,有意识有目的地观察模型的实验结果并与人类疾病进行比较分析,进而揭示人类疾病的发生机制和发展规律,制订科学有效的防治措施,具有很大的理论意义和实际应用价值。

1. 避免人体实验造成的危害。临床上对外伤、中毒、肿瘤等疾病的研究不可能在人体重复进行实验,人体难以承受这些病因所带来的痛苦。动物可以作为人类的替难者,可在人为设计的特定实验条件下反复进行实验研究。使用动物模型除了克服在人类研究中经常遇到的伦理和社会道德限制外,还能采用某些不能应用于人类研究的方法和途径,甚至为了实验目的需要还可以损伤动物组织、器官乃至处死。

2. 应用动物模型可研究平时不易见到的疾病。平时临床很难见到放射病、毒气中毒、烈性传染病、战伤等疾病,根据实验要求能复制该疾病的动物模型,供研究使用。

3. 可提供发病率低,潜伏期和病程长的疾病的动物模型。有些疾病如免疫性、代谢性、内分泌和血液等疾病在临床上发病率低,人们可选用动物种群中发病率高的,类似于人的疾病作为动物模型,也可通过不同方法复制这些疾病的动物模型从事研究工作。

还有些疾病,如肿瘤、慢性气管炎、动脉粥样硬化、遗传病、肺心病、类风湿等,发生发展速度缓慢,潜伏期长、病程也长,短的几年,长的十几年甚至几十年,有的疾病要隔代或者几代才能显性发病。人类的寿命相对来说是很短的,但一个医学研究很难进行一代或几代人的观察,而许多动物由于生命周期比较短,在短时间内进行一代或几代的观察就显得十分容易,应用动物模型来研究就克服了以上不足。

4. 克服复杂因素,增加方法学上的可比性。临床上许多疾病是十分复杂的。病人并非仅患有一种疾病,有时几种疾病同时并存,即使某单一疾病,病人的年龄、性别、体质、遗传以及社会因素对其疾病发生发展都会产生影响而呈现不同的效果。而用动物复制的疾病模型,就可以选择相同品种、品系、性别、年龄、体重、健康状态,在相同的环境因素下进行观察研究,这样对该疾病及其发展过程的研究就可以排除其他影响因素,使得到的结果更加准确,也可单一变换某一因素,增加因素的可比性,使实验研究更加深入。

一般疾病很难同期在临床上获得大量的定性材料,动物模型不仅在群体数量上容易达到要求,而且可以通过投服一定剂量的药物或移植一定数量的肿瘤细胞等方法,限定可变因素,取得条件一致的大量的模型材料。

5. 样品收集方便,实验结果易分析。动物模型作为研究人类疾病的代替品,便于实验操作人员按时采集各种所需样品,即时或分批处死动物收集样本,更好地了解疾病过程,达成实验目的,这是临床研究不易办到的。

6. 有利于更全面地认识疾病的本质。有些病原体不仅引发人类疾病,也可引起动物感染,其临床表现各有特点。通过对人畜共患病的比较,可观察到同一病原体在不同的机体引起的损害,更有利于全面地认识疾病的本质。

综上所述,动物模型在医学科学研究中做出了巨大的贡献。

第二节　人类疾病动物模型的分类

人类疾病动物模型经过 30 多年的开发研究,现已累积 2 000 多个动物模型,在医学发展中占有极其重要的地位。为了能更好地应用和开发研究动物模型,人们将其进行分门归类。可以按动物模型产生原因进行分类,按医学系统范围分类,按模型种类分类和按中医证候分类,现将各种分类方法分述如下:

一、 按产生原因分类

1. 诱发性动物模型(experimental animal model)

诱发性动物模型又称之为实验性动物模型,是指研究者通过使用物理的、化学的、生物的和复合的致病因素作用于动物,造成动物组织、器官或全身一定的损害,出现某些类似人类疾病时的功能、代谢或形态结构方面的病变,即为人工诱发出特定的疾病动物模型。

(1) 物理因素诱发动物模型:常见的物理因素包括机械损伤、放射线损伤、气压、手术等。使用物理方法复制的动物模型如外科手术方法复制大鼠急性肝衰竭动物模型、大鼠肺水肿动物模型,放射线损伤法复制大鼠萎缩性胃炎动物模型以及大鼠、小鼠、狗的放射病模型等。采用物理因素复制动物模型比较直观、简便,是较常见方法。

(2) 化学因素诱发动物模型:常见的化学因素诱病包括化学药致癌、化学毒物中毒、强酸强碱烧伤、某种有机成分的增加或减少导致营养性疾病等。应用化学物质复制动物模型,如应用羟基乙胺复制大鼠急性十二指肠溃疡动物模型,应用 D -氨基半乳糖复制大鼠肝硬化动物模型,以乙基亚硝基脲复制大鼠神经系统肿瘤动物模型,以缺碘饲料复制大鼠缺碘性甲状腺肿动物模型,应用胆固醇、胆盐、甲硫氧嘧啶及应用动物脂肪油复制鸡、兔、大鼠的动脉粥样硬化症动物模型。不同品种品系的动物对化学药物耐受量不同,在应用时应引起注意。有些化学药物代谢易造成许多组织、器官损伤,有可能影响实验观察,应在预实验中摸索好稳定的实验条件。

(3) 生物因素诱发动物模型:常见的生物因素包括细菌、病毒、寄生虫、生物毒素等。在人类疾病中,由生物因素导致发生的人畜共患病(传染性或非传染性疾病)占很大的比例。传染病、寄生虫病、微生物学和免疫学等研究经常使用生物因素复制动物模型。如以柯萨奇B 族病毒复制小鼠、大鼠、猪等心肌炎动物模型;以福氏 IV 型痢疾杆菌或志贺氏杆菌复制猴的细菌性痢疾动物模型;以锥虫病原体感染小鼠,复制锥虫病小鼠动物模型;以钩端螺旋体感染豚鼠,复制由钩端螺旋体引起的肺出血动物模型。

(4) 复合因素诱发动物模型:以上 3 种诱发动物模型的因素都是单一的,有些疾病模型应用单一因素诱发难以达到实验的需要,必须使用多种复合因素诱导才能复制成功,这些动物模型的复制往往需要时间较长,方法比较烦琐,但其与人类疾病比较相似。如复制大鼠或豚鼠慢性支气管炎动物模型可使用细菌加寒冷或香烟加寒冷方法,也可使用细菌加二氧化硫等方法来复制;以四氯化碳(40％棉籽油溶液)、胆固醇、乙醇等因素复制大鼠肝硬化动物模型;以二甲基偶氮苯胺和^{60}Co射线方法复制大鼠肝癌动物模型。

2. 自发性动物模型(spontaneous animal model)

自发性动物模型是指实验动物未经任何人工处置,在自然条件下自发产生、或由于基因突变的异常表现通过遗传育种手段保留下来的动物模型。自发性动物模型以肿瘤和遗传疾病居多,可分为代谢性疾病、分子性疾病和特种蛋白合成异常性疾病等。

应用自发性动物模型的最大优点是其完全在自然条件下发生疾病,排除了人为的因素,疾病的发生、发展与人类相应的疾病很相似,应用价值很高,如自发性高血压大鼠、肥胖症小鼠、脑中风大鼠等。

问题是许多这类动物模型来源比较困难,种类有限。动物自发性肿瘤模型因实验动物品种、品系不同,其肿瘤所发生的类型和发病机理也有差异。

自发性疾病模型的动物饲养条件要求高,繁殖生产难度大,自然发病率也比较低,发病周期也比较长,大量使用有一定困难,如山羊家族性甲状腺肿,牛免疫缺陷病(BIV)等。

由于诱发性动物模型和自发性动物模型有一定差异,加之有些人类疾病至今尚不能用人工的方法在动物身上诱发出来,因此近十几年来医学界对自发性动物模型的应用和开发十分重视。许多学者通过对不同种动物的疾病进行大量普查,以发现自发性疾病的动物,然后通过遗传育种将自发性疾病保持下去,并培育成具有该病表现症状和特定遗传性状的基因突变动物,供实验研究应用。

3. 基因修饰动物模型

基因修饰动物模型(genetically modified animal model)是指通过转基因、基因敲除、基因敲入、基因敲低等生物工程技术人为改变动物遗传性状的动物模型。基因修饰动物也称遗传工程动物,是研究人类基因功能、人类疾病及新药研究开发的极为重要、极具价值的模型动物。

几乎所有人类疾病都与基因有关,利用基因修饰动物研究基因的表达调控与疾病发生的关系,建立各种人类疾病的动物模型,可为人类疾病发病机制的研究提供极好的材料。

4. 人源化动物模型

人源化动物模型(humanized animal model)是指用人类细胞或基因替代或置换动物的内源性同类细胞或基因产生的动物。

人源化动物模型可分为基因人源化和细胞人源化。利用小鼠遗传操作技术,用人类正常或突变基因置换小鼠同类基因,可在小鼠体内建立更接近人类的正常或突变体系的基因人源化小鼠模型;而利用免疫缺陷小鼠(如NSG)和干细胞技术可建立细胞人源化小鼠模型,在小鼠体内构建人的造血和免疫等功能系统。细胞人源化小鼠是研究人的造血和免疫力很有前景的动物模型,可用于免疫学自身免疫、移植、感染性疾病和肿瘤等研究领域。

5. 抗疾病型动物模型(negative animal model)

抗疾病型动物模型是指特定的疾病不会在某种动物身上发生,从而可以用来探讨为何这种动物对该疾病有天然的抵抗力。如哺乳动物均易感染血吸虫病,而居于洞庭湖流域的东方田鼠(orient hamster)却不能复制血吸虫病,因而将之用于血吸虫病的发病机制和抗病机制的研究。

6. 生物医学动物模型(biomedical animal model)

生物医学动物模型是指利用健康动物生物学特征来提供人类疾病相似表现的疾病模型。如沙鼠缺乏完整的基底动脉环,左右大脑供血相对独立,是研究中风的理想动物模型;鹿的正常红细胞是镰刀形的,多年来被供作人类镰刀形红细胞贫血症的研究;兔胸腔的特殊结构用于胸外手术研究比较方便。但这类动物模型与真正的人类疾病存在着一定的差异,研究人员应加以分析比较。

二、 按医学系统范围分类

1. 疾病的基本病理过程动物模型

疾病的基本病理过程动物模型(animal model of fundamental pathologic processes of disease)是指各种疾病共同性的一些病理变化过程模型。致病因素在一定条件下作用于动物,对动物组织、器官或全身造成一定病理损伤,出现各种功能、代谢和形态结构的某些变化,其中有的变化是许多疾病都可能发生的、共有的,不是某种疾病所特有的变化,如发热、缺氧、水肿、休克、弥散性血管内凝血、电解质紊乱、酸碱平衡失调等,均可称之为疾病的基本病理过程。

2. 各系统疾病动物模型

各系统疾病动物模型(animal model of different system disease)是指与人类各系统疾病相应的人类疾病动物模型。各系统疾病模型包括消化、呼吸、心血管、泌尿、神经、血液与造血系统、内分泌、骨骼等系统疾病的动物模型,还可以按科分类,如传染病、妇科病、儿科病、皮肤科病、五官科病、外科病、寄生虫病、地方病、维生素缺乏病、物理损伤疾病和职业病等疾病的动物模型。

三、 按模型种类分类

疾病模型的种类包括整体动物、离体器官和组织、细胞株和数学模型。整体动物模型是常用的疾病模型,也是研究人类疾病常用的工具。

四、 按中医证候分类

祖国传统医学源远流长数千年,有许多学者应用动物做实验。自1960年有人复制小鼠阳虚动物模型至今已有30多年,在这期间中医药动物模型迅猛发展,已形成独特的较完整的体系,以其独特的理论体系"辩证论治";独特的评价标准,证、病、症;独特的处置措施,中药、针灸、养生;独特的观察指标,舌、脉、汗、神、色;独特的认识特色"审证求因",形成中医药动物模型体系,挤进了人类疾病动物模型的大家族,成为一支不可缺少的生力军。

根据中医证候分类,动物模型可分为阴虚、阳虚动物模型,气虚动物模型,血虚动物模型,脾虚和肾虚动物模型,厥脱证动物模型等。按中药理论分类,人类疾病动物模型包括解表药、清热药、泻下药、祛风湿药、利水渗湿药、温里药、止血药、止咳药、化痰药、平喘药、安神药、平肝息风药、补益药、理气药、活血化瘀药等动物模型。中医药动物模型,不论从"证"或从"药"分类,每个证的动物模型不止一种动物一种方法,但由于中医药的特殊理论体系、评价标准和观察指标十分准确的动物模型并不多，许多动物模型有待进一步改进和完善。

第三节　人类疾病动物模型的设计原则及注意事项

一、 人类疾病动物模型应具有的特点

建立人类疾病动物模型的最终目的是为了防治人类疾病。因此一个好的人类疾病动物模型应具备以下特点：① 能够再现所要研究的人类疾病，动物疾病表现应该与人类疾病相似；② 动物能重复产生该疾病；③ 动物背景资料完整，动物质量合格，生命周期满足实验需要；④ 动物要价廉，来源充足，便于运送；⑤ 尽可能选用小动物。

如果模型复制出现率不高，则人类疾病动物模型价值不高；若一种方法可复制多种模型，无专一性，也降低该模型价值；当然，没有任何一种动物模型能全部复制出人类疾病所有表现，动物毕竟不是人体。模型实验只是一种外延法的间接研究，只可能在局部或几个方面与人类疾病相似。因此，模型实验结论的正确性是相对的，最好能在两种或两种以上动物身上得到验证，最终还必须在人体上得到验证。基本动物模型复制过程中一旦出现与人类疾病不同的情况，必须分析其差异的性质和程度，找出相平行的共同点，正确评估其价值。因此，成功的人类疾病动物模型取决于最初的周密设计。

二、 人类疾病动物模型的设计原则

成功的人类疾病动物模型常常依赖于最初周密的设计，人类疾病动物模型设计一般应遵循下列原则：

1. 相似性　复制的动物模型应尽可能近似人类疾病，最好能找到与人类疾病相同的动物自发性疾病。例如大鼠自发性高血压就是研究人类原发性高血压的理想动物模型；小型猪自发性冠状动脉粥样硬化就是研究人类冠心病的良好动物模型；狗自发性类风湿关节炎与人类幼年型类风湿性关节炎十分相似，同样是理想的动物模型。与人类疾病完全相同的动物自发性疾病不易多得，往往需要研究人员加以复制。为了尽量做到与人类疾病相似，首先要在动物选择上加以注意；其次在复制动物模型实验方法上不断探索改进；另外在观察指标等方面应加以周密的设计，要通过设置多项指标来判断动物是否达到相应人类疾病的状态或特征。

2. 重复性　理想的人类疾病动物模型应该是可重复的，甚至是可标准化的，不能重复的动物模型是无法进行应用研究的。为增强动物模型复制的重复性，在设计时应尽量选用标准化实验动物，同时应在标准化动物实验设施内完成动物模型复制工作。应同时在许多因素上保证一致性，如选用动物的品种、品系、年龄、性别、体重、健康状况、饲养管理；实验环境及条件、季节、昼夜节律、应激、消毒灭菌、实验方法及步骤；试剂和药品的生产厂家、批号、纯度、规格；给药的剂型、剂量、途径和方法；麻醉、镇静、镇痛及复苏；所使用仪器的型号、灵敏度、精确度、范围值；还包括实验者操作技术、熟练程度等方面的因素。

3. 可靠性　复制的动物模型应力求可靠地反映人类疾病,即可特异地可靠地反映该种疾病或某种机能、代谢、结构变化,同时应具备该种疾病的主要症状和体征,并经受一系列检测(如心电图,临床生理、生化指标检验,病理切片等)得以证实。如果易自发地出现某些相应病变的动物,就不应选用;易产生与复制疾病相混淆的疾病或临床症状者也不宜选用。例如铅中毒,选用大鼠复制动物模型时,大鼠本身易患进行性肾病,容易与铅中毒所致的肾病相混淆,选用蒙古沙鼠就比选用大鼠可靠性好,因为只有铅中毒才会使蒙古沙鼠出现肾病变。

4. 适用性和可控性　设计复制人类疾病动物模型,应尽量考虑在今后临床能应用和控制其疾病的发展过程,以便于开展研究工作。例如雌激素能中止大鼠和小鼠的早期妊娠,但不能中止人的妊娠,因此选用雌激素复制大鼠和小鼠的中止早期妊娠动物模型是不适用的;用大鼠和小鼠筛选带有雌激素活性的避孕药物时也会带来错误的结论。又如选用大鼠和小鼠复制实验性腹膜炎也不适用,因为他们对革兰阴性细菌具有较高的抵抗力,不易形成腹膜炎。

有些动物对某致病因子特别敏感,极易死亡,不好控制也不适宜复制动物模型。

5. 易行性和经济性　复制动物模型的设计,应尽量做到方法容易执行和合乎经济原则。除了动物选择上要考虑易行性和经济性原则外,在选择模型复制方法和指标的检测观察上也要注意这一原则。

三、 影响动物模型质量的因素

动物模型的质量直接关系到实验的成败,关系到结果的可靠性和可重复性,关系到研究结果的应用与评价。因此在建立疾病动物模型的过程中要十分关注影响模型质量的因素,克服和避免有关因素对模型质量的不利影响。

1. 致模因素对动物模型复制的影响　选择好致模因素是复制动物模型的第一步。应明确研究目的,清楚相应人类疾病的发生条件、临床症状和发病机制,熟悉致病因素对动物所产生的临床症状和发病情况,致病因素的剂量。

2. 动物因素对动物模型复制的影响　复制动物模型的动物种类繁多,如实验动物、家养动物和野生动物。野生动物属自然生态类型,其微生物感染复杂,遗传背景不清楚,获取困难,很难饲养,因此不便使用;家养动物饲养方便,获取容易,但微生物控制不严,遗传背景不很清楚,也不提倡使用;应尽可能使用标准化实验动物,这样可排除遗传背景和微生物对动物模型本身及实验结果的影响。

此外,动物种类、动物品系、年龄、体重、性别、生理状态和健康因素等均对动物模型质量有不同程度的影响。

3. 实验技术因素对动物模型复制的影响

(1) 实验季节的影响:动物体对外界反应情况,同样受春夏秋冬不同季节的影响,不同实验季节,动物的机体反应性在某些方面有一定的改变,这种影响在进行跨季节的动物模型实验时应引起重视。如动物有季节性发情、换毛等正常生理现象。

(2) 昼夜交替的影响:实验动物的体温、血糖、基础代谢率、内分泌激素的分泌等随着昼夜的交替进行着节律性的变化。在复制动物模型进行实验研究时,宜注意实验中某种处理的时间顺序对结果的影响。

（3）麻醉深度的影响：在复制动物模型时往往需要将动物麻醉后才能进行各种手术,实施某些致模因素。不同麻醉药物和不同麻醉剂量有不同的药理作用和副作用。麻醉过深,动物处于深度抑制状态,甚至濒死状态,动物各种反应受到抑制,结果的可靠性受影响;麻醉过浅,在动物身上进行手术或实施某致模因素,将造成动物强烈的疼痛刺激,引起动物全身特别是呼吸、循环、消化等功能发生改变,同样会影响造模的准确性。

（4）手术技巧的影响：在实验手术造模时,首先要选择好最佳的手术路线,以免过大、过繁的手术给机体带来影响。手术技术熟练与否也是影响因素,手术技术熟练可以减少对动物的刺激、创伤和动物出血,提高造模的成功率。

（5）实验给药的影响：在造模过程中给药是常规工作,但对造模也是影响因素,如给药的途径、方法、剂量、熟练程度等都会带来影响。

（6）对照组对造模的影响：在复制动物模型时常常因忽视或错误应用对照的问题,而造成动物模型的失败或误导错误结论。应根据不同要求设置好对照组。

4. 环境因素和营养因素对复制动物模型的影响　营养因素对复制动物模型,特别是长期实验影响显著,应予以重视。如果采用国家标准饲料则问题就会解决。造模过程中应注意给水量充分,给予的饮水符合卫生标准。

环境因素是影响造模及其实验结果的重要因素,居住条件、饲料、营养、光照、噪音、氨浓度、温度、湿度、气流速度等任何一项都不容忽视。

第四节　免疫缺陷动物

一、概述

免疫缺陷动物是指由于先天性遗传突变或用人工方法造成一种或多种免疫系统组成成分缺陷的动物。1962 年,苏格兰医师 Issacson 首先发现无胸腺裸小鼠。1969 年,丹麦学者 Rygaard 首次成功地将人类恶性肿瘤移植于裸小鼠体内,在裸小鼠体内肿瘤存活并生长,开创了免疫缺陷动物研究和应用的新局面。从此,免疫缺陷动物逐渐广泛应用于医学生物学研究,成为肿瘤学、免疫学、细胞生物学和遗传学研究等的重要模型动物,受到越来越密切的关注。

二、免疫缺陷动物的分类

目前,世界各国相继培育出一系列免疫缺陷动物,从啮齿类扩展到马和牛等大型哺乳类动物;从单一的 T 淋巴细胞免疫缺陷到几种免疫细胞联合缺陷,如 T 和 NK 细胞,T 和 B 细胞以及 T、B 和 NK 细胞联合免疫缺陷动物;从自发突变的先天性免疫缺陷到后天获得性免疫缺陷。本节着重介绍先天性免疫缺陷动物。

1. T 淋巴细胞功能缺陷,常见的包括裸小鼠和裸大鼠

（1）裸小鼠：是指先天性无胸腺无毛的裸体小鼠,简称裸小鼠。导致这种异常状态的裸基因(nu)是一个隐性突变基因,位于 11 号染色体上。目前裸基因已经回交到不同的小鼠品

系中,即将其导入不同的遗传背景。带有裸基因的小鼠品系包括 NIH - nu、BALB/c - nu、C3H - nu 和 C57BL/6 - nu 等。各个品系裸小鼠因其遗传背景不同,所表现的细胞免疫反应和实验检查指标也不尽相同。

带有纯合裸基因的小鼠具有两个主要的缺陷特征:① 毛发生长发育异常,表现为全身形似无毛,外表呈裸体;② 无胸腺,仅有胸腺残迹或仅有异常的胸腺上皮,这种上皮不能使 T 细胞正常分化,缺乏成熟 T 细胞的辅助、抑制及杀伤功能,因而细胞免疫力低下,不能执行正常 T 细胞功能。此外,B 细胞功能基本正常。成年裸小鼠(6～8 周龄)较普通鼠有较高水平的 NK 细胞活性,但幼鼠(3～4 周龄)的 NK 细胞活性低下。裸小鼠粒细胞数比普通小鼠低。裸小鼠问世 50 多年来,已广泛应用于肿瘤学、微生物学、免疫学、寄生虫学、毒理学等基础医学和临床医学的研究中。

(2) 裸大鼠(nude rat):在 1953 年,由英国 Rowett 首先发现,基因符号为 rnu,纯合子裸大鼠(rnu/rnu)具有与裸小鼠基本相似的特征,无胸腺,缺乏功能性 T 淋巴细胞,B 细胞功能基本正常,NK 细胞活力增强,抵抗力差,易患呼吸道疾病,繁殖方法与裸小鼠相同,但躯干部仍有稀少被毛而并非像裸小鼠那样完全无毛,头部及四肢毛更多。裸大鼠同样能接受人类正常组织和肿瘤的异种移植,但因其体形大,用一只裸大鼠可为常规血液学和血清生物化学分析实验提供足够的血样,也可为各种研究提供足够的瘤组织,同时裸大鼠易于进行外科手术,为各种部位肿瘤移植和肿瘤供血研究提供了方便。

(3) 显性半肢畸形小鼠(dominant hemimelia mice):其基因符号为 Dh,是显性突变基因,位于 1 号染色体上,现有品系为 B6C3 - Dh。纯合子(Dh/Dh)缺乏脾脏,其泌尿系统、生殖系统、消化道和骨骼有一定程度畸形。畸形发生于早期胚胎的脏壁中胚层(splanchnic mesoderm)。由于缺脾,在一定程度上损伤了体液免疫反应。这种小鼠无须特殊饲养条件。如果将 nu 基因和 Dh 基因结合在一起,即可培育出无胸腺和无脾脏的 Lasat 小鼠。

2. B 淋巴细胞功能缺陷小鼠:性连锁免疫缺陷小鼠(CBA/N 小鼠)

性连锁免疫缺陷小鼠(X-linked immune deficiency mouse,XID 小鼠)起源于 CBA/N 品系,又称 CBA/N 小鼠,其 B 细胞功能缺陷,基因符号 xid 位于 X 性染色体上。纯合子雌鼠(xid/xid)和杂合子雄鼠(xid/Y)对非胸腺依赖性 Ⅱ 型抗原没有体液免疫反应,血清中 IgM 和 IgG 含量降低,对 B 细胞分裂素(B - cell mitogens)缺乏反应,分泌 IgM 和 IgG 亚类的 B 细胞数量减少,T 细胞功能正常。如果移植正常鼠的骨髓到 xid 宿主,B 细胞缺损可得到恢复。相反,把 xid 鼠的骨髓移植给放射线照射的同系正常宿主,受体动物仍然表现为不正常的表型。该模型是研究 B 淋巴细胞的发生、功能与异质性理想的动物,其病理与人类 Bruton 丙种球蛋白缺乏症和 Wzeskott - Aidsch 综合征相似。

3. NK 细胞功能缺陷小鼠:Beige 小鼠

Beige(bg)小鼠为 NK 细胞活性缺陷的突变系小鼠,bg 是隐性突变基因,位于 13 号染色体上。纯合的小鼠(bg/bg)被毛完整,但毛色变浅,耳郭和尾尖色素减少,出生时眼睛颜色很淡。这种小鼠表型特征与人的齐-希氏综合征(Chediak-Higashi syndrome)相似。其内源性 NK 细胞功能缺乏,是由于细胞溶解作用的后识别过程受损伤所致。纯合 bg 基因同时还损伤细胞毒 T 细胞功能,降低粒细胞趋化性和杀菌活性,延迟巨噬细胞调节的抗肿瘤杀伤作用的发生。该基因还影响溶酶体的发生过程,导致溶酶体膜缺损,使有关细胞中的溶酶体增大,溶酶体功能缺陷。由于溶酶体功能缺陷,bg 对化脓性细菌感染非常敏感,对各种病原因子也都较敏感,所以这种小鼠要在无特殊病原体(SPF)环境中才能较好地生存。采用纯合子进行繁殖。

4. 联合免疫缺陷小鼠:两种以上的免疫细胞(T、B、NK)缺陷的小鼠

(1) SCID小鼠:严重联合免疫缺陷小鼠(severe combined immunodeficient mice,SCID小鼠)在1983年由美国学者Bosma首先发现于C.B-17近交系小鼠中,是位于16号染色体的称之为scid的单个隐性突变基因所导致。纯合scid基因导致淋巴细胞抗原受体基因VDJ编码顺序的重组酶活性异常,使VDJ区域重排,裂端不能正常连接,重排后的抗原受体基因出现缺失和异常,造成T、B细胞自身不能分化成特异性功能淋巴细胞。由于C.B-17品系小鼠是BALB/cAnIcr小鼠的同源近交系,该品系小鼠除了携带的来自C57BL/ka品系小鼠的免疫球蛋白重链Igh-1b等位基因与BALB/cAnIcr不同外,两品系小鼠的其余基因完全相同,故C.B-17的突变系SCID小鼠(C.B-17 scid/scid)与BALB/cAnIcr的遗传背景基本相同,其H-2抗原均为H-2d。此外,目前已有C3H-SCID等其他品系小鼠遗传背景的SCID小鼠出现。SCID小鼠外观与普通小鼠无异,体重发育正常,但胸腺、脾、淋巴结的重量一般均不及正常重量的30%,组织学上表现为淋巴细胞显著缺乏。其胸腺多为脂肪组织包围,没有皮质结构,仅残存髓质,主要由类上皮细胞和成纤维细胞构成,边缘偶见灶状淋巴细胞群。脾白髓不明显,红髓正常,脾小体无淋巴细胞聚集,主要由网状细胞构成。淋巴结无明显皮质区,副皮质区缺失,呈淋巴细胞脱空状,由网状细胞所占据。小肠黏膜下和支气管淋巴集结较少见,结构内无淋巴细胞聚集。其骨髓结构正常。其外周血白细胞较少,淋巴细胞占白细胞总数的10%～20%,而正常小鼠应占约70%。SCID小鼠的所有T和B淋巴细胞功能测试均为阴性,对外源性抗原无细胞免疫及抗体反应,体内缺乏携带前B细胞、B细胞和T细胞表面标志的细胞。但是,其非淋巴性造血细胞分化不受突变基因的影响,巨噬细胞、粒细胞、巨核细胞、红细胞等呈正常状态。自然杀伤(NK)细胞及淋巴因子激活(LAK)细胞也呈正常状态。值得注意的是少数SCID小鼠可出现极小程度的免疫功能恢复,此即为SCID小鼠的渗漏现象。其渗漏特征不遗传,但与小鼠年龄、品系、饲养环境有关。

(2) Motheaten小鼠:Motheaten小鼠突变基因me位于第6对染色体上,出生后2 h内即可出现皮肤脓肿,有严重联合免疫缺陷,表现为对胸腺依赖和不依赖抗原均无反应,对T、B细胞分裂素的增殖反应严重受损,细胞毒和NK细胞活性减低。纯合型(me/me)还伴有自身免疫的倾向,免疫复合物可沉积在肾、肺、皮肤。该系小鼠对判别生命早期免疫功能缺陷和研究某些自身免疫疾病发生都是有用的模型。

(3) 人工培育的联合免疫缺陷型小鼠

① B-NSG:利用CRISPR/Cas9系统直接在NOD小鼠上进行Prkdc和IL2rg双基因敲除的小鼠。B-NSG小鼠没有成熟T细胞、B细胞和功能性NK细胞,细胞因子信号传递能力缺失,更适合人造血干细胞及外周血单核细胞的移植和生长,而且对人源细胞和组织几乎没有排斥反应,少量细胞即可成瘤,依赖于细胞系或细胞类型,同时也没有B淋巴细胞泄漏。B-NSG小鼠平均寿命长达1.5年。是目前国际公认的免疫缺陷程度最高、最适合人源细胞或组织移植的工具小鼠。

② NCG:该小鼠是直接在NOD/ShiLtJNju小鼠上敲除Prkdc及Il2rg基因所得。背景单一,实验数据差异性小。缺乏T细胞、B细胞和NK细胞,缺乏补体活性,异种移植成活率高。NCG小鼠是目前成瘤率最高的免疫缺陷小鼠,是最适合人源细胞,特别是非实体瘤(如

白血病细胞)移植的工具鼠,寿命长,利于长期移植及药物评价实验。

③ 其他人工培育的联合免疫缺陷小鼠:国外将分布于 3 种小鼠的 3 个隐性突变基因即 NK 细胞缺陷的 Beige 基因、T 细胞缺陷的 nu 基因以及 B 细胞缺陷的 xid 基因经过杂交、筛选并导入,育成了 T、B、NK 细胞三联免疫缺陷的 Beige-nude-xid 小鼠。中国药品生物制品检定所孙靖等在自行育成单一 T 细胞功能缺陷型的 PBI/1 裸小鼠(615/PBI)的基础上,将 C57BL/6J-beige 小鼠的 bg 基因,通过反复杂交和回交,导入 PBI/1 裸小鼠中,从而获得 T、NK 细胞双缺陷的 PBI/2-beige(615B6/PBI-beige)裸小鼠,其 NK 细胞活性明显低于 PBI/1 裸小鼠和 BALB/c 裸小鼠。在此基础上,他们用 T、NK 细胞联合缺陷的 PBI/2-beige 裸小鼠作为供体动物,B 细胞功能低下的 CBA/N 小鼠作为受体动物,采用杂交-回交和回交-互交导入法将具有 PBI/2 遗传背景的 bg 和 nu 基因导入 CBA/N 小鼠中,培育成功了三联(T、B、NK 细胞)免疫缺陷的 PBI/3xid·beige 裸鼠(CB·615/PBI-xid·Beige 裸鼠)。此外,陈桦等将 Beige 小鼠 NK 细胞缺陷基因导入 SCID 小鼠体内,也得到 T、B、NK 细胞功能三联免疫缺陷小鼠(B. C. B-17SCI8D-Beige 小鼠)。

第五节　肿瘤动物模型

肿瘤动物模型(animal models of tumor)在肿瘤病因学、发病机制及防治等方面的研究上具有重要意义。本节介绍诱发性动物肿瘤模型和动物自发性肿瘤及移植瘤株。

一、诱发性肿瘤动物模型

诱发性肿瘤模型(animal model of induced tumor)是使用致癌因素(carcinogens)在实验条件下诱发动物发生肿瘤的动物模型,它是进行实验肿瘤学研究的常用方法。常用于验证可疑致癌因素的作用,也越来越多地应用于肿瘤发生机理研究及防治效果观察上,在肿瘤病因学、遗传学、生物学等方面的研究中有重要地位。由于诱发因素和条件可人为控制,诱发率远高于自然发病率,故在肿瘤实验研究中优于自发性肿瘤模型。

诱发性肿瘤模型的原理是利用外源性致癌因素引起细胞遗传特性异常而呈现出异常生长和高增殖活性,形成肿瘤。外源性致癌因素主要有化学性、物理性及生物性致癌物,其中化学性致癌物(chemical carcinogens)最常见,已确知的多达 1 000 余种,用于诱发实验性肿瘤的种类亦很多,如苯并芘、甲基胆蒽、联苯胺、亚硝胺类、黄曲霉素类。各种致癌物的致癌强度、致癌谱等特性相差较大,同一种致癌物经不同途径给药,所致肿瘤部位或类型可有很大差异。有些化学性致癌物具有明显的亲器官或组织特性。因此,实验工作中应根据需要选用适当的致癌物和致癌途径,并确定其他影响因素或实验条件。

用于诱发实验性肿瘤的动物种类很多,它们因种族不同而对相同致癌因素有不同的反应性。常用的动物以哺乳动物为主,其中啮齿动物的使用最多,应用最广,包括各种大鼠、小鼠、豚鼠等。

（一）诱发方法

诱发性动物肿瘤的诱发方式包括原位诱发和异位诱发。原位诱发是指将致癌物直接与动物靶组织或靶器官接触而诱发该组织或器官发生肿瘤，接触方法可通过涂抹、灌注、喂养或埋置等；异位诱发是将与致癌物接触后的动物组织或器官埋置于该动物或另一正常动物皮下而产生的该组织或器官的肿瘤。异位诱发肿瘤具有易于观察和取材的优点。

放射性物质致瘤方法主要是用放射线照射或局部注射性同位素。

能诱发动物肿瘤的病毒亦很多，例如用小鼠白血病病毒（MLV）、鸡白血病病毒（FLV）和猫白血病病毒（FLV）分别诱发小鼠、鸡和猫白血病；Rous 鸡肉瘤病毒可诱发田鼠、鸡、鸭、鹌鹑、猴和蛇等动物发生肉瘤；猫肉瘤病毒（FSV）可使大鼠、猫、犬和猴发生肉瘤；人腺病毒能诱发小鼠、田鼠发生肉瘤和淋巴瘤。

诱发动物肿瘤的实验应尽量简便可行，有较好的重复性，并利于与人肿瘤比较研究；选择对所用致癌物敏感的方法和种系动物。致癌物的剂量应能保证动物存活率较高、诱发期较短而又可诱发较高频率的肿瘤。

常用的给药基本方法和途径有口服、注入、埋藏和涂抹等方式。

1. 涂抹法　将致癌物涂抹于动物背侧及耳部皮肤，主要用于诱发皮肤肿瘤（如乳头状瘤、鳞癌等）。常用于此法的致癌物有煤焦油、3,4-苯并芘及 20-甲基胆蒽等。

2. 经口给药法　本法是将化学致癌物溶于饮水或以某种方式混合于动物食物中自然喂养或灌喂动物而使之发生肿瘤。食管癌、胃癌、大肠癌等肿瘤常用此方法。

3. 注射法　注射法是将化学致癌物制成溶液或悬浮物，经皮下、肌肉、静脉或体腔等途径注入体内而诱发肿瘤。本法亦常用，其中皮下和静脉注射又最常用。

4. 气管灌注法　常用于诱发肺癌。将颗粒性致癌物制成悬浮液直接注入或用导液管注入动物气管内。多使用金黄地鼠和大鼠为实验动物。

5. 穿线法　适用于将多环芳烃类致癌物直接置于某特定部位或器官，如宫颈、食管和腺胃等。方法是将一定量的致癌物放置于无菌试管内，加热使致癌物升华，吸附于预制的线结上，将含有致癌物的线结穿入靶器官或靶组织而诱发肿瘤。

6. 埋藏法　将致癌物包埋于皮下或其他组织内，或将经致癌物作用过的器官、组织移植于同种或同种系动物皮下进行肿瘤的诱发实验。

（二）常见诱发肿瘤动物模型

1. 肺癌（carcinoma of the lung）　肺癌的诱发模型较多，方法也很成熟。常用方法如下。

（1）二乙基亚硝胺（DEN）诱发小鼠肺癌模型：采用小鼠，每周皮下注射 1% DEN 水溶液 1 次（每剂量为 56 mg/kg 体重，总剂量为 868 mg）。观察时间为 100 天左右。此模型诱发率约 40%。将 DEN 总剂量增到 1 176 mg 时，半年诱发率可达 90% 以上。

（2）乌拉坦诱发肺多发性肿瘤模型：采用 A 系小鼠（1~1.5 月龄），每次每只腹腔注射 10% 乌拉坦生理盐水液 0.1~0.3 ml，间隔 3~5 d，共注射 2~3 个月，每只动物用量共约 100 mg。观察 3 个月，诱发率可达 100%。

（3）气管内灌注致癌物诱发肺癌模型：向气管内注入苯并芘、硫酸铵气溶胶或甲基胆蒽等物质。常用的有① 猴气管内灌注 3,4 -苯并芘与氧化铁的混合液,每周 1 次,共 10 次,可诱发肺鳞状细胞癌;② 大鼠吸入硫酸铵气溶剂可诱发肺腺癌。

2. 鼻咽癌(nasopharyngeal carcinoma)

(1) 二甲基胆蒽(DMC)诱发大鼠鼻咽癌模型:将结晶 DMC 置于锥形塑料管中(可用直径 2~3 mm 硬质塑料管在酒精灯上拉制),使塑料管尖端进入并长期留置鼻咽腔。DMC 循小孔缓慢溢出,至半年以上,取材。诱发率可达 60% 以上。

(2) 二乙基亚硝胺(DEN)滴鼻法诱发大鼠鼻咽癌:用磨平针尖的 8 号针头从前鼻插入大鼠(体重 120 g 左右)鼻咽腔,经注射器灌注 1% 吐温- 80 新配的 33.3% DEN 混悬液 0.02 ml,每周 1 次,共 15~20 次。

3. 食管癌(carcinoma of esophagus)

(1) 甲基苄基亚硝胺(MBNA)诱发大鼠食管癌模型:将 MBNA 溶于饮水中,并掺入饲料中,喂养 Wistar 大鼠(体重 100 g 以上),使之每日摄入量达 0.75~1.5 mg/kg 体重,经 3 个月左右可诱发食管癌。亦可用 0.2% 或 0.005% MBNA 水溶液给大鼠经口灌喂,每天 1 次(1 mg/kg 体重),经 11 个月可使诱发率达 53%。

(2) 二烃黄樟素(dihydrosaforle)诱发大鼠食管癌模型:将二烃黄樟素加入大鼠饲料中(浓度 2 500~10 000 mg/kg)喂养大鼠,诱发率达 20%~75%。

4. 胃癌(carcinoma of the stomach)

(1) 甲基胆蒽(MC)诱发小鼠胃癌模型:用细线打结后,使 MC 加温液化并渗入线结中;小鼠(体重 20 g 左右)腺胃黏膜面穿挂含 MC 的线结。埋线后 4~8 个月可成功地诱发胃癌。MC 的浓度为 0.05~0.1 g 20 -甲基胆蒽内浸入 10~20 根线。

(2) 不对称亚硝胺诱发小鼠胃癌模型:用 0.25 ml/kg 体重的不对称亚硝胺,经 7~8 个月可诱发昆明种小鼠前胃癌。

(3) 甲基亚硝基醋酸尿素诱发大鼠胃癌模型:在 SD 大鼠饮水中按 2 mg/kg 体重加入甲基亚硝基醋酸尿素,每周饮用 5 次,经 520 天可使 100% 大鼠发生腺胃癌。

(4) 金黄地鼠胃癌模型:雄性金黄地鼠口服甲基硝基亚硝基胍(MNNG)(83 μg/ml)4 个月,约 1 年后 30%~40% 的地鼠发生胃腺癌并出现局部转移。亦可用浓度为 91 μg/ml 的乙基硝基亚硝基胍(ENNG)口服喂养雄性金黄地鼠 12 个月,可诱发胃腺癌和十二指肠腺癌。

此外,用 MNNG(125 μg/ml 水溶液)经口给药,亦可使 A/Jms、RP/Jms 等系小鼠诱发胃癌。

(5) 甲基苄基亚硝胺(MBNA)诱发小鼠前胃癌模型:选用 A 系,昆明种或 615 系小鼠,以 40.07% MBAN 水溶液灌胃,每次剂量 0.25 或 1 mg/kg 体重,每天 1 次。第 7~8 个月可诱发出 85%~100% 的前胃鳞状细胞癌。

5. 大肠癌(carcinoma of the large intestine)

(1) 二甲基苄肼(DMH)诱发大肠癌模型:将 DMH 先配成浓度为 4g/L 的溶液,取 100 ml 加入 EDTA 27 mg,用 0.1 mol/L NaOH 将 pH 值调整至 6.5。用上述 DMH 经皮下注射给 4 周龄雄性 Wistar 大鼠,每次剂量 21 mg/kg 体重,每周 1 次,连续 21 周。最后一次给药后 1~4 周处死动物。

(2) 甲基硝基亚硝基胍(MNNG)诱发大鼠大肠癌模型:用 MNNG 给 Wistar 大鼠经直肠灌入,诱发大肠癌。

6. 肝癌(carcinoma of the liver)

(1) 二乙基亚硝胺(DEN)诱发大鼠肝癌模型:用 0.25% DEN 水溶液灌胃(剂量 10 mg/kg 体重),每周 1 次,剩余 6 d 用 0.025% DEN 水溶液放入水瓶中,任其自由饮用。共约 4 个月即可诱发出肝癌,5~6 个月诱癌率达 80% 以上。亦可用 0.005% DEN 的饮水喂养 8 个月诱发肝癌。

(2) 4-二甲基氨基偶氮苯(DAB)诱发大鼠肝癌模型:使用含有 0.06% DAB 的饲料喂养大鼠,同时控制饲料中维生素 B_2 含量(不超过 1.5~2 mg/kg 体重)。经 4~6 个月可诱发成功。

(3) 2-乙酰氨基芴(2AAF)诱发动物肝癌:给成年大鼠含 0.03% 2AAF 的标准饲料,每日每只平均摄入 2~3 mg 2AAF,经 3~4 个月即可诱发成功。此方法可用于诱发小鼠、狗、猫、鸡、兔等动物肝癌。

(4) 亚胺基偶氮甲苯(OAAT)诱发小鼠肝癌:用 1% OAAT 苯溶液涂于动物两肩胛间皮肤上,隔日 1 次,每次 2~3 滴,一般涂 100 次。7 个月以上诱发肝癌率约 55%。亦可用 2.5 mg OAAT 溶于葵花籽油中,给 C3H 小鼠皮下注射,每 10 天 1 次,诱发肝癌。

(5) 黄曲霉素诱发大鼠肝癌:在大鼠饲料中加入黄曲霉素,每日饲料含 0.011~0.015 ppm,喂养 6 个月,肝癌诱发率达 80%。

7. 脑肿瘤(brain tumor)

(1) 乙基亚硝基脲(ENU)诱发大鼠胶质瘤:用 0.5%~1% ENU 按 60 mg/kg 体重给药于 Wistar 大鼠。给药途径有两种,即经孕鼠胎盘给药致其子代鼠成瘤和经新生幼鼠皮下给药致瘤。前者是选用正常妊娠的健康 Wistar 大鼠(体重 340 g 左右),在妊娠晚期(预产期前 7 天)经尾静脉一次性缓慢注射 1% ENU 溶液;后者是选用 3 日龄健康 Wistar 大鼠(体重约 4 g),于肩胛部或腰骶部一次性皮下注射 0.5% ENU 溶液。观察 12 个月,诱发出脑、脊髓胶质瘤。用此方法诱发的胶质瘤在组织学上以混合性少突星形细胞瘤为主,偶伴发肾纤维肉瘤和肺癌。

(2) 甲基胆蒽(MC)诱发小鼠脑肿瘤:藏旭等用含 20% MC 的胆固醇小块埋入 A 系、C3HA 系或昆明种小鼠大脑顶部皮层内,诱发出大脑胶质瘤和纤维肉瘤。

8. 宫颈癌(cervical carcinoma)　用穿线法将附有 0.1 mg MC 的棉纱线结穿入雌性小白鼠的宫颈部,并固定缝线。观察半年左右处死动物,取宫颈组织。

二、 动物自发性肿瘤及移植瘤株

人类肿瘤在实验动物中几乎都能找到相似的肿瘤性疾病。利用高发病率品系动物研究自发性肿瘤性疾病,更能接近人群发病情况,对研究人体肿瘤的防治有重要意义。

动物自发性肿瘤(spontaneous tumors in animals)是指实验动物未经任何有意识的人工处置,在自然情况下所发生的肿瘤。动物自发瘤多发生于近交系动物,随实验动物种属、品系的不同,肿瘤发生类型和发病率有很大差异。其中,小鼠的各种自发性肿瘤在肿瘤发生、发展的研究中具有重要意义。自发性肿瘤模型与诱发性肿瘤模型具有一定差异(如对药物的敏感性是不同的),但大部分自发性肿瘤动物模型是通过人为定向培养而成的,毕竟不同于人类自然发病情况,因此自发性肿瘤模型与诱发性肿瘤模型之间优缺点是相对的。

肿瘤移植实验在肿瘤研究中具有重要作用。动物自发性肿瘤移植瘤株就是将动物自发性肿瘤移植到同系、同种或异种动物体内生长并经传代后,组织学类型稳定,生长特性(包括接种成活率、生长速度、自动消退率、宿主寿命与宿主反应等)已趋稳定;其侵袭和转移的生物学特性,以及对化疗药物的敏感程度均已确定;在同种或异种动物体内继续传代形成的可移植性肿瘤即瘤株。

移植瘤株的稳定性至关重要。为了达到可靠的稳定性,通常需连续传代 15～20 代。但即使已建立的瘤株再传代后,其生物学特性亦可发生一定程度的改变,如形态学上的改变、恶性程度以及转移特性的变化等。

移植瘤的建立方法一般是选择自发瘤或诱发瘤组织块,无菌条件下放入组织研磨皿内,按 1∶3～1∶5 的比例加入灭菌生理盐水,制成瘤细胞悬液。取浓度约为 $10^6 \sim 10^7/ml$ 的细胞悬液 0.2 ml 接种于同系雌性小鼠皮下。如此传代,使其移植成功率、生物学特性等趋于稳定。亦可采用组织块接种法。

腹水瘤的移植方法为直接将抽取的含瘤细胞的腹水(0.1～0.2 ml)接种于受体动物腹腔。

❖ 思考题

1. 试述应用人类疾病动物模型的意义。
2. 人类疾病动物模型应具有哪些特点?
3. 试述人类疾病动物模型的设计原则。
4. 诱发性动物模型产生的主要因素有哪些?
5. 试述影响动物模型质量的因素。
6. 试述裸小鼠的主要特征。

(吴刘成　杨晋娴　王胜洁)

第十章 实验动物学基础实验指导

对实验动物饲养管理人员和兽医技术人员来说,动物不会讲话,不领人情,具有自卫本能,随时存在攻击饲养人员、兽医及实验技术人员的可能性,这无疑给平时的饲养管理、动物实验和兽医工作增添了不少麻烦和风险。所以无论是饲养人员还是动物实验人员或兽医,都必须熟练掌握一些常规的实验动物学基础技术,包括了解不同实验动物环境设施的特点和管理要求,了解实验动物屏障设施的管理规范和技术要领,以便科学合理地养好实验动物,规范熟练地开展动物实验,有效地对患病动物进行检查、诊断和治疗。同时也不会造成动物的应激反应或伤害,也不致给饲养管理和动物实验技术人员自身造成意外的伤害。

实验一 实验动物环境设施观摩

一、目的

参观了解不同实验动物环境设施的组成及配套设备。

二、要求

掌握不同实验动物环境设施的设计原则和管理要求,掌握不同设施日常环境指标要求,增加对各类实验动物设施运行管理规范的感性认识。了解不同类型实验动物饲育器材的特点和要求。

三、材料与仪器设备

普通级实验动物环境设施设备及饲育器材,屏障环境实验动物环境设施设备及饲育器材,无菌隔离器。工作服、鞋套。

四、内容与方法

(一)内容

1. 实验动物设施的类型

(1)实验动物设施按照用途与功能分为实验动物生产设施、实验动物实验设施、实验动物特殊实验设施。

特殊实验设施包括感染动物实验设施(动物生物安全实验室)和应用放射性物质或有害

化学物质等进行动物实验的设施。

（2）实验动物设施按微生物控制程度分为 3 种环境类型：普通环境、屏障环境，隔离环境。

2. 实验动物设施的选址、外环境要求

（1）实验动物设施选址要求

① 应避开自然疫源地。生产设施宜远离可能产生交叉感染的动物饲养场所。

② 宜选在环境空气质量及自然环境条件较好的区域。

③ 宜远离有严重空气污染、振动或噪声干扰的铁路、码头、飞机场、交通要道、工厂、贮仓、堆场等区域。若不能远离上述区域则应建在当地夏季最小频率风向的下风侧。

④ 动物生物安全实验室与生活区的距离应符合 GB 19489 和 GB 50346 的要求。

（2）实验动物外环境要求

① 周围环境应整洁、安静、无污染源。

② 室外应无蚊蝇等昆虫滋生地。

③ 室外无杂草，宜有适当绿化。

④ 室外排水应通畅，雨污分流。

3. 不同类型实验动物设施的布局基本要求

（1）实验动物生产设施是用于实验动物生产的建筑物和设备的总和。

在区域布局中，包括隔离检疫室、缓冲间、风淋室、育种室、扩大群饲育室、生产群饲育室、待发室、清洁物品贮藏室、消毒后室、走廊等。

辅助区包括：仓库、洗刷消毒室、废弃物品存放处理间（设备）、解剖室、密闭式实验动物尸体冷藏存放间（设备）、机械设备室、淋浴室、工作人员休息室、更衣室等。

（2）实验动物使用设施是以研究、试验、教学、生物制品和药品及相关产品生产、检定等为目的而进行实验动物试验的建筑物和设备的总和。

动物实验区包括：缓冲间、风淋室、检疫间、隔离室、操作室、手术室、饲育间、清洁物品贮藏室、消毒后室、走廊。基础级大动物检疫间必须与动物饲养区等分开设置。

辅助区包括：仓库、洗刷消毒室、废弃物品存放处理间（设备）、解剖室、密闭式实验动物尸体冷藏存放间（设备）、机械设备室、淋浴室、工作人员休息室、更衣室等。

4. 实验动物设施建设的总体要求

（1）设施建设应坚固、耐用、经济，有防虫、鼠等野生动物的能力，施工和建筑材料要严格符合设计要求，最好预留可扩大的余地。

（2）设施最好为独立结构，具有各种完整的相应职能区域，做到区域隔离以便满足对各种不同动物品种、品系饲养和保证动物质量的需要。

（3）必要的保证满足设施功能、环境和微生物控制的设备和措施。

（4）保证动物健康，不对周围环境造成污染。确保设施管理人员和设施内工作人员健康与安全。

（5）制定防灾和安全（应急发电、防火、防生物污染等突发事故）应对措施，保证设施正常运转。

5. 不同类型实验动物设施的主要特点

（1）普通环境实验动物设施特点：实验动物的生存环境直接与大气相通，设施内外气体交流有多条空气通道,无空气净化装置;设施内部不采取人、物、动物、气流单向流动的控制措施;构造和功能因饲养动物品种不同而有一定的区别;适用于饲养普通级动物。

(2)屏障环境实验动物设施特点:设施气密性很好,内外气体交换只能通过特定通道进入和排出;设施内部采取人、物、动物、气流单向流动的严格控制措施;配备完善的空气净化系统,屏障内洁净度要求7级;进入屏障的人、动物、饲料、物品及实验器材均要经过严格的微生物控制;设施内的一切饲养、实验活动均按照无菌操作要求;适用于饲养清洁级、SPF级实验动物。

(3)隔离环境:隔离器内是一个几乎完全密闭的空间,室内外气体交换通过送、排风机,进入的空气要经过超高效过滤器过滤,洁净度要求5级;室内处于完全无菌状态,人不和动物直接接触,实行严格的无菌操作;隔离器内温湿度由外界环境决定;进入隔离器内的一切物品均需经过灭菌渡舱(传递舱);适用于饲养无菌动物或悉生动物。

6. 实验动物设施管理要求

(1)按照不同类型环境设施控制好室内环境技术指标,使其符合《实验动物环境及设施》(GB 14925—2010)的要求。

(2)严格执行清洁卫生制度,及时清除动物垫料、排泄物和维持设施内环境的清洁卫生。

(3)根据饲养密度、动物种类及活动状况,合理调整笼具摆放位置,合理设置换气次数。

(4)做好空调、通风系统机械设备的常规保养和维护,保证设施正常运转。

(5)严格控制人员进出。人员进出实验动物设施,必须经过培训并得到批准。

(6)建立健全各类管理制度和标准作业程序,确保日常管理记录的及时、完整。

（二）方法

1. 指导老师讲解;

2. 指导老师现场提问,学生作答;

3. 学生提问,老师解答;

4. 各岗位工作人员协助饲养管理或实验操作示范。

五、作业

实验动物环境设施观摩与体会。

实验二 人员、动物及物品进出实验动物屏障设施的实践操作

一、目的

了解实验动物屏障环境设施的组成、配套设备及特点,了解实验动物屏障环境设施的气流组织及压差控制梯度要求。

二、 要求

掌握人员进出实验动物屏障设施的具体流程、步骤,空气净化的具体要求及设备使用方法;掌握动物、物品传递的步骤,传递过程中的具体要求及设备使用方法;掌握渡槽、传递窗的使用方法;掌握实验动物屏障环境设施的管理要点。

三、 材料与仪器设备

实验动物屏障环境设施;无菌工作服、泡手桶、消毒液、动物包装盒、预处理后的垫料。

四、 内容与方法

(一)内容

1. 实验动物屏障环境设施的组成及结构特点

屏障环境设施是气密性很好的实验动物饲养或动物实验环境设施,设施内外空气交流只能通过特定的通道进入和排出。进入屏障的所有人、动物、饲料、水、物品及各类实验器材均需经过严格的微生物控制。进入的空气需经过初效、中效、高效甚至超高效过滤,过滤按屏障环境防止污染的要求不同而略有差别。屏障环境内通常设有供清洁物品和已使用物品流通的清洁走廊与次清洁走廊。空气、人、物品、动物的走向采用单向流通路线。利用空调送风系统形成清洁走廊→动物饲养室或动物实验室→污物走廊→室外的静压差梯度,以防止空气逆向形成的污染。屏障内人和动物尽量减少直接接触。工作人员要走专门通道,工作时应戴消毒手套,穿着灭菌工作服等防护用品。

2. 实验动物屏障环境设施的配套设备

(1)清洗、消毒灭菌设备:包括自动洗笼器、流动水槽、消毒槽、高压灭菌器、空气压缩机、干燥架、装瓶机、超声波清洗机、洗衣机等。

(2)机械设备:包括锅炉、风机、空调机、净化水装置、变配电设备、监控系统等。

(3)实验动物的饲养繁育器材:主要有笼具、笼架、给水器、给料器、搬运车等。

(4)动物实验设备:包括外科手术器械和仪器、X光机、解剖显微镜、心电图仪、呼吸机、小动物活体成像仪、小动物行为学设备等。必要时应按不同实验目的配置各种实验室及其相关设备。

3. 实验动物屏障环境设施的气流组织及压差梯度控制要求

实验动物屏障环境设施的气流组织是通过设置的进风口、出风口完成的,不同设置不仅决定了气流是平流还是涡流,而且决定了室内有效气体交换率,气流分布的均匀性。通常室内进出风口采用顶送侧回的方式。

实验动物设施中,气流流动方向是从高清洁区向低清洁区。这种方向的形成要通过形成气体压力梯度(一般是清洁走廊→动物饲养室或动物实验室→污物走廊→室外的静压差梯度)来控制。要防止非洁净区对相对洁净区的可能污染,设施外对设施内的污染,需采用正压控制,要防止危害程度高的气溶胶对其他相对低危害区及设施外的污染,要采用负压控制。无论正压、负压都是在密封性能保证情况下送风多于排风(正压梯度)或排风多于送风(负压梯度)而实现的。

实验动物环境及设施国家标准中规定净化区域送、排风方式为乱流式：即顶送风，四角排风。这种送排风方式是参照了国际上比较成熟的屏障系统建设经验，结合我国国情而设定的。实践证明，效果是良好的，但控制微生物污染问题仍然是屏障系统环境设施面临的难题之一。乱流式屏障设施是指经高效过滤的气流以不均匀的速度、不平行的流动，一部分气流在室内循环流动，产生回流及涡流。单向流气流方式是室内气流处于单方向流动，气流以均匀的截面速度，沿着平行线以单一方向在室内截面通过，气流不产生涡流。如果能在乱流动物室增加一道屏障，将乱流气流方式人为改变为单向流，这样，可以保留单向流控制污染，能较好地保持屏障系统动物室内良好的饲育环境。

4. 无菌工作服的正确穿戴方法

手消毒后，戴一次性口罩，穿无菌的连体工作服，用头罩将所有头发以及胡须等相关部位全部遮盖，必要时戴防护目镜。穿经灭菌或消毒的脚套，裤腿应塞进脚套内，袖口应塞进手套内。工作服应为灭菌的连体工作服，不脱落纤维或微粒，并能滞留身体散发的微粒。最后戴经灭菌且无颗粒物（如滑石粉）散发的橡胶或塑料手套。

5. 人员进出的程序和步骤

以某单位屏障环境动物实验设施（图 10 - 1）为例。

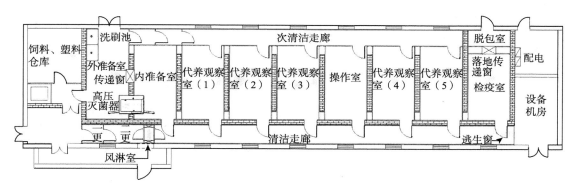

图 10 - 1　某设施屏障环境动物实验设施平面图

（1）人员在入口处换鞋或者穿戴鞋套进入屏障设施公共区域并登记。

（2）进入洁净区，按以下流程操作：脱鞋进入一更→脱衣→手消毒→进入二更→穿隔离服→风淋→进入洁净区（清洁走廊、内准备室、代养观察室、操作室等）。

（3）实验或饲养完毕后，每次经由固定的操作室到次清洁走廊出屏障系统，口罩手套丢弃入规定垃圾桶。

（4）进入一更换衣。

6. 动物传递的程序和步骤

（1）动物传入屏障设施

① 传入的动物应来自具实验动物生产许可证的单位并附有质量合格证和近期质量检测报告。

② 检查外包装是否完好，如有破损不得进入。

③ 外包装表面用 70% 酒精或 0.2% 新洁尔灭喷雾消毒，注意底面消毒。

④ 打开传递窗或缓冲间（大量动物）外侧门，错落摆放包装盒后关闭。

⑤ 开启传递窗或缓冲间紫外灯约 20 分钟。

⑥ 屏障内人员准备好笼具,在传递窗或缓冲间内打开包装盒,用无菌镊将动物取出,不可将包装盒放入屏障内。

(2) 动物传出屏障设施

① 包装盒或运输盒应经高压灭菌消毒进入屏障环境,检查滤膜是否完好。

② 在动物待发室包装,注意密封包装。标注动物品系、性别、数量、级别等信息。

③ 经待发室传递窗传出。

7. 物品进出的程序和步骤

(1) 物品传入屏障设施

① 笼盒、水瓶等浸泡后充分洗净,放在大小适当的容器中,放入双扉灭菌锅,设置灭菌条件(121℃ 20 分钟),做好记录。灭菌结束后,从洁净区中取出存放到洁存室,1 周内使用。

② 辐照饲料、实验器材于传递窗内经 70％酒精或 0.2％新洁尔灭喷雾或经过装有消毒液的渡槽,紫外照射 30 分钟后进入。

③ 垫料使用时应清除其中的杂物,装入专用布袋放入双扉灭菌锅,设置灭菌条件(132℃ 4 分钟,干燥时间 15～20 分钟),做好记录。从洁净区中取出存放到洁存室,1 周内使用。

④ 大型物品充分清洁后先用消毒液擦拭,推入缓冲间,2％戊二醛喷雾,密闭 12 小时后紫外照射 30 分钟,进入洁净区域。

(2) 物品传出屏障设施

更换的笼盒、水瓶由次清洁走廊传出到清洗消毒室分类处理。

8. 设施内环境指标控制要求

屏障设施内实验动物环境技术指标见表 10-1(按 GB 14925—2010 中规定)。

表 10-1 实验动物屏障设施内环境技术指标

项 目		指 标
		小鼠、大鼠
温度/℃		20～26
最大日温差/℃		≤4
相对湿度/％		40～70
最小换气次数/(次/h)		≥15
动物笼具处气流速度/(m/s)		≤0.20
相通区域最小静压差/Pa		≥10
空气洁净度/级		7
沉降菌最大平均浓度/(CFU/0.5h·Φ90mm 平皿)		≤3
氨浓度/(mg/m³)		≤14
噪声/dB(A)		≤60
照度/(lx)	最低工作照度	≥200
	动物照度	15～20
昼夜明暗交替时间/h		12/12 或 10/14

9. 设施内实验动物饲养和动物实验注意事项

（1）实验动物饲养注意事项

① 实验动物饲养人员应取得相应的培训记录卡或参加过实验动物中心组织的内部培训。

② 饲养室内的所有物品均应轻拿轻放，不得人为制造噪声。

③ 除规定的更换垫料日之外，不管何时，只要发现盒内因水漏水或动物死亡等原因造成垫料脏、湿等情况，均应及时更换干净的饲养盒。

④ 每周应将天花板、墙壁用消毒剂刷擦 1 次、空气喷雾 2 次。

⑤ 外单位人员及笼器具一律禁止进入饲养室及外围区域。

⑥ 饲养区内的消毒方式、程序以及动物的断奶、分窝按照标准操作规程实施，并做详细记载。各种记录资料应完整、准确。

（2）动物实验注意事项

① 动物实验人员应取得相应的培训记录卡或参加过实验动物中心组织的内部培训。

② 动物实验方案要经过动物实验伦理审查，动物实验过程遵守动物实验操作规范，保证动物福利。

③ 动物实验过程中出现的突发状况要及时处理，并做详细记载。

④ 动物实验相关的各种记录资料应完整、准确。

（二）方法

1. 指导老师讲解；

2. 指导老师示范；

3. 学生模拟操作。

五、作业

人员、动物及物品进出实验动物屏障环境设施实践报告。

实验三　实验动物抓取保定与编号标记方法

一、目的

学习小鼠、大鼠、豚鼠和兔、犬等实验动物的正确捕捉、抓取与保定方法以及编号标记方法。

二、要求

抓取保定动物前，必须对各种动物的一般习性有所了解，在进行过程中，既要小心仔细，不能粗暴，又要大胆敏捷。既要防止动物对人员的伤害，又要防止对动物的伤害，确实达到抓住和保定动物的目的。掌握不同动物的分组、编号标记方法。

三、 材料与仪器设备

动物:小鼠、大鼠、豚鼠、兔、狗;

药品:苦味酸饱和溶液,0.5%中性红或一品红溶液,煤焦油酒精溶液,消毒用碘酒或酒精;

器材:剪刀、镊子、耳号钳、记号笔、毛笔,各种动物固定器。

四、 方法

(一)抓取与保定

1. 小鼠

小鼠一般不会咬人,但抓取时要轻、缓。先用右手抓住鼠尾提起,放在实验台上,在其向前爬行时,用左手的拇指和食指抓住小鼠的两耳和头颈部皮肤(图10-2),然后将鼠置于左手手心中,把后肢拉直,用左手的无名指及小指按住尾巴和后肢,前肢可用中指固定,完全固定好后松开右手。对操作熟练者可采用左手一手抓取法。根据实验需要可将小鼠固定在手中,也可将小鼠固定在特定固定器内或小鼠固定板上。

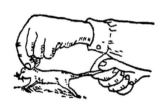 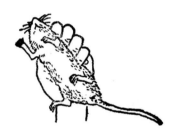

图10-2　小鼠抓取　　　　　　　图10-3　大鼠保定

2. 大鼠

大鼠的牙齿很尖锐,初次抓取大鼠者可戴厚帆布手套,不要突然袭击式地去抓大鼠,抓取时右手慢慢伸向大鼠尾巴,尽量向尾根部靠近,抓住其尾巴后提起,置于实验台上,右手轻轻抓住尾巴向后拉,左手抓紧鼠两耳和头颈部的皮肤,并将鼠固定在左手中(图10-3)。也可将大鼠固定在大鼠固定器或大鼠固定板上。

3. 豚鼠和兔

豚鼠和兔不会咬人,抓取时应注意采用正确的方法,防止对动物的损伤或被兔抓伤。图10-4是豚鼠抓取和保定方法,图10-5是兔的抓取和保定方法。

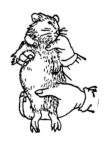 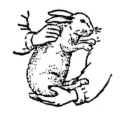 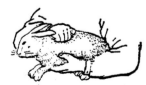

图10-4　豚鼠抓取和保定　　　　　　图10-5　兔抓取和保定

4. 犬

犬易与饲养人员亲近,可由饲养人员直接抓取。右手抓住犬的右前肢,左手抓住左前肢,并搂住犬的颈和肩部,将犬抱到固定台上进行固定。对较温驯的犬可抚摸、驯服后,抓取固定之。对有露齿、咆哮、鬃发竖立表现的犬,可待其安静下来再抓取,或用钳式捕犬夹,先将其确实固定抓出笼后,将犬嘴捆绑好,抓到保定台上保定。捆扎犬嘴的方法是,用粗棉带从下颌绕到上颌打一个结,再绕向下颌再打一个结,最后,将棉带牵引到头后,在颈背打活结扎好。也可将棉带横放到犬嘴里,从两嘴角处(将嘴扒开)拉出,绕到下颌打一个结,再绕到上颌打一个活结扎好即可(图 10 - 6)。

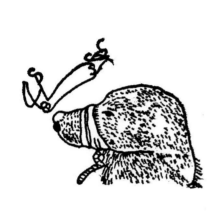

图 10 - 6　犬嘴捆绑保定的方法

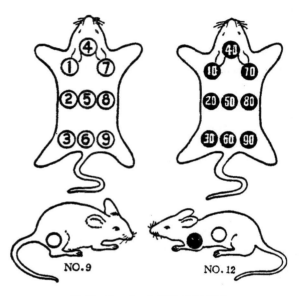

图 10 - 7　大、小鼠染色标记法

(二) 编号标记方法

1. 个体染色标记法

用毛笔将苦味酸或中性红涂在动物的不同部位,各个部位所表示的号码如图 10 - 7 所示。用黄色表示个位数,红色表示十位数。此方法适用短期实验的大、小鼠。

2. 个体耳号标记法

用耳号钳耳上打洞或用剪刀在耳边缘上剪缺口,左耳为十位右耳为个位,所表示的号码如图 10 - 8 所示。

3. 个体断趾标记法

新生仔可根据前肢 4 趾,后肢 5 趾的切断位置来标记,后肢从左到右表示 1～10 号,前肢从左到右表示 20～90 号,11～19用切断后肢最右趾加后肢其他相应的 1～9 号来表示。切断趾时,应切断其 1 段趾骨,不能只断趾尖,以防伤口痊愈后辨别不清。

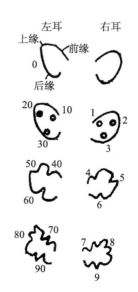

图 10 - 8　小鼠耳号标记法

215

实验四　常用实验动物性别及年龄鉴定

一、目的

掌握常用实验动物性别的鉴定及年龄的大致判断方法。

二、要求

掌握常用实验动物性别鉴定的方法要领,尤其是性成熟前实验动物的性别鉴定,能够较为准确地判断常用实验动物的大致年龄。

三、材料

小鼠、大鼠、豚鼠、兔、犬。

四、内容与方法

（一）性别鉴定

性成熟动物的性别鉴定比较简单,通过观察外生殖器的形态、位置很易区分,外生殖器特征明显。一般情况下,哺乳类动物性别依据动物的肛门与外生殖器(阴茎或阴道)之间的距离加以区分,雄性要比雌性的距离更长。性成熟后,雄性动物睾丸降落阴囊,外观可见。

但性成熟前的啮齿类动物和新生仔兔的性别较难识别。需要通过以下方法识别:

1. 啮齿目

大鼠、小鼠、沙鼠可用肛门生殖器间距离加以区分。成年大、小鼠性别极易区别。雌性生殖器与肛门之间有一无毛小沟,距离较近。雄性可见明显的阴囊,生殖器突起较雌鼠大,肛门和生殖器之间长毛。幼年鼠则主要靠肛门与生殖器的距离远近来判别,近的为雌性,远的为雄性。但这种方法对豚鼠和地鼠则用处不大。豚鼠和地鼠用手压迫会阴部,雄性豚鼠和地鼠有阴茎突起,雌鼠则无,但可见阴道口呈"V"形。

另一种方法:可以通过乳头的出现来区分大、小鼠性别。雌性小鼠2~13日龄可见乳头的出现。雌性大鼠3日龄就可见乳头,12到15日龄更明显,此后两种鼠的乳头就被被毛遮掩。对于成年豚鼠,在其肛门-生殖器部位之前施加轻微压力便可使阴茎伸出。雌性豚鼠有阴道关闭膜(一种除了发情和分娩外,关闭阴道口的细胞结构),用拇指和食指压迫生殖脊两侧使其上面部位轻轻张开,则该膜能暴露出来。当放松时,此膜可在肛门和尿道之间形成浅"U"形皱褶。

2. 兔形目

与豚鼠区分方法基本相同。对初生仔兔及开眼仔兔,可观察其阴部孔洞形状和距离肛门远近:孔洞扁形、大小与肛门相同,距肛门近者为雌性;孔洞圆形而略小于肛门,距肛门远者为雄性。对幼兔,可用右手抓住兔的颈背部皮肤,左手以食、中指夹住尾巴,大拇指轻轻向上推开生殖器,局部呈"O"形,下为圆柱体者是公兔;局部呈"V"形,下端裂缝延至肛门者为母兔。

(二) 年龄鉴定

1. 小鼠

(1) 根据形态鉴定日龄　小鼠出生后不同日龄的外观形态特征见表 10 - 2。

表 10 - 2　小鼠出生后不同日龄的外观形态特征

日龄/d	外观形态特征
1	仔鼠裸体鲜红
3	耳壳露出表皮
4	脐带疤痕脱落
5	能翻身
8	能爬行
10	能听到声音
9～11	全身被白毛,门齿长出
13～15	眼皮张开,能跳跃,能抓取东西
18 以后	能自行采食,独立生活

(2) 根据体重鉴定日龄　小鼠出生后体重与日龄相关,不同品系间有一定差异。以 KM 小鼠为例,不同日龄小鼠体重见表 10 - 3。

表 10 - 3　不同日龄的 KM 小鼠体重

日龄/d	初生	5	10	15	20	25	30
体重/g	1.8	4.0	6.0	11.0	15.0	21.0	21.0

2. 大鼠

18 日龄以前大鼠的形态特征与小鼠基本一致,可根据形态特征来判断年龄。在无可靠记录资料的情况下,可根据体重来判断大致日龄。普通级 SD 大鼠不同日龄体重见表 10 - 4。需要指出的是,同一品系大鼠的生长发育受窝产仔数、雌鼠哺乳能力、饲料营养水平、管理水平以及个体差异等多种因素的制约,年龄与体重的关系不是绝对的。

表 10 - 4　不同日龄 SD 大鼠体重

日龄/d	初生	10	20	30	40	50	60	70	80
体重/g	6～7	17～25	35～50	55～90	100～150	150～210	170～240	210～270	240～320

注:1 月龄后,雄鼠取上限,雌鼠取下限

3. 豚鼠

一般老年豚鼠牙齿和趾爪长,被毛稀疏无光泽,眼神呆滞,行动迟缓。而年轻豚鼠牙齿短白,爪短软,眼睛圆亮,行动敏捷,被毛有光泽且紧贴身体。同样,也可根据体重来推断大致年龄(表 10-5)。同日龄豚鼠,雌性体重略高于雄性。与大鼠一样,其体重受多种因素的制约。实验对年龄要求比较严格时,必须由卡片记录提供准确年龄。

表 10-5　豚鼠的体重与年龄的关系

日龄/d	初生	7	20	30	60	90	120	180
体重/g	60~80	100~120	150~200	170~220	240~300	330~400	400~470	520~600

4. 家兔

家兔的门齿和爪随年龄增长而增长,是年龄鉴别的重要标志。青年兔门齿洁白,短小,排列整齐;老年兔门齿暗黄,厚而长,排列不整齐,有时破损。白色家兔趾小,基本呈红色,尖端呈白色。1 岁家兔红色与白色长度相等;1 岁以下,红多于白;1 岁以上,白多于红。还可根据趾爪的长度与弯曲度来区别。青年兔趾爪较短,直平,隐在脚毛中,随年龄的增长,趾爪露出于脚毛之外,而且爪尖钩曲。另外,家兔皮薄而紧,眼神明亮,行动活泼的为青年兔;皮厚而松,眼神颓废,行动迟缓的为老年兔。

5. 犬

犬的年龄主要以牙齿的生长情况、磨损程度、外形颜色等情况综合判定。成年犬有42 颗牙齿。齿式 2(门 3/3,犬 1/1,前白 4/4,白 2/3)=42。仔犬在出生后十几天即开始生出乳齿,两个月以后开始由门齿—犬齿—白齿顺序逐渐更换为恒齿,8~10 个月齿换齐。但犬齿需要 1 岁半以后才能长坚实。饲养场饲养的品种犬,可以根据记录,明确了解年龄,而收购的杂种犬就无法知道确切年龄。实际中,可根据犬齿更换和磨损情况,估计犬的年龄(表 10-6)。

表 10-6　不同年龄犬齿更换和磨损情况

年　龄	犬齿更换和磨损情况
2 个月以下	仅有乳齿(白、细、尖)
2~4 个月	更换门齿
4~6 个月	更换犬齿(白,牙尖圆钝)
6~10 个月	更换白齿
1 岁	牙长齐,洁白光亮。门齿有尖突
2 岁	下门齿尖突部分磨平
3 岁	上下门齿尖突大部分磨平
4~5 岁	上下门齿开始磨损呈微斜面,并发黄
6~8 岁	门齿磨成齿根,犬齿发黄、磨损
9~10 岁	唇部、胡须发白
10 岁以上	门齿磨损,犬齿不齐全,牙根黄,唇边胡须全白

实验五　实验动物健康的观察与评价

动物健康观察与评价是值班兽医、饲养人员和动物实验人员日常工作的重要内容之一。每日定时进入动物房,在安静状态下,对动物的群体进行观察,对可疑动物用镊子或捕捉网具捉住动物进行个体检查。

一、目的

通过本实验学习掌握观察的方法、内容,并能对动物健康状况的评价。

二、要求

掌握对动物是否健康的观察、判断要领。

三、内容和方法

1. 外观形态观察

观察安静状态下的动物的神态、动作、被毛状态、饮食、排泄是否正常。健康动物体质健硕,双眼有神,动作敏捷,五官干净整洁,饮食、排泄正常。观察有无以下异常表现或症状:精神萎靡不振、敏感性增高、运动失调、被毛粗乱、被毛如油污涂布,皮肤有无创伤、丘疹、水泡、溃疡、脱水皱缩,头部、颈部、背部有无肿块,四肢关节有无肿胀,尾部有无肿胀、溃疡、坏疽、缺毛瘢痕,鼻孔有无渗出物阻塞、喷嚏、呼吸困难,眼部有无渗出物、结膜炎,口部有无流涎、张口困难,排出粪便的含水量、颜色、排粪次数、粪便数量、粪便中有无未消化谷粒、黏液、血液、寄生虫虫体,排尿的次数、每次尿量及颜色等。

2. 个体检查

通过触摸背部、臀部、腿部肌肉,判定动物的营养状况;仔细检查皮肤的弹性,有无缺毛瘢痕和外寄生虫;兔子要检查耳部有无耳螨;肛门皮肤及被毛有无被稀粪污染;眼部有无角膜炎、晶状体浑浊、瞳孔形状变化和色素沉着等。用开口器具打开口腔,观察黏膜有无出血、糜烂、溃疡、假膜、炎症;轻轻压迫喉头与气管能否引起咳嗽;触诊腹腔有无疼痛反射、较大肿块;应用体温表检查动物的体温。

3. 采食和饮水

在大群实验动物中发现患病动物的最好时机就是投放饲料的瞬间,健康动物常踊跃抢食,而患病动物往往独立于一侧,厌食甚至拒食。饮水时健康动物一般适度喝水,但腹泻动物常饮水量大增;食欲与饮欲俱增应怀疑是否为糖尿病。发现拒食的动物立即剔出,做进一步的检查。

4. 临床检验、检查

必要时做进一步的临床检验、检查,包括:血常规、血液生化、尿液生化、影像学检查、病理学检验等。

四、 观察记录

表 10-7 实验动物健康观察与评价表

动物种类：

检查项目		检查情况记录	其他项目	
外观形态	神态、步态、动作		体温	
	皮肤、被毛情况		呼吸	
	采食、排泄情况		打斗	
触诊观察	骨骼、肌肉状态		心率	
	体表寄生虫(耳、腋下、足趾等)		叩诊	
	五官黏膜情况			

（王　旭　胡安康）

附　录

附录一　实验动物管理条例

中华人民共和国
国家科学技术委员会令

第 2 号

《实验动物管理条例》已于一九八八年十月三十一日经国务院批准,现予发布施行。

主任　宋　健

一九八八年十一月十四日

实验动物管理条例

第一章　总　则

第一条　为了加强实验动物的管理工作,保证实验动物质量,适应科学研究、经济建设和社会发展的需要,制定本条例。

第二条　本条例所称实验动物,是指经人工饲育,对其携带的微生物实行控制,遗传背景明确或者来源清楚的,用于科学研究、教学、生产、检定以及其他科学实验的动物。

第三条　本条例适用于从事实验动物的研究、保种、饲育、供应、应用、管理和监督的单位和个人。

第四条　实验动物的管理,应当遵循统一规划、合理分工,有利于促进实验动物科学研究和应用的原则。

第五条　国家科学技术委员会主管全国实验动物工作。

省、自治区、直辖市科学技术委员会主管本地区的实验动物工作。

国务院各有关部门负责管理本部门的实验动物工作。

第六条 国家实行实验动物的质量监督和质量合格认证制度。具体办法由国家科学技术委会另行制定。

第七条 实验动物遗传学、微生物学、营养学和饲育环境等方面的国家标准由国家技术监督局制定。

第二章 实验动物的饲育管理

第八条 从事实验动物饲育工作的单位,必须根据遗传学、微生物学、营养学和饲育环境方面的标准,定期对实验动物进行质量监测。各项作业过程和监测数据应有完整、准确的记录,并建立统计报告制度。

第九条 实验动物的饲育室、实验室应设在不同区域,并进行严格隔离。

实验动物饲育室、实验室要有科学的管理制度和操作规程。

第十条 实验动物的保种、饲育应采用国内或国外认可的品种、品系,并持有效的合格证书。

第十一条 实验动物必须按照不同来源,不同品种、品系和不同的实验目的,分开饲养。

第十二条 实验动物分为四级:一级,普通动物;二级,清洁动物;三级,无特定病原体动物;四级,无菌动物。

对不同等级的实验动物,应当按照相应的微生物控制标准进行管理。

第十三条 实验动物必须饲喂质量合格的全价饲料。霉烂、变质、虫蛀、污染的饲料,不得用于饲喂实验动物。直接用作饲料的蔬菜、水果等,要经过清洗消毒,并保持新鲜。

第十四条 一级实验动物的饮水,应当符合城市生活饮水的卫生标准。二、三、四级实验动物的饮水,应当符合城市生活饮水的卫生标准并经灭菌处理。

第十五条 实验动物的垫料应当按照不同等级实验动物的需要,进行相应处理,达到清洁、干燥、吸水、无毒、无虫、无感染源、无污染。

第三章 实验动物的检疫和传染病控制

第十六条 对引入的实验动物,必须进行隔离检疫。

为补充种源或开发新品种而捕捉的野生动物,必须在当地进行隔离检疫,并取得动物检疫部门出具的证明。野生动物运抵实验动物处所,需经再次检疫,方可进入实验动物饲育室。

第十七条 对必须进行预防接种的实验动物,应当根据实验要求或者按照《家畜家禽防疫条例》的有关规定,进行预防接种,但用作生物制品原料的实验动物除外。

第十八条 实验动物患病死亡的,应当及时查明原因,妥善处理,并记录在案。

实验动物患有传染性疾病的,必须立即视情况分别予以销毁或者隔离治疗。对可能被传染的实验动物,进行紧急预防接种,对饲育室内外可能被污染的区域采取严格消毒措施,并报告上级实验动物管理部门和当地动物检疫、卫生防疫单位,采取紧急预防措施,防止疫病蔓延。

第四章 实验动物的应用

第十九条 应用实验动物应当根据不同的实验目的,选用相应的合格实验动物。申报科研课题和鉴定科研成果,应当把应用合格实验动物作为基本条件。应用不合格实验动物取得的检定或者安全评价结果无效,所生产的制品不得使用。

第二十条　供应用的实验动物应当具备下列完整的资料:

(一)品种、品系及亚系的确切名称;

(二)遗传背景或其来源;

(三)微生物检测状况;

(四)合格证书;

(五)饲育单位负责人签名。

无上述资料的实验动物不得应用。

第二十一条　实验动物的运输工作应当有专人负责。实验动物的装运工具应当安全、可靠。不得将不同品种、品系或者不同等级的实验动物混合装运。

第五章　实验动物的进口与出口管理

第二十二条　从国外进口作为原种的实验动物,应附有饲育单位负责人签发的品系和亚系名称以及遗传和微生物状况等资料。

无上述资料的实验动物不得进口和应用。

第二十三条　实验动物工作单位从国外进口实验动物原种,必须向国家科学技术委员会指定的保种、育种质量监控单位登记。

第二十四条　出口实验动物,必须报国家科学技术委员会审批。经批准后,方可办理出口手续。

出口应用国家重点保护的野生动物物种开发的实验动物,必须按照国家的有关规定,取得出口许可证后,方可办理出口手续。

第二十五条　进口、出口实验动物的检疫工作,按照《中华人民共和国进出口动植物检疫条例》的规定办理。

第六章　从事实验动物工作的人员

第二十六条　实验动物工作单位应当根据需要,配备科技人员和经过专业培训的饲育人员。各类人员都要遵守实验动物饲育管理的各项制度,熟悉、掌握操作规程。

第二十七条　地方各级实验动物工作的主管部门,对从事实验动物工作的各类人员,应当逐步实行资格认可制度。

第二十八条　实验动物工作单位对直接接触实验动物的工作人员,必须定期组织体格检查。对患有传染性疾病,不宜承担所做工作的人员,应当及时调换工作。

第二十九条　从事实验动物工作的人员对实验动物必须爱护,不得戏弄或虐待。

第七章　奖励与处罚

第三十条　对长期从事实验动物饲育管理,取得显著成绩的单位或者个人,由管理实验动物工作的部门给予表彰或奖励。

第三十一条　对违反本条例规定的单位,由管理实验动物工作的部门视情节轻重,分别给予警告、限期改进、责令关闭的行政处罚。

第三十二条 对违反本条例规定的有关工作人员,由其所在单位视情节轻重,根据国家有关规定,给予行政处分。

第八章 附 则

第三十三条 省、自治区、直辖市人民政府和国务院有关部门,可以根据本条例,结合具体情况,制定实施办法。

军队系统的实验动物管理工作参照本条例执行。

第三十四条 本条例由国家科学技术委员会负责解释。

第三十五条 本条例自发布之日起施行。

附录二 实验动物微生物学质量控制标准

表 1 小鼠、大鼠病原菌检测项目

动物等级			病原菌	动物种类	
				小鼠	大鼠
无菌动物	无特定病原体动物	清洁动物	沙门菌 *Salmonella* spp.	●	●
			假结核耶尔森菌 *Yersinia pseudotuberculosis*	○	○
			小肠结肠炎耶尔森菌 *Yersinia enterocolitica*	○	○
			皮肤病原真菌 Pathogenic demal fungi	○	○
			念珠状链杆菌 *Streptobacillus moniliformis*	○	○
			支气管鲍特杆菌 *Bordetella bronchiseptica*		●
			支原体 *Mycoplasma* spp.	●	●
			鼠棒状杆菌 *Corynebacterium kutscheri*	●	●
			泰泽病原体 Tyzzer's organism	●	●
			大肠杆菌 0115a, C, K(B) *Escherichia coli* 0115 a, C, K(B)	○	
			嗜肺巴斯德杆菌 *Pasteurella pneumotropica*	●	●
			肺炎克雷伯杆菌 *Klebsiella pneumoniae*	●	●
			金黄色葡萄球菌 *Staphylococcus aureus*	●	●
			肺炎链球菌 *Streptococcus pneumoniae*	○	○
			乙型溶血性链珠菌 β-hemolytic streptococcus	○	○
			绿脓杆菌 *Pseudomonas aeruginosa*	●	●
			无任何可查到的细菌	●	●

注: ● 必须检测项目,要求阴性;○ 必要时检查项目,要求阴性

表2　豚鼠、地鼠、兔病原菌检测项目

动物等级				病原菌	动物种类		
					豚鼠	地鼠	兔
无菌动物	无特定病原体动物	清洁动物	普通动物	沙门菌 *Salmonella* spp.	●	●	●
				假结核耶尔森菌 *Yersinia pseudotuberculosis*	○	○	○
				小肠结肠炎耶尔森菌 *Yersinia enterocolitica*	○	○	○
				皮肤病原真菌 Pathogenic demal fungi	○	○	○
				念珠状链杆菌 *Streptobacillus moniliformis*	○	○	○
				多杀巴斯德杆菌 *Pasteurella multocida*	●	●	●
				支气管鲍特杆菌 *Bordetella bronchiseptica*	●	●	●
				泰泽病原体 Tyzzer's organism	●	●	●
				嗜肺巴斯德杆菌 *Pasteurella pneumotropica*	●	●	●
				肺炎克雷伯杆菌 *Klebsiella pneumoniae*	●	●	●
				金黄色葡萄球菌 *Staphylococcus aureus*	●	●	●
				肺炎链球菌 *Streptococcus pneumoniae*	○	○	○
				乙型溶血性链珠菌 β-hemolytic streptococcus	●	○	○
				绿脓杆菌 *Pseudomonas aeruginosa*	●	●	●
				无任何可查到的细菌	●	●	●

注: ● 必须检测项目，要求阴性；○ 必要时检查项目，要求阴性

表3　犬、猴病原菌检测项目

动物等级		病原菌	动物种类	
			犬	猴
无特定病原体动物	普通动物	沙门菌 *Salmonella* spp.	●	●
		皮肤病原真菌 Pathogenic demal fungi	●	
		布鲁杆菌 *Brucella* spp.	●	
		钩端螺旋体 *Leptospira* spp.	△	
		志贺菌 *Shigella* spp.		●
		结核分枝杆菌 *Mycobacterium tuberculosis*		●
		钩端螺旋体[1] *Leptospira* spp.	●	
		小肠结肠炎耶尔森菌 *Yersinia enterocolitica*	○	○
		空肠弯曲杆菌 *Campylobacter jejuni*	○	○

注: ● 必须检测项目，要求阴性；○ 必要时检查项目，要求阴性；△ 必要时检测项目，可以免疫
1) 不能免疫，要求阴性

表4　小鼠、大鼠病毒检测项目

动物等级			病毒	小鼠	大鼠
无菌动物	无特定病原体动物	清洁动物	淋巴细胞脉络丛脑膜炎病毒 lymphocytic choriomeningitis virus (LCMV)	○	
			汉坦病毒 hantavirus (HV)	○	●
			鼠痘病毒 ectromelia virus (Ect.)	●	
			小鼠肝炎病毒 mouse hepatitis virus (MHV)	●	
			仙台病毒 sendai virus (SV)	●	●
			小鼠肺炎病毒 pneumonia virus of mice (PVM)	●	●
			呼肠孤病毒Ⅲ型 reovirus type Ⅲ (Rco-3)	●	●
			小鼠细小病毒 minute virus of mice (MVM)	●	
			小鼠脑脊髓炎病毒 Theiler's murine encephalomyelitis virus (TMEV)	○	
			小鼠腺病毒 mouse adenovirus (MAd)	○	
			多瘤病毒 polyoma virus (POLY)	○	
			大鼠细小病毒RV株 rat parvovirus (KRV)		●
			大鼠细小病毒H-1株 rat parvovirus (H-1)		●
			大鼠冠状病毒/大鼠涎泪腺炎病毒 rat coronavirus (RCV) / sialodacryoadenitis virus (SDAV)		●
			无任何可查到的细菌	●	●

注：● 必须检测项目，要求阴性；○ 必要时检查项目，要求阴性

表5　豚鼠、地鼠、兔病毒检测项目

动物等级			病毒	豚鼠	地鼠	兔
无菌动物	无特定病原体动物	清洁动物 / 普通动物	淋巴细胞脉络丛脑膜炎病毒 lymphocytic choriomeningitis virus (LCMV)	●	●	
			兔出血症病毒 rabbit hemorrhagic disease virus (RHDV)			▲
			仙台病毒 sendai virus (SV)	●	●	
			兔出血症病毒[1] rabbit heamorrhagic disease virus (RHDV)			●
			仙台病毒 sendai virus (SV)			●
			小鼠肺炎病毒 pneumonia virus of mice (PVM)	●	●	
			呼肠孤病毒Ⅲ型 reovirus type Ⅲ (Rco-3)	●	●	
			轮状病毒 rotavirus (RRV)			●
			无任何可查到的细菌	●	●	●

注：● 必须检测项目，要求阴性；▲ 必须检测项目，可以免疫
　　1) 不能免疫，要求阴性

表 6　犬、猴病毒检测项目

动物等级		病毒	动物种类	
			犬	猴
无特定病原体动物	普通动物	狂犬病病毒 rabies virus (RV)	▲	
		犬细小病毒 canine parvovirus (CPV)	▲	
		犬瘟热病毒 canine distemper virus (CDV)	▲	
		传染性犬肝炎病毒 infectious canine hepatitis virus (ICHV)	▲	
		猕猴疱疹病毒1型（B病毒）cereopihccine herpesvirus type I（BV）		●
		猴逆转D型病毒 simian retrovirus D (SRV)		●
		猴免疫缺陷病毒 simian immunodeficiency virus (SIV)		●
		猴T细胞趋向性病毒I型 simian T lymphotropic virus type I (STLV-1)		●
		猴痘病毒 simian pox virus (SPV)		●
		上述4种犬病毒不免疫	●	

注：● 必须检测项目，要求阴性；▲必须时检测项目，要求免疫

引自中华人民共和国国家质量监督检验检疫总局，中国国家标准化管理委员会. GB 14922.2—2011 实验动物微生物学等级及监测[S]. 北京：中国标准出版社，2011.

附录三　实验动物寄生虫学质量控制标准

表 1　小鼠和大鼠寄生虫学检测指标

动物等级			应排除寄生虫项目	动物种类	
				小鼠	大鼠
无菌动物	无特定病原体动物	清洁动物	体外寄生虫（节肢动物）ectoparasites	●	●
			弓形虫 Toxoplasma gondii	●	●
			兔脑原虫 Encephalitozoon cuniculi	○	○
			卡氏肺孢子虫 Pneumocystis carinii	○	○
			全部蠕虫 all helminths	●	●
			鞭毛虫 flagellates	●	●
			纤毛虫 ciliates	●	●
			无任何可检测到的寄生虫	●	●

注：● 必须检测项目，要求阴性；○ 必要时检查项目，要求阴性

表 2　豚鼠、地鼠和兔寄生虫学检测指标

动物等级				应排除寄生虫项目	动物种类		
					豚鼠	地鼠	兔
无菌动物	无特定病原体	清洁动物	普通动物	体外寄生虫（节肢动物）ectoparasites 弓形虫 *Toxoplasma gondii*	● ●	● ●	● ●
				兔脑原虫 *Encephalitozoon cuniculi* 爱美尔球虫 *Eimaria* spp. 卡氏肺孢子虫 *Pneumocystis carinii* 全部蠕虫 all helminths	○ ●	 ○ ●	○ ○ ● ●
				鞭毛虫 flagellates 纤毛虫 ciliates	● ●	●	●
				无任何可检测到的寄生虫			

注：● 必须检测项目，要求阴性；○ 必要时检查项目，要求阴性

表 3　犬和猴寄生虫学检测指标

动物等级			应排除寄生虫项目	动物种类	
				犬	猴
无特定病原体		普通动物	体外寄生虫（节肢动物）ectoparasites 弓形虫 *Toxoplasma gondii*	● ●	● ●
			全部蠕虫 all helminths	●	●
			溶组织内阿米巴 *Entamoeba* spp.	○	●
			疟原虫 *Plasmodium* spp.		●
			鞭毛虫 flagellates	●	●

注：● 必须检测项目，要求阴性；○ 必要时检测项目，要求阴性

引自中华人民共和国国家质量监督检验检疫总局.GB 14922.1—2001 实验动物 寄生虫学等级及监测[S].北京：中国标准出版社,2004.

附录四　实验动物常用参数

表 1　实验动物一般生理指标

动物种类	体温/ ℃	呼吸/ （次/分）	血压		心率/ （次/分）
			收缩压/ kPa	舒张压/ kPa	
小鼠	37.0～39.0	84～230	17.7～21.3	13.6～14.7	324～800
大鼠	38.5～39.5	66～114	10.7～17.3	8.0～13.3	261～600
豚鼠	37.8～39.5	110～150	3.7～18.7	2.1～12.0	260～400
家兔	38.5～39.5	38～60	12.7～17.3	8.0～12.0	123～304
地鼠	38.5～39.5	33～127	12.0～	13.3	300～600
犬	38.5～39.5	14～28	14.4～25.2	10.0～16.3	100～130
猫	38.0～39.5	20～30	11.7～18.9	4.7～11.3	110～140
猕猴	37.0～40.0	30～45	18.3～25.1	14.9～20.3	165～240
猪	38.0～40.0	8～20	19.2～24.7	13.1～16.0	55～60
绵羊	38.3～39.9	12～30	12.0～	18.7	70～80
山羊	38.7～40.7	12～35	14.9～16.8	10.1～12.0	70～90

注：参考孙敬方.实验动物方法学[M].北京：人民卫生出版社，2002.

表 2　实验动物生理生殖参数

动物	发情类型	繁殖 方式	繁殖 季节	初情期 ♀/♂	发情 周期	妊娠期	窝产 仔数	哺乳 时间	繁殖 年限
小鼠	多次发情	一雄 多雌	全年	6 w/6 w	4～5 d	19～21 d	6～12	21 d	7～8 m
大鼠	多次发情	一雄 多雌	全年	10 w/12 w	4～5 d	20～22 d	7～14	21 d	9～10 m
豚鼠	多次发情	一雄 多雌	全年	3 m/3 m	15～19 d	59～72 d	2～6	21 d	2 y
家兔	诱导后 多次发情	人工 多配	全年	6 m/6 m	—	28～34 d	6～10	25～45 d	3 y
地鼠	多次发情	一雄 多雌	全年	6 w/8 w	4～5 d	15～18 d	5～8	21 d	15 m
沙鼠	多次发情	一雄 一雌	全年	10 w/12 w	4～6 d	24～26 d	4～5	21 d	15 m

续表2

动物	发情类型	繁殖方式	繁殖季节	初情期♀/♂	发情周期	妊娠期	窝产仔数	哺乳时间	繁殖年限
犬	单次发情	人工多配	春秋季	10 m/14 m	21 d	58～68 d	4～10	60 d	6～7 y
猫	季节性多发情	人工多配	春秋冬季	7 m/10 m	14～24 d	57～65 d	2～6	60 d	6～7 y
猕猴	多次发情	一雄多雌	全年	36 m/48 m	28 d	150～180 d	1	7～14 m	—
小型猪	多次发情	雌雄多配	全年	9 m/11 m	16～30 d	109～120 d	2～10	1 m	3～4 y
绵羊	多次发情	雌雄多配	秋冬季	18 m/24 m	16～17 d	140～160 d	1～3	4 m	4～5 y
山羊	多次发情	雌雄多配	秋冬季	15 m/18 m	14～21 d	140～160 d	1～2	3 m	4～5 y

注：y—年；m—月；d—天

参考孙敬方.实验动物方法学［M］.北京：人民卫生出版社，2002.

表3　常用实验动物的主要血液生化值

项目	单位	小鼠	大鼠	豚鼠	家兔	猫	犬	猴
LD	U/L	366.00	374.00	103.00	209.00	137.00	112.00	397.00
ALP	U/L	439.00	713.00	876.00	406.00	291.00	173.00	1134.00
ALT	U/L	19.00	36.00	47.00	79.00	27.00	60.00	94.00
ICD	U/L	32.00	4.00	145.00	137.00	24.00	9.00	28.00
GMD	U/L	9.00	4.00	12.00	16.00	ND	3.00	40.00
γ-GT	U/L	ND	ND	10.00	9.00	ND	ND	62.00
AST	U/L	37.00	83.00	45.00	47.00	11.0	32.00	31.00
MD	U/L	419.00	118.00	577.00	1000.00	132.00	199.00	109.00
LAP	U/L	12.00	25.00	267.00	46.00	ND	13.00	29.00
CK	U/L	155.00	111.00	176.00	544.00	137.00	118.00	125.00
Fe	mmol/L	66.70	25.50	55.30	37.30	18.20	31.80	32.90
总铁结合力	μmol	ND	65.90	58.90	48.40	59.30	64.40	79.70
蛋白	g/L	53.00	62.00	46.00	59.00	70.00	57.00	80.00
白蛋白	g/L	20.00	23.00	16.00	22.00	30.00	26.00	32.00
α-球蛋白	g/L	15.00	16.00	14.00	10.00	21.00	12.00	9.00
β-球蛋白	g/L	13.00	14.00	10.00	12.00	13.00	15.00	16.00

续表3

项目	单位	小鼠	大鼠	豚鼠	家兔	猫	犬	猴
γ-球蛋白	g/L	5.00	9.00	6.00	15.00	7.00	4.00	23.00
A/G		0.62	0.59	0.55	0.58	0.74	0.81	0.63
胆固醇	mmol/L	3.30	1.22	0.59	2.01	4.12	3.32	3.13
甘油三酯	mmol/L	1.53	1.04	1.62	1.38	0.40	0.43	0.56
Na	mmol/L	150.00	141.00	136.00	156.00	154.86	156.60	154.00
K	mmol/L	5.40	4.50	5.50	6.00	4.80	4.40	4.10
Cl	mmol/L	114.00	103.00	105.00	108.00	118.00	107.00	118.00
Ca	mmol/L	2.47	2.52	2.66	3.29	2.67	2.51	2.53
P	mmol/L	3.70	2.13	2.36	2.34	1.84	1.49	0.72

注:ND—不能检出

参考孙敬方. 实验动物方法学[M]. 北京:人民卫生出版社,2002.

表4　常用实验动物一次给药能耐受的最大容量

动物种类	给药方法					
	灌胃/ml	皮内注射/ml	皮下注射/ml	一侧肌肉注射/ml	腹腔注射/ml	静脉注射/ml
小鼠	0.8	0.05	1.0	0.1	1.0	0.8
大鼠	5.0	0.1	5.0	0.5	2.0	4.0
豚鼠	6.0	0.1		0.5	4.0	2.0
兔	150	0.1	3.0	1.0	5.0	10
猫	150	0.2	10	0.8	5.0	10
狗	500	0.3	100	2.0	—	100
猴	300	0.3	50	1.5	10	20

表5　常用实验动物采血部位与采血量

动物种类	采血量	采血部位	一次采血量/ml	最大安全采血量/ml	最小致死采血量/ml
小鼠/大鼠	取少量血	尾静脉	0.1/0.3～0.5	0.1/1	0.3/2
		眼眶后静脉丛	0.2～0.3/0.5～1.0		
	取较多血	摘眼球	4%～5%小鼠体重		
		心脏	0.5～0.6/0.8～1.2		
	取大量血	颈动脉、股动脉	0.5/2.0		
		断头	0.8～1.2/5～10		

动物种类	采血量	采血部位	一次采血量/ml	最大安全采血量/ml	最小致死采血量/ml
豚鼠	取少量血	耳缘切口	0.5	5	10
	取较多血	背中足静脉	?		
	取大量血	心脏、股动脉	8～20		
兔	取少量血	耳缘静脉	5～10	10	40
	取较多血	耳中央动脉、颈静脉	15		
	取大量血	心脏、颈动脉	20～25		
狗、猫	取少量血	耳静脉	5～10	50	300
	取较多血	前、后肢皮下头静脉,颈静脉	10～20		
	取大量血	股动脉、颈动脉、心脏	20		

参考文献

[1] 肖杭,恽时锋,陆建玲,等.实验动物科学知识解析[M].南京:江苏凤凰科学技术出版社,2016.

[2] 陈洪岩,夏长友,韩凌霞.实验动物学概论[M].长春:吉林人民出版社,2016.

[3] 刘恩歧.人类疾病动物模型[M].2版.北京:人民卫生出版社,2015.

[4] 崔淑芳,陈学进.实验动物学[M].4版.上海:第二军医大学出版社,2013.

[5] 周正宇,薛智谋,邵义祥,等.实验动物与比较医学基础教程[M].苏州:苏州大学出版社,2012.

[6] 李厚达.实验动物学[M].北京:中国农业出版社,2003.

[7] 秦川.医学实验动物学[M].北京:人民卫生出版社,2008.

[8] 刘恩歧,尹海林,顾为望.医学实验动物学[M].北京:科学出版社,2008.

[9] 贺争鸣,李冠民.动物实验替代方法概论[M].北京:学苑出版社,2003.

[10] 钟品仁.哺乳类实验动物[M].北京:人民卫生出版社,1983.

[11] 孙敬方.动物实验方法学[M].北京:人民卫生出版社,2001.

[12] 卢耀增.实验动物学[M].北京医科大学、中国协和医科大学联合出版社,1995.

[13] FESTING M F W. Introduction to laboratory animal genetics[M]//POOLE T B. The UFAW Handbook on the Care and Management of Laboratory Animals. Harlow:Longman Scientific and Technical,1987.

[14] 陈慰峰.医学免疫学[M].北京:人民卫生出版社,2001.

[15] 余玉林.实验动物管理与使用指南[M].台北:艺轩图书文具有限公司,2001.

[16] 施新猷.现代医学实验动物学[M].北京:人民军医出版社,2000.

[17] 加拿大实验动物管理委员会.实验动物管理与使用指南[M].宋克静,于海英,孙岩松,等译.北京:原子能出版社,1993.

[18] 魏泓.医学实验动物学[M].成都:四川科学技术出版社,1998.

[19] 王治乔,袁伯俊.新药临床前安全性评价与实践[M].北京:军事医学科学出版社,1997.

[20] J. G.福克斯,B. J.科恩,F. M.洛,等.实验动物医学[M].萧佩蘅,刘瑞三,崔忠道,等译.北京:农业出版社,1987.

[21] 方喜业.医学实验动物学[M].北京:人民卫生出版社,1995.

[22] 施新猷.比较医学[M].西安:陕西科学技术出版社,2003.

[23] 邹移海,黄韧,连至诚,等.中医实验动物学[M].广州:暨南大学出版社,1999.

[24] 中华人民共和国国家质量监督检验检疫总局,中国国家标准化管理委员会.GB 14925—2010 实验动物环境与设施[S].北京:中国标准出版社,2011.

［25］中华人民共和国国家质量监督检验检疫总局，中国国家标准化管理委员会. GB 14922.2—2011 实验动物 微生物学等级及监测［S］. 北京：中国标准出版社，2011.

［26］中华人民共和国国家质量监督检验检疫总局. GB 14922.1—2001 实验动物 寄生虫学等级及监测［S］. 北京：中国标准出版社，2004.

［27］贺争鸣，李冠民，邢瑞昌."3R"理论的形成、发展及在生命科学研究中的应用［J］. 中国生物制品学杂志，2002，15(2)：122－124.

［28］GARBER J C，BARBEE R W，BIELITZKI J T，et al. Guide for the Care and Use of Laboratory Animals［M］. 8th ed. Washington，D. C. ：The National Academies Press，2010.

［29］ALPER J，ANESTIDOU L. Design，Implementation，Monitoring，and Sharing of Performance Standards for Laboratory Animal Use：Summary of a Workshop［M］. Washington，D. C. ：The National Academies Press，2015.

［30］KLIONSKY D J，ABDELMOHSEN K，ABE A，et al. Guidelines for the Use and Interpretation of Assays for Monitoring Autophagy 3rd ［J］. ed Autophagy. 2016，12(1)：1－222.

［31］白晶. 动物实验"3R"原则的伦理论证［J］. 中国医学伦理学，2007，20(5)：48－50.

［32］OptiMICE Standard Operating Procedures［Z］. Centennial：Animal Care Systems Inc. ，2005.

［33］中华人民共和国国家质量监督检验检疫总局，中国国家标准化管理委员会. GB/T 35892—2018 实验动物福利伦理审查指南［S］. 北京：中国标准出版社，2018.